医患沟通技巧

（第3版）

Skills for Communicating with Patients

（3rd Edition）

原　著　〔英〕Jonathan Silverman
　　　　〔加〕Suzanne Kurtz
　　　　〔英〕Juliet Draper
主　译　杨雪松
译校者　（以姓氏笔画为序）
　　　　王晋豫　王梅芳　王雪花　杜　今
　　　　杨　滨　杨雪松　陈　喆　林燕丽
　　　　赵　旭　续　岩　程尉新　鲁晓晨

U0363285

中国科学技术出版社
·北　京·

图书在版编目（CIP）数据

医患沟通技巧：第 3 版／（英）乔纳森·西尔弗曼（Jonathan Silverman）原著；杨雪松译. —
北京：中国科学技术出版社，2018.1（2021.1 重印）
　书名原文：Skills for Communicating with Patients，3rd Edition
　ISBN 978-7-5046-7760-0

Ⅰ. ①医…　Ⅱ. ①乔…②杨…　Ⅲ. ①医药卫生人员－人际关系学　Ⅳ. ①R192

中国版本图书馆 CIP 数据核字（2017）第 262312 号

著作权合同登记号：01-2017-4563

策划编辑	焦健姿　王久红
责任编辑	黄维佳
责任校对	马思志　龚利霞
责任印制	马宇晨
装帧设计	王新红

出　版	中国科学技术出版社
发　行	中国科学技术出版社有限公司发行部
地　址	北京市海淀区中关村南大街 16 号
邮　编	100081
发行电话	010-62173865
传　真	010-62179148
网　址	http://www.cspbooks.com.cn

开　本	710mm×1000mm　1/16
字　数	410 千字
印　张	18
版　次	2018 年 1 月第 1 版
印　次	2021 年 1 月第 3 次印刷
印　刷	天津翔远印刷有限公司
书　号	ISBN 978-7-5046-7760-0 / R·2126
定　价	60.00 元

（凡购买本社图书，如有缺页、倒页、脱页者，本社发行部负责调换）

中文序

一

人际交流能力是住院医师规范化培训六大核心能力之一。

医患沟通是现代医学发展中的一个重要课题。将医患沟通能力的培养与提高贯穿到医学教育全程,落实于医疗服务实践中,是医学教育培训的重要内容和必修课。

2016 年 9 月,雪松院长在英国遇到了《医患沟通技巧》的第 3 版,令其兴奋不已。中国科学技术出版社党委书记辛兵得知了此事,立即响应并支持了她的"医患沟通"情结,于是就有了现在大家看到的这本精致的译著。《医患沟通技巧(第 3 版)》付梓出版,我非常高兴,也赞叹北医人对医学教育的热忱与追求。

第 3 版在前一版基础上进行了大量修订,融入了原著者多年来大量的循证医学研究成果、医患沟通实例和该领域的最新研究成果,使本书更加丰富、详实。

《医患沟通技巧(第 3 版)》的出版,将有助于我们在医学教育培训过程中建立医患沟通技巧课程体系,加强医务人员沟通技能培训和实践,必将促进医患关系的融洽与医学事业的发展。

有感于此,乐为之序。

中国医师协会会长 张雁灵

二

国际医学教育专门委员会制订的本科医学教育"全球最低基本要求"强调,交流能力是医学生的核心能力。至此,达成教育的共识,即一名合格的医生除具备精湛的医术外,还应具有良好的沟通能力。

人和人之间的沟通是互相理解的基础,顺畅有效的沟通可以帮助人们相互配合共同完成重要任务。日常生活、各行各业都需要良好的沟通。医患沟通的重要性更是自不必言,但现实工作中却常常不尽如人意。

医学技术的发展、医疗能力的提高,使人与人(医与患)的关系变得更像是人与"机器"的关系;医护人员工作负担不断加重,使医患沟通降到最低;年轻的医学生由于缺少临床经验和生活阅历,对交流技巧掌握不多,以致医患沟通达不到良好的效果;等等。在我国,由于医患关系紧张导致的医疗纠纷并不少见,其中因医患沟通不充分、不顺畅所致的医疗纠纷更是占到 60％～70％。为改变这种现状,我们需要全方位的努力,特别是在医学教育改革方面。

现在,国内外医学院校越来越重视沟通能力的培养,通常会开设医患沟通相关的人文社会科学课程,从心理、语言、行为等方面进行教学。我国的医学教育以五年制本科教育为主,主要培养学生的医学知识和技能,如何培养本科医学生的沟通能力成为更大的挑战。目前国内开设的有关医患沟通技巧的专门课程,其内容往往以理论指导为主,情境实践不足,缺乏系统性、专业性、针对性,因此还有很大的改进余地。

本书名为"医患沟通技巧",但介绍的不只是"技巧"。因为"技巧"的背后,不仅是对医学知识的理解和经验,更有对人性、对患者的理解与关照。原著者从介绍医患沟通模式入手,为医患沟通的开展提供了基本框架,有观念、有理论、有依据,并极为系统地、分步骤详解了 Calgary－Cambridge 指南。该指南汇集了临床沟通中的多种技能,还配以实例,非常适合医学生的临床沟通实践。这样的指南如同手把手带着尚无经验的年轻医学生一点点的成长、成熟,这正体现了实实在在的"职业精神"培养。因此,非常感谢北大医学部的杨雪松教授。她不仅是优秀的消化内科医生,广受患者爱戴,同时还很热心医学教育,她带领团队在繁忙的医、教、研工作中特意翻译这本经典的国际教材,希望对年轻医学生及低年资医生学习医患沟通技巧有所帮助。这正是优秀医务工作者的缩影,本身就为年轻医者展示着榜样的光辉。

非常感谢中国科学技术出版社积极引进并精心策划出版了《医患沟通技巧》(第 3 版)。希望借由本书的翻译出版,将 Calgary-Cambridge 指南引入我国的医患沟通培训体系中,进一步完善我国医患沟通课程体系的建设。本书完全基于循证医学,通过具体实例阐述医患沟通的技能培训及评估方法,相信一定能为各级医师、医学生提供最佳解决方案。衷心希望《医患沟通技巧》(第 3 版)能够得到大家的喜爱!

乐为序。

原 著 序

一

时代已经改变。在诊疗过程中,患者与医者一样也扮演着重要角色。有效的医患沟通具有相当重要的意义。当患者同时有多种健康问题而治疗方法又相互冲突时,医务人员往往无能为力,只能依靠患者自己来调节适应。此时,最好的解决方法就是倾听患者的诉求,尽可能满足患者的心愿,与患者一起做出最适合的医疗决策。

为适应这种新的视角,医学、医者、患者都应改变以往的态度。在当今的医疗活动中,患者具有更多的责任,要在就诊前做好更充分的准备,在诊疗过程中更加积极主动地参与沟通交流。医务人员也应在医患之间构建起良好的关系,认真倾听患者的诉求,发掘问题的原因,给予患者相关的信息,在此过程中运用好医学推理和医学技术,与患者共同探讨、制定诊疗方案。

鉴于医务人员对患者一如既往地同情与关怀,或许有人会说,"这些新理念、态度、行为很容易做到,'医患沟通技巧'方面的书显得很多余"。但是大家要明白,没有相关知识为前提,态度和行为的改变是不会自发而生的。改变需要经过培训,沟通交流也是如此。良好的沟通不仅仅是要做到与人为善,这其中所包含的核心技巧也需要学习、训练和培养。

在此,我很欣喜地看到《医患沟通技巧》第3版的出版,同时我也由衷感谢三位著者为本书的出版所做出的巨大贡献。本书已经成为许多医学课程体系的标准教材之一,并被称为"第一本完全基于循证医学基础而编写的有关医学接诊的教科书"。

本书为广大读者提供了一套完美的医患沟通解决方案,可以准确指导读者如何精准、有效、高效地面对医疗过程中遇到的问题和挑战。衷心祝愿广大读者如我一样享受到阅读本书的乐趣。

欧洲医疗保健沟通学会主席

比利时 Ghent 大学初级保健和家庭医学系医疗保健沟通教授　　Myriam Deveugele

二

在医疗保健工作中,没有什么比良好的沟通更为重要。

我们所说的沟通并不是说病床旁的文明举止,也不是巧舌如簧、虚情假意、可有可无的华丽辞藻,我们所说的沟通直接关乎临床的结局。生物医学技术的点滴进步(硬技术)若想得以安全成功实施,都必须要通过有效的沟通和关系(软功夫)才能够在社会环境中有效利用。沟通能力已经成为临床能力的核心部分。

《医患沟通技巧》是一本出色的教材,临床医生无论工作在医疗保健的哪个领域、具有什么样的经历都可从中发现真知灼见,得到启发来帮助提高沟通的能力。这本教材对沟通技术给予了非常独特、可操作的讲解,并且提供了支撑这些技术的研究证据。

《医患沟通技巧》强调临床医生与患者之间的双向互动,书中所描述的沟通技巧同样可用于任何类型的合作诸如组织查房、与同事探讨不同意见或实施流程改善计划。在这个基于系统的医疗保健时代,处理好内容、过程、任务和关系是成功的重要技巧。个人、团队甚至组织如果想实施新的医疗保健模式、跨专业的教育和转化科学,都必须比以往任何时候更好地彼此互相依赖。一切都有赖于良好的关系。

McArdle Ramerman Center 机构顾问
美国纽约 Rochester 大学医学和口腔学院临床医学教授 Anthony L Suchman MD,MA

原著前言

一

  《医患沟通技巧》是一套两册书的其中之一。该套书旨在改进医学沟通,同时针对医学教育的所有三个层次(本科生、住院医师和继续医学教育)提供了全面综合的沟通教学方法。自1998年第1版出版以来,这本书与它的配套书——《医学沟通技巧教与学》,已经在全世界成为沟通技巧教学的标准教材,是"第一本完全以证据为基础的医学访谈教科书"(Suchman 2003)。

  自2005年我们编写第2版以来,医疗保健沟通方面有了相当多的研究,而且呈持续增长的趋势,每年Medline列出的有关医患关系和医患沟通的文献就有400多篇。在这一版中,我们试图将过去8年间积累的研究证据全面整合、更新到我们的教材中。第3版的结构与第2版非常相似,我们并没有重新设计本书的结构,详细情况在早前的前言中有说明。

  在过去的几年里有关共同参与决策制定、风险的解释,以及健康信息的认知能力这些领域的研究证据,取得了迅猛发展,这在本书第6章("解释与方案制定")中有所反映,增加了最新的文献。不仅如此,我们还尽力在本书所有的章节都整合最新的研究内容,也希望这些能使学生和教师更全面理解支撑目前医学接诊(访谈)和健康沟通的证据基础。

二

  过去6年在沟通技巧教学领域有了长足的进步。沟通课程已经成为许多国家各个层次医学培训主流教育的一部分。对沟通技巧累积性评定的认证已经成为地方和全国许多本科课程和住院医师培训项目的组成部分。针对沟通技巧师资的课程日益发展,而在这一领域的研究也持续激增。过去6年间,已经有超过2000篇有关医患关系与沟通有关的医学教育论文被列入Medline。

  再版的这两本书反映了所有这些进展。我们根据当今迅速发展的研究证据和教学与评估实践的变化对这两本书进行了更新。我们自己的教学在这6年来当然也有发展,而来自教学经验的许多想法也包括在书中。

  我们鼓励读者同时学习这两本书。乍看起来本书好像是专门针对学生,而与之配套的书则是专门针对教师的,但实际上,并非我们的初衷。

· 辅导者需要知道教"什么",也同样需要知道"怎么"教。

· 学生也需要理解"怎么"学和学"什么"。

在沟通技巧教学中,师生之间有一条细线。教师在其职业生涯中对沟通会不断有新发现,并且能向学生学习。通过正式的、非正式的,以及角色扮演,学生们不仅仅能向同伴传授,而且很快就能成为下一代医生的沟通技巧教师。凡为医者都不能逃避这一责任。

Jonathan Silverman

Suzanne Kurtz

Juliet Draper

原著者简介

Jonathan Silverman 博士,皇家全科医师学会会员,剑桥大学临床医学院助理教务长兼沟通教学主任。自 1988 年以来一直活跃于沟通技巧教学领域,1993 年与 Suzanne Kurtz 教授合作,在卡尔加里大学医学院从事沟通技巧的教学和研究。1999 年,他成为剑桥大学本科生沟通教学主任。他还在英国、欧洲和北美开设了沟通技巧教学研讨班。2005 年,他创立了英国协商会议,在 33 所英国医学院的本科生中开设沟通技巧教学课程并担任主席直至 2012 年。2008—2013 年担任欧洲医疗保健沟通学会教学委员会主席,新近当选会长。

Suzanne M Kurta 博士,哲学博士学位,加拿大卡尔加里大学荣誉退休教授,1976—2005 年就职于教育系与医学系,指导医学系的沟通项目。2006 年,担任华盛顿州立大学兽医学院临床医学教授和临床沟通项目创始主任。职业生涯专注于职业和社区中改进沟通和教学实践、开发沟通课程体系,以及临床技能评估。

Juliet Draper 博士,皇家全科医师学会会员,医学博士,曾任英国东部教区级联沟通技巧教学项目的主任。在过去的 10 年里她一直在中东、北非、印度,以及前铁幕统治下的国家工作,帮助他们开设沟通课程。这也给她带来巨大的快乐和荣耀。现在她是一个患者,在诸多事务中,她一直关注于患者和医师的观点,特别是心理治疗。

目　录

绪　论

基于循证医学的方法

本书作者认为在医学领域沟通技巧极其重要——我们写作本书及其配套用书的首要目的是提高医患沟通水平。然而，信仰和激情还不足以促成医学教育和临床实践的改变。我们认为改善医生的沟通能力可以为医生和患者带来更好的结果，但如果没有证据支撑我们的观点，无论是本科生教育、住院医师培训还是继续医学教育，都无法将沟通技巧这样一种相对较新的学科纳入已经非常繁重的课程当中。

因此，本书的目的是提供基于循证医学的沟通技巧。我们希望本书不仅能够展示如何使用沟通技巧，而且能够提供验证沟通技巧重要性的研究证据，并记录为医生和患者带来的潜在收获。现在的沟通课程中已经包含了综合性的理论和研究证据来指导沟通技巧的选择——我们知道哪些技巧可以对临床实践产生实际影响。这些研究结果现在应当纳入教育过程并推动沟通技巧课程向前发展（Stewart和 Roter 1989；Makoul 2003；Suchman 2003；Street 等 2009）。我们通过以下章节来提供这些证据，帮助各级医学教育者和实践者充分了解这一学科的理论和研究基础。

本书致力于

- 增强医学生、住院医师和执业医师的沟通能力。
- 向学生、辅导者和项目负责人提供必要的研究证据和知识，以理解和传授这一重要科目。
- 要让医学教育者认识到在其机构中推广广泛而优秀的沟通技巧的重要性。

在本书的配套用书《医学沟通技巧教与学》中，我们探讨了在沟通技巧教学中如何积极地运用本书中所描述的证据。我们也描述了教与学的方法，从而使得这些证据不仅可以用于正式的展示，而且更重要的是，可以引入并深化到体验式小组或一对一学习中。

以技巧为基础的方法

在配套用书中，我们确定了沟通技巧教程需要解决的三个问题：技巧、态度和问题。我们强调基于技巧的方法的重要性，以及如何将这一方法看成所有沟通学习的最终共通之路。因此,本书主要侧重于技巧,而不是态度或问题。我们界定了一个核心沟通技巧的课程,记录了在医学诊疗过程中如何使用这些技巧,并且说明了用于证明其价值的理论和研究证据。

核心技能至关重要。一旦掌握了核心技能,诸如愤怒、成瘾、报告坏消息或者文化问题等特定的沟通问题和挑战就更加容易解决。以前出版的许多教材都只是简要描述了核心技巧之后就迅速转向这些特定问题。我们的目标是纠偏取衡。我们希望提供一个核心技巧的坚固平台,将这个平台作为处理所有沟通挑战的基础资源。没有必要针对每一个问题提出一套新的沟通技巧,但是我们需要认识到,虽然这个平台已经涵盖绝大多数核心技巧,但是其中有些技巧却需要更有目的、更高强度并更有意识地去运用。我们需要深化对这些核心技巧的理解并提高应用技巧的水平。我们所描述的核心技巧构成了所有情况下医生和患者有效沟通的基础。

贯穿本科生教育、住院医师培训和继续医学教育的统一方法

我们特别希望将本科生教育、住院医师培训和继续医学教育的沟通技巧教学结合起来。在我们自己的工作中,我们也采用同样的学习原则,向三个层次的学生传授同样的沟通技巧。我们希望说明的是,需要将连续一致的沟通技巧教学课程贯穿到全部三个层次的医学教育中(Laidlaw 等 2002)、需要温故知新、从一阶段学习进入下一阶段学习时需要由简入繁。因此我们所提供的核心技巧课程为本科生教育、住院医师培训和继续医学教育提供了一个共同的沟通课程基础。

专科医生和家庭医生沟通技巧教学的统一方法

由于不同的情境需要不同的沟通技巧,因此有些人认为一本沟通技巧教材不可能同时适用于全科医学和分门别类的专科医学。我们对这种观点难以苟同,也深深地觉得正是这些观点阻碍了沟通技巧培训的发展。由于有关沟通技巧的许多概念和研究最初都是在全科医学或者精神病学中所建立,因此专科医生很容易说这些发现与他们工作的特殊需要无关,一个学科的经验不适用于另一个学科。本书作者在多学科专业教学中具有丰富的教学经验,他们观察了医生及医学生在各种情境下的沟通技巧。虽然在不同的情境中沟通技巧的重点有细微变化,但是惊人一致的共同经验认为相似性远胜于差异性,基本原则和核心沟通技巧是同样的——阻碍专科医生的更多是主观因素而不是沟通技巧。在本书中,我们提供了大量的多样化的专科情境证据来支持这一方法。我们将沟通技巧运用到兽医学的教学中、开展了各级兽医教育的临床课程,并与英国、澳大利亚和北美地区的兽医合作,这些经验让我们更加坚信这是一套可以运用于多学科的核心沟通技巧。

在大西洋两岸及其他地区沟通技巧教学的统一方法

还有人说,英国、北美和其他国家在文化、患者期望、医学培训体系、临床管理

及医疗卫生系统方面存在重大的差异,因此编写一本拥有广泛受众的关于沟通技巧的教材是非常困难的。我们也不同意这种观点。本书作者在英国和加拿大都运用同样的学习原则、教授同样的基本技巧,特别是 Kurtz 教授,他在许多国家和不同文化对医学咨询进行了观察,结果表明相似远胜于差异。实际上,这两本书的前两版已经在许多国家使用,描述核心技巧的指南(这两本书的核心内容)现在也已经被翻译成多种文字 *。但奇怪的是,研究和理论在大洋两岸都没有太多进展、教学项目也没有注意到在其他地区所取得的进展。共识声明(Simpson 等 1991;Makoul 和 Schofield 1999;关于医学教育中医患沟通的 Bayer-Fetzer 会议的与会者 2001;Von Fragstein 等 2008;Bachmann 等 2012)、自 1996 年开始举办、目前一年一度的关于医学沟通的重要国际会议,以及美国医疗保健传播学会(American Academy on Communication in Healthcare,AACH)和欧洲医疗保健传播协会(the European Association for Communication in Healthcare,EACH)等国际组织都开始打破国际障碍,我们这套书的前两版也是如此。我们希望本书的第 3 版能够继续这一国际化进程。

本书的受众有哪些

1. 医学教育各个层次的学生

本书旨在成为本科生、住院医师或者接受继续医学教育者的沟通技巧课程核心材料。我们热切地希望学习者通过阅读本书来补充实践培训。但是我们也要强调,阅读本身不能代替实践学习。正如我们在关于教授、学习和课程建设的配套用书中讨论的那样,知识本身不会改变学习者在接诊中的行为,而是需要用经验性的方法将基于知识的方法运用到实践中。然而,知识确实能让学习者更充分地了解每个技巧所涉及的内容,能够提高诊疗效果的每一个技巧的证据以及沟通技巧培训背后的问题。启人理智的理解能够极大地扩展并指导技巧的运用,并帮助我们探索态度。

2. 辅导者和项目负责人

本书的另一类主要受众包括希望教授、规划和制定沟通技巧培训课程的本科生、住院医师和继续医学教育辅导者和项目主管。正如我们在本书的配套用书中所讨论的,辅导者和项目主管在"教什么"和"怎样教"方面都需要帮助。尽管情况开始发生变化,但大多数辅导者和项目主管在接受医学教育期间几乎没有接受过沟通技巧培训。人们常常认为,辅导者通过他们的医疗实践就能对有关医学沟通中的特定技巧——"教什么"有足够的了解,他们需要学习的仅是"如何教"。但是

---

* 本套书已有德文、法文、阿拉伯文和韩文版。目前,正在翻译成西班牙文和葡萄牙文版。Calgary-Cambridge 指南有阿拉伯文、德文、法文、韩文、挪威文、西班牙文,以及其他几种语言版本。

我们强调辅导者和项目负责人对"教什么"和"怎么教"要同样重视。这两方面都至关重要。而在本书中,我们则希望能帮助辅导者和项目主管增加他们对"教什么"的认知、了解医学沟通的研究基础。

我们认识到辅导者和项目主管不是一个统一的群体。有些人几乎没有接受过任何沟通培训,而另外一些人接受过广泛的培训。有些人刚刚开始对医学沟通感兴趣,而另一些人则可能已经在运用医学沟通技巧,并想进一步提升。所有这些人都会从本书中既能得到肯定又能感觉到挑战。

辅导者和项目主管也可能拥有以下非常不同的背景。

• 医学

—社区、医院或以学术为基础的医生。

—全科医生和家庭医生。

—精神科医师。

—专科医生。

—护士。

—相关的卫生专业人员。

• 非医学

—沟通专家。

—心理学或咨询背景。

本书新增的受众群体包括药学和兽医学的学习者、从业人员、教育工作者和研究人员。他们将从人类医学沟通技巧的研究和实践中汲取的经验作为加强本学科临床交流活动的基础。

这种背景的多样性造成了本书写作的一些文体上的困难。在本书中我们经常假定辅导者是医生,尽管我们的读者可能像本书的三位作者一样并不都是执业医生,我们可能会引用辅导者对学生说的话"面对患者我们都有类似的问题"。我们之所以用这种方式是因为我们觉得这样讲比说"你们医生……"更可取一些。尽管我们不全是医生,但把自己纳入这种描述会很有帮助,这样就可以和医学专业相一致,而不会看起来像是对医生的指责。我们当中那些不是医生的人和学习者的沟通和医生与患者的互动类似,因此学习的内容也很类似。医学沟通的跨学科性质加强并且丰富了这一领域。我们希望非医学的教学辅导者能理解,我们并没有暗示说所有的辅导者都是或者应该是医生。

3. 医学教育管理者,基金会机构和医学界的政治家

包括医疗机构的负责人,卫生管理机构、医院和卫生部门、医疗机构、皇家学院、医学会、基金会的管理人员,以及医学界的政治家,认识到医患沟通的重要性是至关重要的。让受众认识到沟通课程的复杂性、认识到奖学金对于支撑并证明这一学科的重要性也是至关重要的。

在一本面向国际市场的书中,我们如何处理风格问题

有一个特别的难题就是如何面对如此多样的受众来编写这本书。许多的词汇和短语都存在细微的语义差别,我们仔细斟酌以避免不必要的混乱。在本书中,我们惯用某些词语,我们为这种简略的表达方式表示歉意,也希望读者能将我们的惯用法重新解释,以适用不同的情境。例如,我们尝试使用以下术语:

- *专家(specialist)* 而不是 *顾问(consultant)*。
- *住院医师(resident)* 而不是 *专科住院医生(registrar or trainee)*。
- *项目负责人(programme director)* 而不是 *课程组织者(course organiser)*。
- *辅导者(facilitator)* 而不是 *导师(preceptor)* 或者 *培训师(trainer)*。
- *学习者(learner)* 而不是 *学生(student)*。
- *办公室或诊所(office or clinic)* 而不是 *诊室(surgery)*。
- *随访(follow-up)* 而不是 *复诊(review)*。

已经证明在有些地方这样做更加困难。我们替换使用医学访谈(medical interview)和咨询(consultation)。我们还使用英国的全科医学(general practice)和北美的家庭医学(family medicine)来表示相同的意思,但是在北美,这两者是有区别的。

(陈　喆　译)

第1章 明确教与学：沟通技巧课程总论

在我们的配套教材《医学沟通技巧教与学》一书中，我们详细阐述了沟通技巧训练的基本原理，如下所示。

- 医患沟通是临床实践的核心
  - 每一位医生在其一生的职业生涯中需要进行大约 20 万次的接诊咨询，所以做好医患沟通有着重要的意义。
  - 在医生与患者的沟通方面存在着一些重要的问题。
  - 有效的沟通是高质量医疗的关键。实现良好有效的沟通可以提高患者的满意度、回访率、增强患者的理解、依从性并可以提高治疗的效果。
- 沟通是临床技巧的核心，是临床能力的基本要素
  - 知识基础、沟通技巧、体格检查和解决问题的能力是构成临床能力的四大要素，对做好临床工作至关重要。
  - 沟通技巧并非可有可无，没有恰当的沟通技巧，我们的知识、才智和努力很容易被浪费。
  - 沟通是将理论转化为实践，如何去说与说什么同等重要。
- 沟通技巧需要教与学
  - 沟通是能够学习并且保留的一系列技能，而不仅仅是个性特征。
  - 仅靠经验并不能成为一个好老师。
  - 沟通技巧与其他核心技术，如体格检查一样，也需要通过规范的教与学才能掌握。
  - 医疗保健和医疗实践性质的变化增加了对沟通的需求，即使有经验的医生也需要不断提高他们的沟通技巧和知识。
- 沟通技巧的培训需要采用特定的教与学方式
  - 以技巧为基础的方法对于学习者行为的改变至关重要。
  - 需要采用将观察、反馈和体验融合为一体的学习方法。
  - 以问题为导向的沟通技巧学习是非常必要的。
  - 认知和学习的态度、能力不断的提高，例如：关爱、诚信和专注是以技巧为基础的方法补充，反之亦然。

我们希望读者已经确信，沟通技巧的教与学不仅仅是至关重要的，而且恰当的教学方法可以对学习者的沟通技巧产生有效而且持久的影响。

在本书中,我们拓展了一个在我们的配套教材中概述过的主题:通过沟通技巧的培训能够改进我们的临床习惯(表1-1)。

★表1-1　沟通技巧培训对于提高临床实际工作的价值

- 沟通不仅仅是"令人愉快",更使得接诊咨询对患者和医生更加有效
- 有效的沟通可以显著提高
  —准确性、效率及支持力度
  —患者的健康转归
  —医生和患者双方的满意度
  —治疗关系
- 沟通搭建了循证医学与个体患者工作之间的桥梁

(一)更有效的接诊咨询

在本书中,我们再返回到表1-1中所提到的概念,并检验我们所讨论的沟通技巧如何能够使接诊咨询对医生和患者都更加有效。我们指出沟通技巧如何能够使病史的采集和问题的解决更准确,并探索如何使我们的沟通技巧训练注重给予患者更多的帮助。

特别是,我们强调如何恰当地运用沟通技巧使我们日复一日的临床工作更加有效。鉴于现实生活中的医疗工作往往受时间约束,我们的兴趣并不在于推销不恰当的技巧。我们力争通过此书来阐明,使用我们所建议的这些沟通技巧能够提高效率,我们也将尽力提供证据证明我们的观点。

(二)改善健康转归

我们还应该理解沟通如何能够显著改善患者的健康状况。在本书中,我们从以下几个治疗指标来衡量个体沟通技巧的运用对健康状况的改善效果,这些指标包括:患者满意度、依从性、症状的缓解,以及生理上的结果。

为证实沟通对患者治疗状况的改善效果,本书基于证据为基础的沟通技巧,不仅描述了技巧本身在医学访谈过程中的使用,而且提供研究和理论依据以证实它们的重要性,同时记录了医生和患者的潜在收获。

沟通可以提高医生的诊疗效果。我们应该看到,沟通技巧的恰当运用,不仅增加了患者对医生的满意度,而且还帮助医生在工作中减少挫折感、增加满意度。至少,有效的沟通可以防止患者的投诉(Adamson 等 2000;Kinnersley 和 Edwards 2008)。经过多达12年的跟踪调查,Tamblyn 等(2007)的一项非常重要的研究证明,在加拿大国家医师资格考试中,医学沟通科目成绩的高低能够明显地预示出医疗监管当局所收到的对其投诉事件的高低,且具有显著的线性关系。

(三)合作的伙伴关系

我们所确定的这些技巧,综合起来就是以患者为中心或者以关系为中心,促进患者和医护人员之间的合作。这并非是出于我们的主观意见或个人理念——我们之所以采取这种方法,是因为这些技巧不论在实践中还是在研究中,患者和医生都取得了很好的效果。

合作伙伴关系的概念意味着患者和医生之间更平等的关系,使力量平衡从医疗家长型转向共同关系型(Roter 和 Hall 1992;Coulter 2002)。本书探讨医生所运用的沟通技巧,是为了帮助患者更多地参与就诊过程,以便构建更加平衡的关系。

我们并没有暗示指令式或者以医生为中心的沟通绝对没有用,例如:一个生死攸关的紧急状况,通常需要指令式沟通来完成。问题的关键不是以医生为中心、以患者为中心或者以关系为中心哪种方式最好,而是在特定的时刻哪种方式最合适恰当。正如 Lussier 和 Richard(2008)所指出,对上面议题的答案是要根据当时情况的具体背景和状态,以及患者和临床医生各自的需求和优先权来决定。

平等的重要性更深层的意义超出了本书的范畴。也就是说,患者在就诊过程中的所作所为会对沟通及他们自身的健康产生影响。患者远不是医生所采取的方式的被动接受者,而是可以在就诊过程中能够发挥主动作用。个体患者怎样能够以不同的方式参与到就诊过程? 他们又是如何能够担负起自己的责任改变医患关系? 以及,他们如何能在访谈中发挥更积极的作用? 所有这些问题都同样值得去关注和研究。虽然本书提及了一些提高患者的沟通技巧使其在医学访谈中发挥更主动作用的价值,但是,这里我们更注重的是在访谈中医生如何运用沟通技巧引导患者的积极有效的参与。

章节计划

本书前 6 章的内容,按照医学访谈的顺序,深入考察每一个个体技巧。这些章节为学生和教师提供了有关医学沟通技巧的详细认识。为了使这些技巧更容易理解并使用,我们首先概述了沟通技巧这门课程中的教学内容。这些基本内容也会出现在我们的配套教材《医学沟通技巧教与学》中,并会提供更详细的内容。在本章中我们将探讨下述关键问题。

1. 什么是技巧

将如此复杂、有价值且重要的任务分解成医学访谈过程中的个体成分可能吗?我们能够找出并确认构建医学沟通的单个技巧吗?

2. 技巧如何组合

我们能够在总体概念性的工作框架内阐明这些技巧,使学生和教师自己认识和理解这些技巧,并了解他们在就诊过程中如何作为一个整体发挥作用吗?

3. 有证据证明这些技巧能使医学沟通有所不同吗

评判我们的沟通项目中所纳入的这些技巧的理论和研究基础是什么？对于这些技巧的效果有无可靠的证据？还是出于主观的意见？

沟通技巧的类型，以及它们如何相互关联

在沟通技巧培训中需要论述的有三种广义的技巧类型。

1. 内容技巧：医务工作者沟通什么

他们的问和答的内容，收集和给予的信息，以及对治疗的讨论。

2. 过程技巧：如何去做

他们与患者沟通的方式，如何去发现病史或提供信息，如何使用语言或非语言技巧发展与患者的关系，以及构建沟通的方式。

3. 感知技巧：他们的认知和感觉

他们内在的决策制定，临床推理，以及解决问题的技巧；他们的态度；他们在关爱、专注、真诚、尊重和灵活性等方面的个人能力 * ；他们对患者的感觉和想法，对疾病，以及与患者相关的其他问题的感觉和想法；对自身的自我理念、自信心，自我的偏颇和注意力分散的意识。

在此要特别强调，内容、过程和认知这三类技巧是密不可分的，不能将任何一个孤立地考虑。在学习医学访谈时必须对所有这三种技巧都重视（Riccardi 和 Kurtz 1983；Beckman 和 Frankel 1994；Kurtz 等 2003；Windish 等 2005；Silverman 2009）。虽然特定的内容技巧非常重要，如评估系统的构成或对某些特殊议题的问询等问题。有关这些内容的讲解在很多教科书中都有详细的叙述，因此在本书中不再赘述。同样，对于认知技巧中有关临床推理和医学问题解决方面的内容也不在本书中详述。另一方面，有关沟通的过程技巧，以及这三种技巧的相互作用的问题，在医学专业课程中较少受到关注，因此本书及其配套读本将着重关注过程技巧，关注内容和认知技巧在医疗保健沟通中的重要作用，并仔细探究三种类型的技巧之间如何互相影响和被影响。

这里有一些例子表明过程、内容和认知技巧之间的相互依赖关系。

例 1

比如说你在接诊初期针对一个特定领域（内容）询问了一系列封闭性的问题（过程）。这对于你获得问题的答案显然是有效的方式，但是却阻止了你进行更广泛的思考而导致不能有效地诊断。不恰当地使用提问的技巧可能直接导致生成错误的假设（认知）。

---

* 我们把功劳给予 David Sluyter（2004，个人沟通），他是 Fetzer Institute 的前官员和《情绪智力》一书的编辑。他对个人能力概念的贡献，正如他所建议的那样"如果真的需要能力……和与他人沟通能力的技巧"。

对比以下两种提问方式。

> 患者："我最近经常起夜排尿。"
> 医生："是吗？
>   每晚要起来几次？
>   尿流不畅吗？
>   排尿开始有困难吗？
>   之后有滴尿的现象吗？"
>   等等

和

> 患者："我最近经常起夜排尿。"
> 医生："是吗？"
> 患者："我还喝很多水。"
> 医生："哦。"
> 患者："我母亲有糖尿病，您觉得我会是糖尿病吗？"

例2

考查内在的想法和感觉与外在的沟通之间的关联非常有趣。患者的想法和感觉（认知）可能干扰我们正常的行为并妨碍我们的沟通。例如：

- 患者激动的个性（认知）可能干扰倾听并导致我们错过重要的线索（过程）。
- 患者身体的表象（认知）可能阻止我们询问一些关于性方面的问题（内容），而这些可能对于做出正确诊断非常关键。

例3

未经验证的错误假设（认知）可以阻碍有效的信息收集（过程），并在讨论中把我们带入错误的领域（内容）。例如：

- 假定患者复诊只是对现在所患有疾病的例行常规检查，这可能妨碍我们尽早发现新的病症，直到进展到晚期才意识到患者还存在更严重的问题或有新发症状需要诊治。

（一）关于医学访谈的教与学中割裂内容和过程技巧的问题 *

显然，在我们的教学当中必须将内容、过程和认知技巧融为一体，所有这些都

---

* 这部分的材料最早由 Kurtz，Silverman，Benson 和 Draper 2003 年出版。

是非常重要的临床技巧。但是这些技巧在医学教育中往往被人为分割,使学习者受害。更大的问题是在医学访谈的教学中将内容和过程技巧分割开来。这将产生一个不幸的结果,就是学习者无论是医学生、住院医师还是执业医师,都将面临两种相互矛盾的医学访谈模式。

第一种是"传统医学病史"(表1-2)。这一模式详细描述了临床医生在采集临床病史、考虑并形成诊断时获取信息的医学访谈(问诊)框架。

★表 1-2　传统的医学病史

- 主诉
- 现病史
- 既往病史
- 家族史
- 个人及社会史
- 药物及过敏史
- 功能询问/系统回顾

学习者面对的第二种模式类型通常归类于"沟通模式"。这种模式提供另一种框架及医学沟通的各种技巧,医生通过这些技巧来进行医学访谈、构建和谐融洽的氛围、获得传统医学病史中所需的各项信息,并与患者讨论他们的发现及治疗方案的选择。实际上这就是一种医学访谈的过程。

1. 混淆过程

当面临这两种模式(即描述内容的传统病史模式和描述过程的沟通技巧模式)时,学习者总是很容易把它们看作是可相互替代的模式,并且混淆两种模式各自的作用。学习者经常忽视对沟通过程技巧的学习,而以传统医学病史模式为指南,不仅用于医学问诊的内容,也用于问诊的过程。不幸的是,这就导致了学习者们使用传统病史框架作为过程指南,又返回到封闭的提问结构,使访谈变成为生物医学信息的描述。

2. 混淆内容

另一个问题是内容的混淆。虽然沟通模式通常被认为仅注重过程技巧,但是却引入了关于病史采集内容的新领域,也就是患者对他们疾病的看法(McWhinney 1989)。正如我们在本书第3章所详细描述的,传统的医学病史集中于病理性疾病,不利于了解患者高度个体化的需求及每一个患者的想法。其结果是,关于患者的很多需要理解的信息和解决的问题从未被引述出来。对患者满意度、依从性、回访及生理转归的研究表明,对于患者病史的采集需要更广泛的看法,既包括医生较为有限的生物学观点,又要包括患者整个的生活世界(Stewart 等 1995)。

事实上，患者的想法、担忧和期望并不是传统医学病史的组成部分，因此在日常的临床实践中经常被省略（Tuckett 等 1985），而沟通技巧指南包括了这一领域的内容，也弥补了这一缺憾。但是，如果传统医学病史采集指南与沟通技巧指南中关于内容的领域不一样，学习者可能认为，他们或者仅需要发现患者的想法和担忧，或者仅需要采集一份完整、准确的生物医学病史，而事实上他们需要两者兼顾。

3. 融合内容和过程

在本章后面部分，我们将讨论一种新的方法，来解决这里提到的两难状况。我们提出一种一元化的医学访谈模式，既突出医学访谈的过程，也强调访谈中的内容。也就是说将"旧"的生物医学史的内容与"新"的患者看法的内容结合起来。

医患沟通技巧课程总论

前面所说的过程、内容、认知技巧为我们提供了一个广泛的工作参考框架。但究竟什么是医患沟通的特殊技巧？我们又如何界定希望在教程中涵盖的个体技巧呢？怎样才能使他们更容易被辅导者和学习者所接受以便他们能够理解总体课程的范围？我们怎样展示它们才可以使学习者记住这些个体的技巧并明白这些技巧如何相互关联，并和接诊咨询结成一个完整的体系呢？

在编写 Calgary-Cambridge 指南时，我们论述了对教学内容的总体方法，这也是我们整个沟通技巧教学的中心亮点，以及本书及其配套读本《医学沟通技巧教与学》的主要特点。指南提供了简明的沟通技巧课程概要。这也是本书通篇所遵循的结构并作为我们所要讨论的个体技巧备忘录。

我们这里还要强调，指南不仅总结了沟通课程是"什么（What）"，而且还有一个重要的部分是"怎样（How）"教授和学习沟通技巧。在配套读本中，我们对于如何使用这一指南作为教和学的工具做了更详尽的表述。在此我们重述指南的由来，以及方法的基本原理。

（一）Calgary-Cambridge 指南

Calgary-Cambridge 指南（见配套读本 1998 年版）（Kurtz 和 Silverman 1996；Kurtz 等 1998；Silverman 等 1998）旨在以具体、简明的方式回答上述问题。这版指南是本书第 1 版及其配套读本《医学沟通技巧教与学》的中心亮点。指南界定了基于四种主要元素而建立的以技巧为基础的课程设置，这些元素在以技巧为基础的沟通项目中对"教什么和学什么"产生影响。

1. 结构

如何组织沟通技巧？

2. 技巧

哪些是我们努力提倡的沟通技巧？

3. 合理性

哪些证据表明这些技巧能够使医患沟通变得不同?

4. 广度

沟通课程涉及的范围。

指南有两个宽泛的目标:①帮助辅导者和学习者将其所教所学的内容概念化和结构化。②协助沟通项目的负责人,为本科生、住院医师和继续教育培训项目的学习者和辅导者建立培训课程。

尽管只有几页的篇幅,该指南却涵盖了以下内容。

- 提出了构成医学沟通技巧的结构框架,直接对应于接诊咨询的组织结构,从而有助于教、学与医学实践。
- 描绘并阐述了构建有效医患沟通的个体技巧。
- 总结并提供了更易懂的有关医患沟通技巧的文献。
- 形成了综合课程的基础(Kurtz 1989;Riccardi 和 Kurtz 1983),为学生、辅导者及项目负责人提供了一个关于课程学习目标的清晰的思路。
- 为辅导者和学习者提供了一个技巧的简明总结,使之像备忘录一样成为每天教学的使用基础,并提供一种观察、反馈和自我评估的途径。
- 提供一种共同语言用于标注所提到的特定行为。
- 为辅导者设置的培训项目内容提供坚实的基础,使不同的沟通课程辅导者在教学过程中能够保持连贯和一致。
- 为不同层次培训水平——包括本科生、住院医师及继续医学教育人员——的沟通课程提供共同的基础,通过指定一整套患者—医生沟通的核心技巧,使其在三个层次都同等有效且适用。

虽然很多人过去都曾经阐述过需要教什么,也有很多的指南或备忘表可以使用,包括我们自己先前的版本(Stillman 等 1976;Cassata 1978;Sanson-Fisher 1981;Riccardi 和 Kurtz 1983;Cohen-Cole 1991;van Theil 等 1991;van Thiel 和 van Dalen 1995;Novack 等 1992),但 1998 年版的 Calgary-Cambridge 指南还是有非常重大的进步,表现在以下几个方面。

- 提供了一个综合的、全面的、经过理论和实践证实的技巧系统。
- 参考了当时有关沟通技巧的最近研究证据。
- 考虑到医学模式向更以患者为中心和合作型模式的转变。
- 更加强调解释和计划的重要性并将其提高到更高领域(Carroll 和 Monroe 1979;Riccardi 和 Kurtz 1983;Maguire 等 1986b;Tuckett 等 1985;Sanson-Fisher 等 1991)。最近的文献也强调了更需要重视这一点(Towle 和 Godolphin 1999;Edwards 和 Elwyn 2001a)。
- 在允许更多个人风格和个性发挥的同时,提供一种能够给医学沟通带来变化的技巧指导。

经过多年在很多不同的医学领域的发展和完善,指南对小组教学和一对一的教学同等适用。我们特别受惠于 Rob Sanson-Fisher 博士(澳大利亚)对指南中结构和技巧部分的贡献,也感谢 Vincent Riccardi 博士(美国)和 Catherine Heaton 博士(加拿大)作为共同著者对早期版本的贡献。现在这一改进的指南,曾经作为本科沟通课程的中心内容,在加拿大卡尔加里大学医学院(the University of Calgary Faculty of Medicine in Canada)应用超过 25 年(Riccardi 和 Kurtz 1983;Kurtz 1989),最近也应用于卡尔加里很多住院医师(Calgary's residency)和进修医师的继续教育课程。感谢 Meredith Simon 博士,因为他最近在卡尔加里帮助我们将指南进一步拓展。

这一指南也被引介到英国全科医师注册及 East Anglian Region 辅导员的教学中,并且在那里通过实习医生和辅导员的实际培训过程实践而得到完善。在 John Benson 博士的帮助下,这一指南已成为剑桥大学临床医学院本科生课程表中一个广泛的医学访谈课程的中心组成部分。

自 1998 年指南出版以来和下述我们将要介绍的增强版指南,许多其他组织在各种层次的医疗教育中,还有各领域的专科医生,都采用该指南作为他们沟通技巧训练项目的基础。在澳大利亚、新西兰、南非、南美(阿根廷、巴西、智利)、中东、斯堪的纳维亚、西欧(意大利、德国、法国、荷兰、葡萄牙、西班牙)、东欧、俄罗斯、东南亚、中国台湾、尼泊尔、英国、加拿大和美国,以及其他很多地方的机构已经将该指南作为主要的教学资源、评价手段或者研究工具。这个指南已经被用到包括药学、护理学和兽医学等其他卫生专业,并且仅进行了非常小的修改。在我们的配套读本中,我们探索了将该指南用作教学和评价工具的有效性、可信性,以及在课程开发和沟通技巧评价方面等更大范围的教育作用。

(二)增强版 Calgary-Cambridge 指南 *

随着 1998 版指南在我们自己及其他机构得到更广泛的应用,几个重要的问题也凸显出来。第一个问题是怎样使学习者认识到指南的价值及帮助性,而不是因为一开始就看到指南中 70 项个体沟通过程技巧而气馁。我们意识到技巧的数量似乎让人望而生畏,但与此同时我们也想小心谨慎地不将临床沟通过于简单化——它是一个复杂而且具有挑战性的领域,如果我们把指南降低为只有少量技巧,那我们就没有反映出它的价值。

第二个问题是如何在 Calgary-Cambridge 指南中更清晰地整合沟通的内容和过程。

与前两个问题密切相连,第三个问题是如何保证临床教学和学习者在本科生

---

* 以下的讨论和增强版 Calgary-Cambridge 指南的图最初发表于 Kurtz 等 2003 的著作。

沟通课程之后的继续教育,并将沟通教学有连贯性的延伸至实习医师和住院医师培训项目中。

为应对这种困境,也是作为自 1998 年以来的经验结果,我们开发了增强版 Calgary-Cambridge 指南(Kurtz 等 2003),其中增强主要体现在以下几个方面。

- 发展了一个三图框架,形象并概念性地改进了我们介绍沟通技巧教学的方式,并将沟通过程技巧置于一个综合性的临床方法中。
- 设计了一个新的医学访谈内容指南,使之在沟通技巧的培训中结构和过程技巧的结合更为紧密。
- 将患者的看法纳入医学访谈的过程和内容。

这些增强使我们能够持续以三个明显的阶段介绍指南。首先,我们提供一套三张的图表,勾画出沟通课程的框架,并将其置于综合性的临床情境之中。三张图以图形形式阐述了这一框架,并增加了详细内容,为医生—患者互动和沟通技巧教育提供了合理的组织图式。

其次,我们提供了一个有 70 项沟通技巧的综合列表,清楚地配合这一框架,遵循这一顺序。从首先向学习者介绍基本概念模式中的"基本要素",然后再逐渐拓展到这一综合列表,其中特定的过程技巧与每一个宽泛的领域相对应。熟悉 1998 年版的读者还会发现,对有些特定技巧的修改和改进,还包括过程指南本身。

第三阶段也是最后阶段,我们为医学访谈的内容提供了指南。这是一种在接诊咨询过程和医学病历记录中进行概念化和记录信息的增强方法。

这一内容指南更紧密地把以患者和关系为中心的方法和 Calgary-Cambridge 过程指南中特定的沟通技巧相一致。由于这种"融合",两种指南能够相互补充,并鼓励将内容技巧与过程技巧相结合。这种安排将医学访谈中的内容要素和过程元素融合进一种模式中,使之成为真正综合性的用于临床实践的方法。这也使临床决策、内容和过程技巧之间的关系更加显而易见。增强版的 Calgary-Cambridge 指南与之前的 1998 年版一样,再一次成为我们两本书内容的中心亮点。

1. 三个流程图:增强版 Calgary-Cambridge 指南的框架

三个流程图描述了增强版 Calgary-Cambridge 指南的基本内容,使学习者和授课教师更容易形成以下概念。

(1)医学访谈中要进行什么?

(2)如何将沟通技巧与体格检查整合起来共同工作?

这三个流程图介绍了沟通技巧并将它们置于综合性的临床方法之中。

2. 基本框架

图 1-1 是一个医学访谈的示意图,包括沟通任务和体格检查。这一线框图描述了现实生活中临床实践的任务流程。

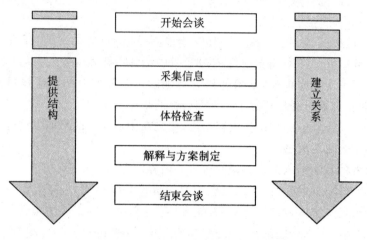

★图 1-1　基本框架

在先前的指南中,我们围绕日常临床实践中医生与患者常规完成的五个基本任务来组织技巧:①开始会谈;②采集信息;③体格检查;④解释与方案制定;⑤结束会谈。这些任务表述直观,同时也为医生和患者的互动及沟通技巧提供了合理的组织流程。这一结构最早由 Riccardi 和 Kurtz 于 1983 年提出,并且与 Cohen-Cole 在 1991 年采用的相似。

图 1-1 在增强版 Calgary-Cambridge 指南中引入了两个变化。该指南不是仅仅将沟通图示化,而且将体格检查纳入,使之成为医生在整个医学访谈过程中按序进行的五大要务之一。指南将体格检查恰当地放入顺序中,反映了现实生活中访谈的发生过程,能够使学习者看到体格检查和其他沟通任务之间很容易互相配合。

第二个变化是使医学访谈过程中有序进行的五个任务之间的划分更加明显,而两大任务则贯穿于整个访谈过程,这就是关系建立和组织访谈结构。以前,组织访谈结构只是作为采集信息的一个附属部分,但现在我们意识到,组织访谈结构与建立关系一样,是贯穿于整个访谈过程的任务而不是按时间顺序发生的事。这两个连续性的任务是有效完成五个基本任务的关键。

这些变化有助于学习者更准确地形成对沟通过程的概念,并理解组成沟通过程的各项任务之间的关系。

3. **扩展的框架**

图 1-2 通过明确六项沟通任务中每一步要达到的目标来扩展基本框架。这一任务和目标的扩展框架提供了一个概观,有助于学习者记住、组织并应用 Calgary-Cambridge 指南中所描述的大量沟通过程技巧。指南还清楚地说明了实现每一个

目标所需的基于循证基础上的特定技巧。

　　完整的指南在解释和规划之下还增加了一些小"选项"部分，在图1-2中未作阐述。它包含与解释和规划的三个最普遍的焦点相关的内容与过程技巧：①讨论医生的意见及问题的重要性；②商议一个共同的行动规划；③讨论做进一步的检查和步骤。这些沟通技巧关系到确保尊重性的举止，并使患者在体格检查过程中保持适当的知情权以使其能够整合到关系建设、组织结构、解释与规划过程之中。

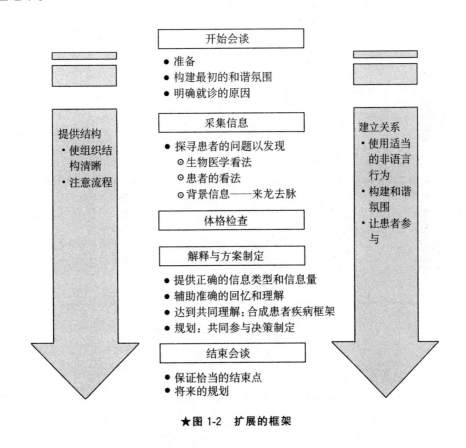

★图1-2　扩展的框架

4. 内容与过程相互关联的例子

　　第三个流程图(图1-3)以采集信息这一任务作为例子，展开说明在医学访谈过程中内容和过程是怎样特别地相互关联。

　　图1-1、图1-2和图1-3三个流程图一起构成了一个框架，概念性地体现了医生—患者会面要完成的任务，以及工作流程。这一框架有助于学习者(还有那些不太熟悉沟通学的教员)形象地理解沟通内容和过程技巧之间各个分散要素之间的联系。

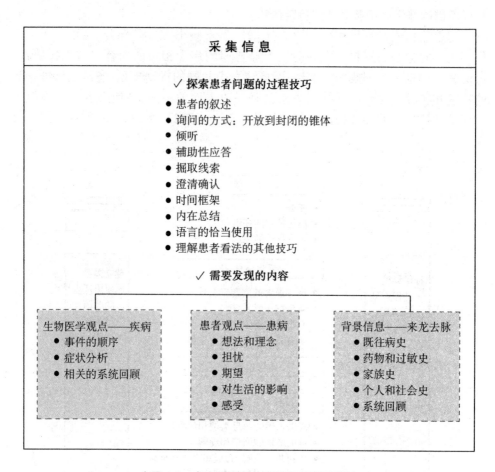

★图 1-3　内容和过程技巧相互关联的举例

　　沟通项目不断的努力将沟通培训在正式的沟通课程之外延伸，并将其整合到实习医师、住院医师培训项目，以及其他临床或门诊教学之中。由于临床教员自身在沟通培训的基础知识、教授沟通的专业能力和流畅程度存在着较大差异，三个流程图所提供的将医学访谈过程中的沟通技巧概念化的方式，使临床教师和正式沟通课程之外的作用模式能够相互关联并更容易应用。

　　要使学习者从仅对医患互动的目标进行有效思考转到实际找出所涉及的沟通过程技巧，并在医学访谈过程中加以运用，使之在医学访谈中发现并沟通恰当的内容，还需要更详细的过程和内容指南。

　　5. Calgary-Cambridge 指南：沟通过程技巧

　　对于沟通过程技巧，Calgary-Cambridge 指南提供了详细的论述。该指南描述并简要定义了 73 个核心的，也是基于循证基础的沟通过程技巧，与图 1-2 中所示的任务和目标框架相配合。根据我们的经验,能够理解图 1-1、图 1-2 和图 1-3 的学习者和临床教员,会更好地接受并消化医患沟通的真正复杂性,而这一复杂性细化于 Calgary-Cambridge 指南中的很多个体技巧。指南提供了一整套可以按需使用的综合性技巧,而不是要盲目遵从技巧列表。虽然增强版的 Calgary-Cambridge 指南与 1998 年版指南非常相似,但熟悉 1998 年版指南的读者会注意到一些技巧的改进。在第 2 版中(2005)的大多数部分,我们所做的改动主要是为了更加清晰地描述现有技巧条目,或者更易于指南在教学和评价中的应用。最显著的变化是在共同参与决策制定部分。我们重新配置了第 48～52 条。在 2005 版中,我们没有增加新的技巧,也没有做大的解释变动。在这第 3 版中,我们对指南本身只进行了一个重大变动,即在开始访谈的章节里增加了预备。显然,2005 年以来出版的文献再次深化了指南中已有技巧的循证研究,更加固了这些技巧的应用而不是建议改变解释或增加新的技巧。

6. Calgary-Cambridge 指南：沟通的内容

指南内容方面的修改,提供了一种可能的方法,用于在接诊过程及病历记录中形成概念和记录信息。传统的记录医学信息的方式得到保留(表 1-2),但通过明确性地涵盖得以增强。

(1)患者希望陈述的问题的清单(不只有一个主诉)。

(2)事件的进展。

(3)有关患者看法的"新"内容。

(4)医生所考虑的可能的治疗选择。

(5)患者被告知的内容记录。

(6)经过商议的行动计划。

通过这些增加的内容,内容指南(图 1-4)比传统的方法更贴近、更符合于当今的医学实践。

通过使学习者更容易在现实生活实践中常规性地纳入"老"和"新"的两方面的内容,这些增加的内容也促成了有关病历记录的教学和实践的改进。(为了在实践中使用,内容指南的每一条之后都留有一段空白,学习者可以在做访谈笔记的同时,在此处写上适当的信息,随后再将这些笔记加入到病历记录中)。

内容指南的标题与医学访谈的一系列任务密切对应:患者问题的清单与访谈开始相对应;探讨患者的问题与采集信息相对应;体格检查在两个框架中是一样的;内容指南标题的其余部分与解释和规划相对应。

因此,改进内容的指南也更紧密地与 Calgary-Cambridge 过程指南中的特定沟通技巧融为一体。其结果是两个指南彼此相互补充加强,并鼓励内容与过程技巧的融合。

修改的医学访谈内容指南

患者的问题清单

探讨患者的问题

生物医学观点——疾病	*患者的观点——患病*
• 事件发生的顺序	• 想法和信仰
• 症状分析	• 担忧
• 相关的系统回顾	• 期望
	• 对生活的影响
	• 感受

背景信息——来龙去脉
- 既往病史
- 药物和过敏史
- 家族史
- 个人和社会史
- 系统回顾

体格检查

鉴别诊断——假设
- 包括疾病和患病的问题

医生的治疗规划
- 进一步检查
- 治疗方案的选择

对患者的解释和规划
- 患者被告知的内容
- 商议后的行动规划

★图 1-4　修改后的内容指南

需要一个清晰的总体结构

　　这里我们描述的基于技巧课程的一个重要元素是提供一个清晰的总体结构，在此结构中将各个沟通技巧组织起来。在本书及其配套书中，我们反复强调结构的重要性，这在 Calgary-Cambridge 指南（图 1-1 和图 1-2）的框架中已经非常清楚地展现了。为什么我们赋予一个总体结构如此重要的价值呢？

　　理解结构对执业者、学习者和辅导者同样有利。

1. **对执业者**

对结构的认识可防止接诊咨询漫无目的并漏掉重要的信息点。沟通技巧不是随意地使用——不同的技巧需要在接诊咨询过程的不同阶段有目的、有意识地使用。因此需要在脑海里保存这种结构，以便我们能够在访谈进行中区分不同阶段的意识。例如：如果医生没有意识到访谈中采集信息的阶段还包括了解患者对他们所患疾病的个体反应及疾病的临床反应，那么医生可能在尚不成熟的情况下进入访谈的解释和规划阶段，而未能触及患者真正关心的问题。当然，对接诊咨询结构的意识也还要与灵活性相结合——接诊咨询没有一个固定的可以由医生指令而不考虑患者的路径。但是如果没有结构，则很容易使沟通毫无体系且徒劳无功。

2. 对学习者

单列出各个沟通技巧的名录是不够的，如果只是简单地罗列而不予分类，则需要记住太多的技巧。学习者需要形成一个总体的概念模式，以便将这些以证据为基础的技巧变成可记忆和可使用的整体。在配套书的第 3 章中，我们讨论了经验性方法对改变学习者沟通技巧的重要性。但是，经验性的学习本质上是随意的和机会主义的——难以将反馈和建议融合在一起。提供一个结构性的技巧框架，有助于学习者序化他们在经验性工作中偶然发现的技巧，并且确保这些单个的技巧能够相互配合使之在接诊咨询中融为一个整体。

3. 对辅导者

尽管认识到沟通技巧是一个重要的学习领域，但是对如何使单个技巧或成套技巧通力合作可能还是缺乏一个清晰的想法。如果没有一个总体的概念模式，那么大量的医学访谈技巧可能看起来像是一个杂乱无序的窍门包。辅导者会发现在他们的教学中很难将不同的技巧联系起来。为他们提供一个清晰的总体结构就有助于克服这一难题。结构还有另外一个益处就是使辅导者在他们的沟通技巧教学中可以采用基于成果的方法(见第 4 章)。结构建立了一个总体观念，使辅导者要问学习者两个中心问题："在访谈中你处于什么位置？""你要努力实现什么目标？"建立了一个方向，单个的技巧就有助于回答下一个问题，即"你如何实现目标？"对于患者，辅导者也可以依据该结构向患者提问类似的问题："在访谈中患者处于什么位置？""在访谈时刻患者要努力实现什么目标？""你是怎样发现这些信息并使用相关的沟通技巧去回答的？"

使用概念模型来构建我们沟通学习的框架，并使其与经验丰富的临床医生在临床推理中使用的模型基本相同。有系统地获取和运用相关的知识或技能，帮助记忆，以便有序地利用那些随机的信息碎片。

选择将过程技巧纳入沟通课程

说到这里我们几乎能听到读者在说："您一定是在开玩笑！——要学习、吸收、掌握73 项过程技巧，那是不可能的！"真的需要那么复杂吗？我们不能减少或合并一些条目

吗？真的必须在每一次接诊咨询中尝试使用这些技巧吗？（Silverman 2007）

对此我们肯定的回答是：医学访谈确实非常复杂，不可能用少数的技巧概而言之。我们已经看到沟通是一系列要学习的技巧，如果我们希望在医学实践中认识并学习一些新的知识，那么将接诊咨询分解成一些单个的技巧是可能的，也是非常关键的。指南中所列的这些技巧，对于访谈过程作用巨大，而所有下面我们将要看到的技巧，都已经被理论或实践所证实，并且将被我们再次关注。

所有这些是否意味着，我们必须在每一次接诊咨询中都要使用所有 73 个过程技巧？答案当然是不。我们并没有建议在任何一种情况下都要使用所有的技巧。你所需要的特定技巧取决于当时的情境，以及你与患者想要达到的特定目标。让学习者在一开始就非常清楚这些，有助于消除因这样一个长长的清单所引起的焦虑。例如，尽管在访谈采集信息阶段，绝大多数技巧对所有接诊咨询都是合适的，但在解释和规划阶段使用技巧时则需要根据访谈时个体情况量身定做——不可能在每一个接诊咨询的解释和规划阶段使用全部的技巧。无论如何，熟悉全部技巧无疑对学习者是非常有益的。至少在会谈变得艰难时，可以有目的地选用这些技巧以使会谈得以顺利进行。

对于特定的接诊咨询，学习者可以从指南的综合列表里选择具体需要的技巧，制定自己独特的训练计划。当把指南作为小组教学的基础时，辅导者可以让每一位学习者把注意力和反馈集中在指南不同的章节，或者指南的细目上。

那么什么是 Calgary-Cambridge 课程所列出的 73 项技巧内涵的基础呢？我们能够证明每一项技巧在某种程度上的重要性或是纯粹的主观意见吗？这些技巧的判断依据从何而来？

（一）证实每一项个体技巧的研究和理论基础

将沟通技巧教学视为简单地提高沟通在接诊咨询中的重要性的认识已经远远不合时宜。也不仅只是分享不同的方法、增加可供选择的范围，以及平等、妥善地对待所有接诊咨询这么简单的事情。某些技巧和方法现在已经显示出可以使医患沟通产生实质性的差异并影响健康转归。

幸运的是，在过去 40 年中积累的大量理论和研究证据，使我们能够确定这些技巧可以增强患者与医生之间的沟通效果。研究清楚地表明，使用这些特定的技巧训练如何使得患者的满意度、依从性、症状缓解及生理转归得以改进和提高。现在我们可以在沟通教学项目中将这些技巧作为值得教授的内容来推广，并在临床实践中有意识地使用这些技巧。我们可以非常自信地回答"正确性何在？"这一问题，并有效地还击关于沟通技巧是纯主观的说法。

技巧的课程不是也不应该是一成不变的。研究将继续积累经验，挑战我们先前的认识，提高沟通技巧教学的目标定位（Griffin 等 2004；de Haes 和 Bensing 2009；Street 等 2009；von Fragstein 等 2008）。比如，近年来的研究发现已经使课程向两个重要的方向转移。首先,越来越强调病情解释和诊疗规划(信息的给予)这一很重要但常常被忽略的领域。其次,逐渐向更以患者为中心、以关系为中心,以及合作的方式转变。

在本章中,通过列出并简述每一个技巧,我们已经简单描绘了沟通技巧培训项目的课程。在随后的 6 章中,我们将更全面地叙述这些技巧,并且深入考察证实每一项技巧的概念、原理和研究证据。

(二)有助于技巧选择的沟通的根本目标和原则

与研究证据一样,一套简单易懂的沟通目的和原则也影响指南中条目的选定。所有这些为指南也为沟通课程的发展提供了一个简单而一致的理论基础,旨在改进医疗卫生领域的沟通。

表 1-3 显示了当医生与患者相互沟通时想要达到的目标。这些是我们希望通过增强医疗卫生服务提供者的沟通技巧对健康转归所产生的影响。

★表 1-3　医疗卫生服务的沟通目标

提高
- 准确性
- 效率
- 支持力

提高患者和医生的满意度

改善健康转归

促进合作和伙伴关系(以关系为中心的关心)

表 1-4 所述,技巧的选择还受有效沟通的 5 个原则影响。这些原则在任何情况下都适用,也有助于我们理解究竟是什么组成了有效的沟通(Kurtz 1989)。

★表 1-4　有效沟通的原则

1. 有效沟通一定是互动而不是单向的传递过程。如果把沟通看作是单向的传递过程,那么信息的发送者就会认为,一旦他们表达并发送了信息,责任就完成了。但是,如果将沟通看作是一个互动的过程,那么只有在发送者接收到反馈,知道所发出的信息如何被诠释、是否被理解,以及对接受者产生什么影响之后,互动才算完成。仅仅告知信息或只听是不够的——给予信息并接受反馈,了解信息所造成的影响很关键。重点转到信息发送者和接受者的互动,彼此的表现和主动性变得同等重要(Dance 和 Larson 1972)。沟通的目的即为建立双方相互理解的基础(Baker 1955)。而该基础的建立和确认需要双方有效的互动

（续　表）

2. 有效沟通减少了不必要的不确定性。不确定性可以分散注意力、干扰准确性、降低效率和影响关系的构建。任何的不确定性都可能导致注意力不集中或焦虑，这反过来会妨碍有效的沟通。例如：患者可能不确定会谈的结果，不确定所提问题的意义，不确定医护团队中特定成员的角色，不确定对方的态度、意图或可信任度。尽管在医疗过程中常常有必要留有一些不确定性，但减少对诊断或治疗预期结果的不确定性依然是非常重要的。对于一些尚未充分认识的领域或无人确信什么是最好选择的情况展开讨论或通过建立双方的互信来帮助减少不确定性

3. 有效沟通需要规划和思考期望达到的效果。有效性取决于你和患者共同向着预期的方向的努力。如果我很生气，我所寻求的方式就是发泄情感。然而，如果我想要的结果是解决可能引起我不愉快的任何问题或误解，我必须采取不同的方式以便达到预期的效果

4. 有效沟通表现出的动态变化。适合一种情况的东西在另一种情况下不一定合适——不同个体的需求和情况都在不断变化。昨天患者非常清楚理解的事情今天看来却不可思议。动态变化强调需求，不仅要求灵活性，而且强调回应、参与以及与患者的配合

5. 有效沟通遵循螺旋模式。沟通的螺旋模式有两层含义（Dance 1967）。首先，我所说的话以螺旋方式对你所说的话产生影响，这就使我们的沟通随着我们的互动逐渐演变。其次，围绕着沟通的螺旋循环，每一次沟通的内容都有轻微不同，这对有效的沟通至关重要

技巧与个性

指南中所列的每一个过程技巧对于学习者和辅导者而言只是抛砖引玉，提示在这个区域需要使用一些特殊的行为和言语。技巧列表本身是不够的——每个学习者必须找到适合自己的方式把每个技巧用于实践。指南确认的技巧来自于研究和实践，证实了在医患沟通中有应用价值，但并没有详细说明或推荐实现这些技巧的具体途径。沟通技巧教学的重要任务是给参与者机会，让他们尝试用适合自己个性的词语和行为，扩展这一技巧系统，使每一个参与者都感到满意。

1. 结构

我在接诊咨询中处于什么位置？我和患者想要达到什么目的？

2. 特定技巧

我和患者怎样才能到达目标？

3. 言语或行为

如何将这些技巧融入我自己的风格和个性？

沟通教学的另一个任务是培养个人能力的灵活性,使其可以应用这些技巧在不同的时间,以不同的方式酌情和患者沟通。灵活性不仅仅是发展沟通技巧和以多种方式应用技巧,它也非常重视个人的专注能力,包括与每位患者沟通时他们自我能力的充分展示、在任何特定的时候能准确地反映什么是必需的,并决定如何最恰当地运用所需要的技能。应用何种技巧是依据不同的患者、在不同的时间、不同的问题和背景下患者的需求和偏爱,以及医生的需求来确定的(Lussier 和 Richard 2008)。

超越特定技巧,使之个性化,是经验性学习的真正挑战(Skelton 2005)。确实如此,Salmon 和 Young(2011),Skelton(2011)已经强调了技能教学和创造性目标之间的潜在冲突。我们不能也不应该规定在任何情况下都一成不变。在特定的情况下,很多变量会影响个体的最佳选择。但我们也必须认识到,我们现在所能够倡导的沟通技巧可能比其他方法更有效(Silverman 等 2011)。

正是通过在教与学中反复尝试不同的方法、教与学者的角色互换,以及对模拟患者或真正患者的交流沟通实践,才使我们将技巧和个性这两个概念有机地统一起来。技巧列表本身只是一个开始。学习如何使用每个技巧,要反复实践并贯穿于整个过程中。在反复的实践、反馈和演练过程中,每个学习者都在沟通过程中打上了他/她自己个性的烙印。

与核心沟通技巧有关的特定问题

指南中所列的技巧为很多不同的诊疗环境下进行有效的医患沟通提供了基础。对于医生而言,在与患者沟通时会遭遇很多具有高度挑战性的情况,如宣布坏消息,亲人丧亡,揭示隐藏的抑郁,性别和文化问题,与老年患者的沟通,预防和动机,等等。这些问题显然值得在我们的教学中予以特别的关注,我们也将在第 8 章中进一步探讨。但是我们要强调的是,指南所述的技巧是所有情况下都需要的核心沟通技巧,它们为解决这些特定的沟通问题提供了一个安全的平台。虽然互动的情况和沟通的内容千变万化,但过程技巧本身是相同的——挑战在于深化我们对这些核心技巧的理解以及我们掌握和运用的水平。

总结

在本章中我们定义了构成医学沟通的宽泛的技巧类型。我们已经阐述了包括在沟通课程中的个体技巧,以及证明选择这些技巧的理论和实践基础。在增强版 Calgary-Cambridge 指南中我们已经介绍了技巧的课程,不仅列出了技巧的名单,也提供了结构或概念性架构,使辅导者和学习者能够理解这些特定的技巧,以及它们如何作为一个整体与接诊咨询过程相联系。

现在我们就对个体技巧进行更详细的探讨。在接诊咨询中使用每一个技巧的基本原理是什么？如何在实践中应用每一个技巧？证明每一个个体技巧的研究和理论依据是什么？下面的 6 章中将深入探讨这些领域。本书的编排遵循 Calgary-Cambridge 指南的结构，以下 6 章分别描述了与基本框架任务相关的过程技巧。我们将从开始访谈所需的技巧开始。

附：Calgary-Cambridge 指南沟通过程技巧

开始会谈

准备
1. 把上一项任务搁在一边，注意让自己舒适、从容面对患者。
2. 集中注意力准备这次接诊。

建立初始的融洽氛围
3. 问候患者并获知患者姓名。
4. 自我介绍，说明此次接诊的作用和性质，必要时征得对方的同意。
5. 表现出兴趣和尊重，关注患者的身体舒适状态。

找出患者来就诊的原因
6. 采用恰当的开放式问题（例如："是什么问题让您到医院来？"或者"您今天想讨论什么?"或者"您今天希望回答什么问题？"），确认患者想要表述的问题或者话题。
7. 认真倾听患者的开放式叙述，不要打断其陈述或指引患者的反应。
8. 确认问题清单并对进一步的问题进行筛查（例如："头痛和乏力，还有其他的不舒服吗？"或者"您今天还有其他什么问题要说的吗？"）。
9. 商议议程，要患者和医生双方的需要都考虑在内。

采集信息

探询患者的问题
10. 鼓励患者讲故事，用患者自己的语言告诉医生问题所在和起始的过程（阐明现在就诊的原因）。
11. 采用开放和封闭式的提问技术，恰当地将提问从开放转向封闭。
12. 注意倾听，让患者说完而不要去打断，并且在回答患者问题之前，给患者留出思考的时间，或者在停顿之后继续。
13. 通过语言或非语言方式辅助促进患者的应答，如采用鼓励、沉默、重复、变换措辞及解释等方法。
14. 提取语言或非语言的线索（身体语言、患者讲述、面部表情），适时予以验证及认可。
15. 澄清患者陈述不清晰或需要补充说明的地方（如"您能解释一下您说的头晕是怎么回事吗?"）。
16. 定期总结以确认我们理解了患者所说的内容，邀请患者纠正我们的解释，或者提供更进一步的信息。

17. 使用简明的、容易理解的问题和评论,避免使用行话或太多的术语解释。

18. 确定事件的日期和顺序。

理解患者观点的其他技巧

19. 主动确定并适当探究。

- 患者的想法(如出于信仰)。
- 患者对每个问题的担忧(如担心)。
- 患者的期望(如患者的目标,患者对所述问题希望得到什么帮助)。
- 影响(患者所述的问题如何影响到患者的生活)。

20. 鼓励患者表达出自己的感受。

提供接诊咨询的结构

使组织结构明朗清晰

21. 在每一条询问的特定主线的末尾进行总结、以确认对患者问题的理解,然后再转到下一个环节。

22. 运用提示语、过渡性的陈述,从一个环节推进到另一个环节,包括为下一个环节做基本铺垫。

注意流程

23. 按逻辑顺序组织访谈的结构。

24. 注意时间安排并使访谈紧扣任务。

建立关系

运用恰当的非语言行为。

25. 表现出合适的非语言行为。

- 目光的接触、面部的表情。
- 姿态、位置、移动。
- 声音的暗示,如语速、音量、语调。

26. 如果阅读、记笔记或使用计算机,则要注意方式,不要影响对话或和谐氛围。

27. 显示出恰当的信心。

构建和谐氛围

28. 接受患者看法和感受的合理性,而不去审判。

29. 运用换位思维(设身处地)来沟通,理解并体谅患者的感受或困境,明确表示认可患者的观点和感受。

30. 提供支持,表达关心、理解及帮助的愿望,赞赏患者克服病痛所做的努力及适当的自我保健,建立信任关系。

31. 灵活地处理令人尴尬、烦扰的话题和体贴患者躯体的疼痛,包括与体格检查有关的问题。

使患者参与

32. 与患者分享看法，鼓励患者的参与（如："我现在在想……"）。

33. 解释那些看起来非结论性的问题或体格检查部分的基本原理。

34. 在体格检查期间，解释过程、征得允许。

解释和方案制定

提供正确的信息量和信息类型

目标：给予患者全面的、恰当的信息。评估每个个体患者的信息需求；既不要太少也不要过多。

35. 形成组块并验证：要给予患者能够吸收的组块信息。验证患者是否理解，针对患者的反应来指导确定如何继续进行。

36. 评估患者的出发点：在给予患者信息时询问患者自身的状态，了解患者希望了解的信息的范围。

37. 询问患者其他有帮助的信息：如病因、预后。

38. 在恰当的时间给予解释：避免过早给予建议、信息或保证。

帮助准确地回忆和理解

目标：使信息更容易被患者记住并理解。

39. 筹划病情解释：将解释分成不连续的部分，建立逻辑顺序。

40. 运用清晰的分类或提示语（如：我想和您讨论三个重要的问题。首先……"，"现在我们可以转到……吗？"）。

41. 使用重复和总结以加固信息。

42. 运用简明的、容易理解的语言，避免使用行话或用行话解释。

43. 运用形象的方法传达信息：如图表、模型、书面信息和说明。

44. 验证患者对所给信息（或制定的计划）的理解情况，如必要时请患者用自己的话重述、确认。

取得共同理解：结合患者的看法

目标：提供与患者看法相关的病情解释和诊疗规划；找出患者对所给信息的想法和感受；鼓励互动而不是单向的传递。

45. 将病情的解释与患者的看法联系起来：与先前引出的患者的想法、担忧和希望联系起来。

46. 提供机会并鼓励患者的参与：提出问题、请求患者确认或表达疑问，恰当地做出回应。

47. 在语言和非语言中发现线索并做出反馈：如对患者提供的信息和提问的回答，信息的筛选，患者的忧虑。

48. 根据患者所给的信息、使用的词汇引出患者的信仰、反应和感受，必要时予以认可和表述。

方案制定：医患共同决策

目标：使患者了解决策制定的过程；使患者在他们所希望的水平上参与决策；增强患者对所

制定方案的遵守承诺。

49. 在适当的时候分享我们的想法、意见、思考的过程和进退两难的困境。

50. 让患者参与。

- 提供建议和选择而不是指令。
- 鼓励患者说出他们自己的想法、建议。

51. 探讨治疗的选择。

52. 确定患者在做出决定时所希望参与的水平。

53. 商议双方都接受的诊疗规划。

- 表明自己对可选治疗方案的平衡或优先选择。
- 确定患者的优选方案。

54. 与患者验证。

- 是否接受规划。
- 是否所有的担忧已经被述及。

结束会谈

将来的规划

55. 与患者约定下一步和医生联系的规划。

56. 保障措施，解释可能出现的意外结果。如果治疗计划不起效该怎么办？何时及如何寻求帮助？

确定合适的结束点

57. 简要地对会谈进行总结并明确治疗的规划。

58. 最后征询患者的意见，是否满意和同意所制定的医疗规划？是否还有什么问题需要确认和需要？

病情解释和诊疗规划的选择（包括内容和过程技巧）

如何讨论意见和问题的重要性

59. 如有可能，提供正在进行讨论的专家意见和姓名。

60. 揭示这些意见的基本原理。

61. 解释疾病的原因、严重程度、预期的转归、短期和长期的结果。

62. 探知患者的信仰、反应和担忧。

如何商议双方的行动规划

63. 讨论可选方案。如：不采取任何行动、进一步检查、药物治疗或手术、非药物治疗（理疗、助行器、流食、咨询等），预防措施。

64. 提供所能采取的行动措施或治疗信息。所涉及步骤的名称，如何起效，优点和益处，可能的副作用。

65. 获得患者对需要行动的看法，所认识到的益处、障碍、动机。

66. 接受患者的观点，必要时推介其他的观点。

67. 引出患者对规划和治疗的反应和担忧,包括接受度。

68. 将患者的生活方式、信仰、文化背景和能力纳入考虑之中。

69. 鼓励患者参与规划的实施,担负起责任并自我调整。

70. 询问患者的支持系统,讨论其他可行的支持。

如何讨论做进一步检查和步骤

71. 提供有关步骤的清晰信息。如患者可能会经历什么,怎样被告知结果。

72. 将步骤和治疗规划关联起来,价值、目的。

73. 鼓励患者进行提问和讨论潜在的焦虑或负面的结果。

（王雪花　译）

第2章 开始接诊

　　在沟通技巧的教学中,接诊的开始阶段有特别丰富的内容待探讨。在开场的几分钟里,我们给对方第一印象,开始建立和谐的氛围,尝试找出患者想要讨论的问题并开始计划问诊的过程。这一阶段要为接诊的后续阶段做好铺垫。但是从研究的结果中我们知道,沟通中的很多问题其实就产生于接诊的开始阶段。我们会看到,医生常常甚至没能发现患者来就诊的最重要原因!

　　医生常低估接诊最初这短短几分钟的难度和潜在的机会。正如我们现在开设的沟通教学课程中所见,几乎在每一个研究生沟通教学课程的开始,学员们自己的议程都会将重点放在怎么结束问诊及如何控制时间上。然而随着课程学习的进展,他们会越来越明显地意识到,问诊的重点在接诊开始的阶段而不是结束的过程,开始阶段没有处理好是导致后续察觉到的诸多困难的根源所在。

　　医学接诊、咨询从初诊到复诊,从医院到全科医师诊所,从诊察室到病床边,从安养院到家庭,情境、场所千差万别。乍看起来,不同情境下接诊的开始阶段可能有很多的不同,但实际上总体目标及所需要的个人技巧却是非常一致的。医生和患者无论在什么地方会面,接诊开始阶段所遇到的问题都非常相似。

　　医生在接诊的开始阶段选择运用特殊的沟通技巧,不只是社交的细微礼节:这关系到问诊的准确性和效率,对医患之间关系的性质也会产生重要的影响。因此,我们把接诊开始的阶段分离出来,作为一项单独的任务,用一整章来讨论在现实情况中大多只有几分钟就完成的事。

沟通中的问题

　　接诊开始阶段的目标之一是找出患者想要讨论什么问题。跨越 30 多年的研究证据为我们呈现了一些非常有益的教训。

　　1. Stewart(1979)等在加拿大初级保健诊所做的研究表明,54%的患者诉求和45%的患者担忧没有被引述出来。

　　2. Starfield(1981)等研究显示,在初级保健诊所,有 50%的诊次患者与医生对于存在的主要问题的性质存在争议。

　　3. Burack 和 Carpenter(1983)在对美国的初级保健诊所研究发现,患者和医生之间就主诉的躯体问题认同的占 76%,而就主诉的心理社会问题认同的只有 6%。

4. Beckman 和 Frankel(1984)对美国的初级保健医生的接诊研究发现,医生经常在患者刚开始做开放式的陈述后不久(平均只有 18 秒!)就打断其谈话,从而导致患者不能充分表达同样重要的其他担忧。

5. Byrne 和 Long(1976)研究英国全科医生的接诊过程发现,如果接诊过程中在"发现患者来诊的原因"这一部分存在缺陷的话,问诊就很可能变得功效不佳。

6. Rhodes 等(2004)在美国一个急诊室进行的研究显示,住院医师介绍自己的情形只占 2/3,且极少说明他们尚处于培训状态(8%)。尽管多数医生(63%)想以开放式的问题开始问诊,实际上却只有 20% 的患者能够不被打断地说完他们想表达的诉求。致被打断的平均时间为 12 秒。

7. Low 等(2011)在马来西亚所做的一项研究显示,初级保健诊所的患者有相当程度的诉求和担忧没有被说出来。

很明显,如果你不着手解决患者最重要的问题,那么就不可能成为优秀的诊断医师或者拥有真知灼见。

目标

在接诊的第一个环节,我们首先从我们的目标开始探讨教与学的内容,看看我们在这个环节希望得到什么。我们在第 1 章中已有概述,有效沟通的原则之一是"沟通需要计划,要考虑到结果"。因此沟通要考虑我们的目标。考虑到沟通的目标会使我们思考"我们想去哪里?"而个体技巧的运用则可以为"我们如何到达那里?"提供策略。

沟通的目标包括以下几条。

- 构建支持性的环境和初始的融洽氛围。
- 关注患者的情绪状态。
- 尽可能找出患者想要讨论的所有问题或者事项。
- 与患者一起制定订立一个双方认可的诊疗日程或计划。
- 与患者发展一种伙伴关系,使患者能成为合作过程的一部分。

这些目标包括了许多任务和检查要点,在其他一些著名的接诊指南中也有提及。

- Pendleton 等(1984,2003)

—搞明白患者来诊的理由。

—与患者建立或维持一种关系,以帮助完成其他诊疗任务。

- Neighbour(1987)

—建立关系:与患者建立融洽氛围。

—总结:"我是否充分了解患者为什么要来找我?"

- AAPP 三功能模型(Cohen-Cole 1991)

—收集资料以了解患者的问题。

—构建和谐氛围并对患者的情绪做出回应。

- 拜耳学院的医疗卫生沟通 E4 模型(Keller 和 Carroll 1994)

—使患者参与。

- 四习惯模型(Frankel 和 Stein 1999;Krupat 等 2006)

—在一开始就调查清楚。

- 沟通技巧教学与评估的 SEGUE 框架(Makoul 2001)

—打好基础。

- The Maastricht Maas Global(van Thiel 和 van Dalen 1995)

—介绍。

—澄清。

- 医学沟通的基本要素:Kalamazoo 共识声明(关于医学教育中的医患沟通,Bayer-Fetzer 会议的与会者,2001 年)

—敞开讨论。

—建立关系。

- 以患者为中心的诊疗策略(Stewart 等 2003)

—探讨疾病和患病的体验。

- 健康沟通 Macy 倡议模式(Kalet 等 2004)

—准备。

—开放。

—收集。

- 六功能模型

—培育关系。

—收集信息。

技巧

确立了开始阶段的目标之后,我们就能把注意力转向帮助我们实现这些目标的沟通技巧。表 2-1 所列的沟通技巧引自 Calgary-Cambridge 指南(参见第 1 章)。

★表 2-1　开始接诊及建立关系的技巧

准备
- 把上一项任务搁在一边，注意让自己舒适、从容面对患者
- 集中注意力准备这次接诊

建立初始的融洽氛围
- 问候患者并获知患者姓名
- 自我介绍，说明此次接诊的作用和性质，必要时征得对方的同意
- 表现出兴趣和尊重，关注患者的身体舒适状况

找出患者来就诊的原因
- 采用恰当的开放式问题（例如，"是什么问题让您到医院来?"或者"您今天想讨论什么?"或者"您今天希望回答什么问题?"），确认患者想要表述的问题或者话题
- 认真倾听患者的开放式叙述，不要打断其陈述或指引患者的反应
- 确认问题清单并对进一步的问题进行筛查（例如，"头痛和乏力。还有其他的不舒服吗……?"或"您今天还有其他什么问题要说的吗?"）
- 协商议程，把患者和医生双方的需要都考虑在内

接诊的开始阶段需要教与学"什么"：技巧的依据

（一）准备

　　正如我们在第 1 章所述，没有解决的不确定性和焦虑会导致注意力不集中，反过来又会阻碍有效沟通。在临床实践中，你的心思很容易停留在前一个患者或者电话上，还有越来越长的排队候诊的患者，或者你有个人的事情需要解决。你可能会发现，当你问候下一位患者的时候，你仍然在想着电脑里的记录或者正在完成前一个病历记录。在接诊的开始阶段，这些思想、感情和行为很容易干扰你集中全部注意力。解决这个问题的办法是你自己要做好准备，把全部的注意力都放在患者身上，在这一关键时刻不被其他事情分心。尽管对医生而言，这可能只是每天诸多常规接诊中的一次，但是对于患者来说，却可能是非常重要和意义重大的时机。患者通常会全神贯注于即将到来的谈话——显然，如果医生能回报以他的全部注意力会非常有帮助。

　　对于做好准备和集中全部注意力的建议包括：
- 把前一个任务搁置一旁——确保前一个接诊不会影响下一个，对未解决的事项安排好回头处理。

- 注意我们的个人需求及舒适程度——确保不会因为感到饿、热或者困影响你集中精力投入下一个接诊。
- 转移注意力专注于手头的接诊——对手写或电脑中的病例记录作必要的预习,查询一下检查结果或思考一下患者的病史。
- 在问候患者之前要终止上述活动——尽可能表现出放松且全神贯注的接诊状态。

这种准备和专注比起一般的谦恭和尊敬更加深入。一项关于"家庭医生对自己承认的临床错误原因的认识"的研究(Ely 等 1995)显示,匆匆忙忙和注意力不集中是医生归结其出错的最常见原因。

(二)建立最初的融洽氛围

对于医学情境中问候的价值研究很少——也许是因为它太显而易见——但是以下几个要素值得考虑。

- 问候患者。
- 介绍自己。
- 说明自己的角色。
- 获知患者的姓名。
- 表现出兴趣和尊重,注意患者身体的舒适程度。

观察医生执业实践中如何介绍是非常有趣的事,尤其是它们常常被完全忽略!患者经常抱怨医生不做自我介绍,以至于他们不能确定正在给他们看病的是谁,或者不清楚这个接诊的医生在医疗团队里面所担任的角色。

1. 问候患者并做自我介绍

如果你此前没有见过患者,那么使用恰当的非语言方式,如握手、目光交流和微笑,加上合适的问候语,来表示欢迎并进行自我介绍,相对容易。

> "你好,我是约翰医生,请进,请坐。"

有经验的医生经常很熟悉他们的患者,因此不需要向每一位患者做自我介绍。但是有时他们毫无根据地以为患者知道他们是谁,因此很不恰当地省略了介绍语。他们想当然地认为如果以前见过患者,那么患者就会记住他们是谁,因此不需要再做自我介绍。他们可能还会觉得向从前可能见过但现在又想不起来的患者做自我介绍感觉不舒服。我们需要采取一些方法来克服这类难题。

> "你好,我是约翰医生。我在想我们以前没见过吗?"

2. 说明你的角色及接诊的性质

对于患者来说,如果不确定医生是谁,或者不确定她是否适合对他们的治疗,可能非常令人不安。在一项对 50 名医学生的研究中,Maguire 和 Rutter(1976)报道,有 80% 的学生没有充分向患者介绍自己,也没有解释他们的意图。难道学生们向患者解释他们在这个团队的位置、与患者交谈的时间、将要用获取的信息做什么,他们怎样把这些信息传达给患者的主诊医生,这些会没有帮助吗? 如果这样,一开始就说明这次交谈的主要受益人是学生而不是患者岂不是最好? 或者反过来说,这是否意味这是患者说出他们的故事并且提出问题的唯一机会? 同样,对于医学生来说,取得患者的真正同意应当被看作介绍过程最必不可少的部分。

> "你好,我叫 Catherine Singh。我是跟随 Ko 医生工作的学生,我正在学习怎样接诊患者。我想 Ko 医生和您建议过,由我先用 15 分钟的时间和您谈谈,之后 Ko 医生再加入我们并帮您解决问题,您看可以吗?"

可能有人会质疑,有经验的医生进行以上步骤是否多余,特别是在某些情况如家庭医疗工作中。在这种情况下患者和医生都很清楚接诊的性质及见面时的文化规则。但是,考虑到在教学医院、保健机构、跨学科团队和急诊科的情况吧。在这些情况下,可能会有很多不同的临床医生与每一个个体患者联系,医生可以通过仔细说明他们的角色、谈话的性质,并且征得患者同意而不是不加说明顺其自然,这就可以避免困惑并排除可能的误解。还有,如前所述,Rhodes 等(2004)研究指出:在急诊室只有 2/3 的住院医师向患者做自我介绍,极少有说明他们处于培训状态(8%)。当接诊新患者或工作角色有改变时,做这些说明也很重要。

> "您好,我是 Ko 医生,我可以坐这儿吗? 我是这家医院的外科专家之一。您的家庭医生 Jones 医生请求我为您治疗。我现在可以花 20 分钟和您讨论一下您的问题并给您做检查吗?"

3. 获知患者姓名

在你非常熟悉患者的情况下,这一步显然没有必要进行。但是如果可能存在疑惑,核实一下患者的姓名和读法,以及患者姓名是否与登记表上的一致,不失为一种明智的做法。要避免想当然地推测患者的婚姻状况,以及他所喜好的称呼。

> "您好,我是 Jones 医生。我是这个家庭诊所的四个合伙人之
> 一。请坐。我可以核实一下——您是 Mary French 夫人吗?
> (停顿)我想我们以前没有见过——您希望我怎样称呼您?"

4. 表现出兴趣和尊重,关注患者身体的舒适程度

从接诊一开始就要着手逐步建立关系,其重要性如何强调都不够。医生应该采用恰当的非语言行为表现出对患者的兴趣、关心和尊重,这对于构建建设性的合作关系非常重要。

在此,医生的行为和态度至关重要,能使患者感到受欢迎、有价值及被尊重。尽早着手建立信任、发展关系,构建和谐的氛围,有助于接诊进程推进中有效而准确的信息交流。对这一重要领域的关注应该贯穿于整个接诊过程而不仅仅是在开始阶段,所以我们要用整个第 5 章来说明建立关系。我们将通过研究证据来详细阐述建立和谐融洽氛围的技巧和非语言沟通的重要性。

事实上,我们在本章中关于接诊开始讨论的每一件事都影响到关系。通过鼓励患者参与并倡导合作的方法有助于关系的建立。不过,在考虑有关建立初始融洽氛围的技巧之前,我们先要谈谈一件非常重要的事,就是关注患者的身体舒适情况。

环境因素会影响身体及心理的舒适程度。它们会影响体位、姿势和目光接触、我们的认知、态度,以及我们专注的能力。室温的设定是否合适,让穿着长袍等待的患者感觉舒适?灯光是否既不耀眼也不太昏暗?患者和医生的位置是否合适,是否受到未拉窗帘耀眼光线刺激?在等候区,是否有供消遣而设的阅读材料、水族箱或患者教育材料?

除非有疼痛、恶心和损伤等问题,否则我们绝大多数人都会觉得坐在椅子上比躺着或把腿悬挂在检查台边谈话更舒适。医生最好也坐着,因为这样一来参与谈话的双方更显平等,更容易流畅地做笔记,并且给患者一种印象,即医生愿意花时间全心关注患者。

家具摆放的方法也有帮助,医生和患者促膝而坐而不是并排坐或者直接面对面而坐。研究发现,坐在桌子对面的交流会有一种威胁、竞争或者屏障效应(Sommer 1971)。人们希望轻松的目光接触,但不是如此不易"逃避"的直接对视。

尽可能在患者穿着整齐的时候和他们谈话。如果要讨论敏感问题或者隐私问题,应该关上门,拉上床与床之间的隔帘。如果没有隐私的问题,至少要使患者感到踏实,并意识到环境引起的不适可能使他们拘谨或分心,从而给出不准确或不完整的信息。最后,要切记,像患者一样,所有这些环境因素也会对医生产生影响。

（三）确认就诊原因

互相介绍和建立了初始的融洽氛围之后，下一步就是要找出患者想要讨论什么问题。他们对接诊的议程是什么？为什么来看医生？在医院、诊所或者在家里看望患者时，医生需要搞清楚患者想要提出的问题，也要向患者解释他们去看望患者的理由。

McKinley 和 Middleton(1999)在英国的全科诊所进行的一项研究显示，几乎所有患者都有明确预备好的要求希望与医生讨论。几乎一半的患者有特定的问题要问医生：55％患者想问具体的治疗，60％的患者对为什么得病有他们自己的想法，40％的患者对于他们的症状特别担心。毋庸置疑，患者是带着他们深思熟虑的议程来向医生求解的。

也许这些太显而易见不值一提，但事实上远比我们想象的复杂。记得本章开篇提到的那些证据显示，医生是怎样经常不去探究患者希望讨论的问题或话题，又是怎样屡屡发生接诊之后医生和患者对主要问题的性质意见不一。Barry 等(2000)在英国全科诊所的一项定性研究发现，35 名患者中只有 4 人在就诊时说出了他们的所有议题。在全部 14 次结果有问题的接诊中，至少有一个问题与患者没说的议题有关。显然有些问题需要解决。事实上，医生在接诊初始阶段的行为和方法会对接诊后续的其他部分产生深远的影响，不仅会造成接诊的结构和时间的差异，而且确实会造成他们所讨论问题的不同。

对照医生在接诊之初所做的一些通常意义的想当然的实例，是令人关注的。

- 一些调查者发现，患者要讨论的问题常常不止一个。在许多不同场合，包括初级卫生保健，儿科和内科，初诊、复诊患者所关心问题的平均数量为 1.2～3.9 个(Starfield 等1981；Good 和 Good1982；Wasserman 等 1984；Greenfield 等 1985)。这些研究告诫我们，在找出患者所关心的更多问题之前，做出不成熟的、有限的假设测试是很危险的。
- 在一项对内科住院医师和初级卫生保健医生的研究中，Beckman 和 Frankel (1984)指出：
  —无论让医生还是患者判断都会认为，患者讲述他们问题的顺序与这些问题的临床重要性之间没有关系。首先讲述的问题与第二个或第三个相比可能并不是最重要的。
  —医生经常错误地推断患者提到的第一个主诉就是患者所带来的唯一一个。
  —随访复诊中，医生经常想当然地认为这次的接诊是上一次的直接延续，因此会全然省略开场的所有引言，直接进入上一次就诊时提出的问题。

如果第一个提到的主诉未必是最重要的一个，为什么我们的表现就好像它是唯一一个需要解决的呢？我们都能够回忆起我们经历的这种接诊方法的苦衷，我们把大量宝贵的时间用于一个并不重要的话题，而患者真正的问题却在接诊的最后才浮现出来(Robinson 2001)。有时甚至更糟——我们可能根本没有发现患者来就诊的主要原因,还没等患者鼓起勇气讲出第二个,也是更重要的议程,接诊可能就结束了。更重要的问题是,为什么我们只顾患者提到的第一个主诉,而不去了解患者已经提到的所有其他症状? 在第3章我们将看到,这可能会导致严重的无效临床推理。

我们怎么克服这些问题? 怎样制定一个接诊的路线图,而不是盲目地顺着我们碰到的第一条道路走下去? 在此我们讨论三种相关的技巧,这些技巧有助于医生不仅理解患者为什么来,而且尽可能多地了解患者来诊的理由,以及它们的相对重要性。这些技巧如下:①开放式问题;②倾听;③筛查及议程设定。

1. 开放式问题

(1)初次来诊:临近接诊开始,向患者问一个开放式问题非常重要,比如:"今天您想要讨论什么?"我们都倾向于反复使用的喜爱的储备问题套话。这里列举了一些我们课程的学员们反复使用的一些措辞。

> "我能怎么帮您呢?"
>
> "告诉我您为什么来看医生?"
>
> "您今天想谈些什么?"
>
> "我能为您做什么?"
>
> "您怎么样了?"
>
> "情况如何?"
>
> "发生了什么事?"
>
> "好,您来说说看……"
>
> 不说任何话(都通过适当肢体语言暗示)

在病房里,缺乏经验的医学生使用的开放式问题可能会与主诊医生所用的有所不同。学生的任务是为了发现此前已在住院即"已在系统"中的住院患者"什么问题使您来医院",主要是处于自己的利益。而医生更多的是要进行诊断性工作,因此会用诸如"告诉我您一直怎么不好?""我怎么能帮您?"或者"您的家庭医生Patel给我写了一封转诊信,但我还是想请您说说自己觉得有什么问题"。

我们不加思考重复使用的一些词语可能会成为咒语。事实上,用词这一看似简单的任务会给后续问诊部分的性质造成巨大差异。提问的方式会潜移默化地改变患者应答的类型。

更普遍的问法,如"您怎么了",允许患者宽泛地陈述他们的感受,但可能发现不了他们来看医生的真正问题(Frankel 1995)。例如,回答可能是"我很好,但是现在我的关节炎很严重",而患者实际上是来看日益加重的偏头痛。这种模棱两可的回答对神经科专家来说可能很明显，但对于不在此专业领域的普通内科医生来说却并非如此。医生需要注意自己所问问题的种类，并且不要对患者就诊的原因做出想当然的推断，直到问到患者"这就是您为什么今天早上来看医生的原因吗？"这种更明确的后续问题。

"我能怎么帮助您？"则更直白，明确提示你想知道患者今天要讨论的问题，但这句话有可能会把患者的问题限制在医生能够"帮助"解决的医学问题上。

"请告诉我您今天来有什么问题？"这样的问话就不太限于医学，而是更加开放并且显示你乐意倾听更广泛的议题。

"您今天的议题是什么？"明确地表明你希望鼓励患者列出他们想要讨论的所有问题，但是如果不加解释，可能不能被所有患者理解，至少在第一次提问时。

"好的""是的"或者仅用肢体语言而一言不发，让患者放开说，是极端开放的开始方式。但是，这种方式会让患者不清楚开始的方向，不明白是要详细地谈一个问题还是列出所有的问题。

我们并不认为存在一个适用于所有情况的开放式提问方法。但需要提起医生注意并认真考虑每次如何开始对接诊结果的影响（Robinson 2001；Gafaranga 和 Britten 2003）。Heritage 和 Robinson（2006）对初级保健、急诊和门诊就诊的患者采用对话分析的方法研究各种开放性问题的效果。在对比医生问患者是否有某个具体的就诊原因这种明确的问题（如："我了解到您有一些鼻窦的问题要看"），一般开放结尾式的询问会明显延长患者对问题表述的时间，会包括更多不相关的症状。另一项研究显示，开放结尾式的询问与患者更积极地评价医生的倾听和相关的沟通有关（Robinson 和 Heritage 2006）。Heritage（2011）通过对日常的非医学会话的分析也发现了一些研究证据，并解释了正常会话与医学接诊的不同。他分析了为什么医生不得不将正常的谈话方法搁置一旁仅基于病历记录或来自其他医疗从业者（如初级保健的分拣护士）的记录信息先入为主地以为了解患者，而不在接诊的开始采用高度开放性的一般问题向患者提问。

White 等（2013）在新西兰通过小样本的参与性会话，分析研究观察外科医生与患者的接诊开始阶段对转诊过程的影响。在这些转诊性接诊中，开场活动的中心任务是"让参与者就患者来就诊的原因达成共识，不仅是他们自身的理解还要整合转诊医生的理解。"作者建议在这种情况下，让患者有机会参与接诊开场的活动，帮助患者克服告诉外科医生他们对已经知道的一些病情的担忧，外科医生对转诊过程的明确认可，比如明确地提起转诊医生和（或）转诊信，以及随后的讨论对于准确地决定接诊的议程和组织外科会诊非常重要，也有助于推进对问题的探讨。这项研究显示，问题的产生在于未对转诊过程给予明确的认可（虽然这种情况仅见于一次接诊），当转诊信不够清晰或外科医生对转诊的理解——如有关存在的问题或会诊目的——与患者和（或）转诊医生的理解不一致时。

我们以为,类似的问题可能发生于初级保健、急诊、教学医院或其他非接诊医生或分拣护士、执业护士或医生助理、医学生或住院医师安排的接诊中。也可发生于医院内患者从一个医疗团队转到另一个团队的情况下,比如不同的医生可能看到的是处于不同病情状态下的慢性病患者。尽管在这些情况下事件可能相差不过几分钟或几小时,产生的问题可能是相同的——如"转手"过程中的不准确或不完整、不完善或不清晰的病历记录、未核查的推断,以及患者对重复一些重要事实或他们认为医生已经知道的一些事件顺序的不确定或厌烦。对接诊开始方面的问题还需要进一步研究。

(2)随访复诊:随访复诊和初次接诊之间的共同之处,比人们通常认为的要多。此处的关键在于,在你实际询问患者之前不要对患者来诊的原因做想当然的推断。我们很容易推断患者只是为了常规检查而来,因此会直接问"您感觉新药疗效如何",而事实上患者有一个更迫切或至少有第二个议题需要讨论。但是如果你还是像初次接诊那样以"您今天想讨论什么?"开场,可能听起来像完全不记得这位患者。或者你也可以用一种已经知道患者就诊原因的方式开场:例如"您是来做常规检查的对吗?"或者"我来看看您现在怎么样了,检查一下您的切口",然后要加问一句"今天您还有其他什么问题要讨论吗?"来要求患者确认。

2. 倾听患者的开放式陈述

(1)学会如何在接诊的开始阶段倾听是达到有效、准确接诊的第一步。

乍看起来,给时间、空间鼓励患者来讲述,而医生刻意静坐倾听,可能不是最有效的接诊开始方法。医生往往迫于时间限制,认为需要迅速转向提问模式加快节奏、采取主动(Levinson 和 Pizzo 2011)。这种方法常常会导致医生去追问患者提供的第一个议题,结果正如所料,收效恰得其反。那么如何解决这一问题? 如何确保在接诊之初倾听患者陈述而又能使整个接诊更有效、更准确?

(2)在接诊的这一阶段,倾听而不是询问,会使医生和患者获益更多。

回顾接诊第一阶段的沟通目标,可以帮助我们找出支持依据。我们的目标可以分为三大类。首先,搞清楚患者今天想要讨论什么,并加上你作为医生要讨论的其他内容,与患者一起计划如何完成接诊后续任务。其次,是让患者感觉舒适、受欢迎并成为接诊进程的一个重要部分——建立初始的融洽氛围。最后,是判断患者的感觉——特别注意患者作为人的感受。

如何以最轻松的方式同时实现上述三个目标? 在第3章我们将要看到,一旦医生进入细节提问,患者就会成为一个被动的应答者。医生不得不一个接一个地提出封闭式问题,他的心思被迫脱离患者的反应,转而进入诊断推理,问诊也会过早地聚焦某一特定领域。相反,在开放式结尾的初始陈述或问题之后,专注倾听,会使医生发现患者更多的议题,听到患者自己的故事,表现出支持和兴趣,通过全神贯注于患者,提取他们感受和情绪状态的线索,否则这些线索很可能会被漏掉。

(3)支持倾听的证据是什么？

关于医生在接诊之初倾听技巧的重要性，已在 Beckman 和 Frankel(1984)和 Beckman 等(1985)两本引用次数最多的沟通文献中有精彩描述。

我们很早就已经从 Byrne 和 Long 在初级卫生保健的工作 (Byrne 和 Long1976)中知道，许多不完善的接诊问题就在于难以找出患者为什么要来看医生。问题一方面是患者倾向于保留他们的心理社会问题和其他重要的担忧，直到在就诊的后期，他们试探着从医生那里获得信心之后，才说出来。对症状的焦虑或尴尬或严重的担心，可能会使患者拖到很晚才提及这些问题。这些迟到的发布被称为"隐蔽的议题"(Barsky 1981)。

这种思考接诊的方法重点关注患者保留、推迟还是共享信息的表观决定。不过，另一项研究关注医生在问诊交谈中所起的作用。观察了医生的行为对患者提供信息的定位及流量的影响，发现医生自己的言谈举止对于他们能否(或何时)发掘出患者来诊的全部原因，具有令人吃惊的效果。医生的行为可能比患者更具影响力。

Byrne 和 Long(1976)指出，许多医生不是好听众，在接诊患者时常常墨守成规，缺乏灵活性，很少变通满足个体患者的需求。Beckman 和 Frankel(1984)在他们的主要研究中进一步说明了这一点。他们精确分析医生所使用的词语和提问，发现这些如何能轻而易举地在不经意间引导患者远离他们对就诊原因的吐露。他们的研究揭示了大量事实。

• 医生经常在患者完成开放式陈述之前打断患者——平均时间仅在 18 秒后。
• 只有 23% 的患者完成了他们的开放式陈述。
• 在 51 个被打断的陈述中，只有 1 名患者被允许稍后完成开放式陈述。
• 总计有 94% 的打断是以医生主导谈话而结束。
• 在打断患者陈述之前，医生等的时间越长，所引出的患者主诉越多。
• 允许患者完成开放式陈述会使后期出现的问题明显减少。
• 澄清或封闭式的问题是打断陈述的最常见原因，但是医生说的任何话特别是鼓励患者对某一问题给出更进一步的信息也可能会导致陈述中断：令人惊讶的是竟然会包括医生对患者的随声附和。
• 在 51 次接诊中有 34 次，是患者刚刚说出担忧就被打断，显然医生想当然以为第一个主诉就是主要的一个。
• 患者表述问题的先后顺序和它们的临床重要性无关。
• 绝大部分被允许完成开放式陈述而不被打断的患者，用时少于 60 秒，即使鼓励他们继续，也没有一个超过 150 秒。

Beckman 和 Frankel 的研究显示，采用封闭式提问过早追问患者提出的第一个问题，会阻碍医生发现患者希望讨论的所有话题。重点很快从以患者为中心转向以医生中心的模式。一旦如此,患者的角色会更加被动,相应的回答也力求简短,也许他们会以为有能力的医生若想知道某些事情,就必然会问。这会导致信息采集的低效率和不准确。结果是还没发现患者的主要担忧会谈就已经结束,对疾病的假设检验在患者没有机会讲述他们的故事或提供信息的情况下进行,而封闭式提问不太可能发现这些信息。

Beckman 和 Frankel 明确指出,即使是对患者初始陈述的轻微打扰,也会对患者坦露其他担忧产生实质影响,或使重要的主诉在接诊后期才说出来。如果要求患者开始讲述某一问题的更多情况,你对选项就设定了限制,这种影响也会波及他们本来希望告诉你的其他更多信息。医生插话打断当时,患者可能正面临一个实际的问题。比如患者刚刚说到头痛,还没来得及说到近来出现的心悸和婚姻问题就被打断。"跟我多说说你的头痛是怎么回事",或者更糟:"你在哪儿得的头痛?"之类的问题,把讨论限于头痛的症状,既限制了患者的选项,也影响了问诊的整体效率。

Marvel 等(1999)重复并扩展了 Beckman 和 Frankel 的研究。他们在针对有经验的家庭医生的一项研究中发现,从医 15 年之后,医生打断患者陈述的平均时间还是非常短暂(23.1 秒),只有 28% 的患者完成了他们的开放式陈述。尽管医生后来可能很想返回来让患者完成他们的开放式陈述,也只见于 8% 的接诊。令人欣慰的是,研究发现,接受过沟通和接诊技巧培训的专科医生更有可能征求患者意见,让他们完成开始的陈述,说出担忧的问题。有趣的是,他们发现另一个方法,可以鼓励患者吐露所有问题。在患者说出的每一个问题后紧跟一个具体的开放式结尾的问题,如"告诉我还有哪些有关腿痛信息",然后再转到另一个开放性结尾的询问,如"今天我们还有什么需要关注的吗?"他们得出结论,医学接诊若想充分了解患者的问题,取得希望的结果,必须采用灵活的模式。

Rhoades 等(2001)研究发现,在被家庭医生和内科住院医师打断之前,患者平均讲述的时间只有 12 秒。在 25% 的情况下,住院医师会在患者结束讲述之前打断他们。

Ruiz Moral 等(2006)在西班牙对第三年的家庭医生住院医师进行了一项研究,结果显示,在问诊结束时患者提出新的问题更多见于以下情况,即患者就诊早期还没有完成开始的陈述就被医生重新转向具体问题的问诊。过早地改变线路并不能节省总体的接诊时间,相反,由于患者在问诊末尾会提出新的问题,会使得结束阶段延长且不完善。

Langewitz 等(2002)继续了 Marvel 等的研究,不过他们把研究放在了瑞士三级转诊中心的内科门诊,此中心收治患者以"疑难杂症"为特点。他们认为,医生之所以如此频繁地打断患者陈述,是因为医生想当然地认为如果允许患者想说多久就多久,会影响医生的时间安排。Langewitz 等想探究是否真的会发生这种情况。

该研究的样本包括 335 名第一次来此就诊的患者和 14 名有经验的内科医生,这些医生都经过培训,能主动地倾听患者陈述而不去打断,直到患者表示已经说完全部主诉。患者并不知道被计时。尽管该三级医院患者病情复杂,但患者自然讲话的平均时间只有 92 秒,78% 的患者在 2 分钟内结束。有 7 个患者讲话时间超过 5 分钟,但医生认为他们提供的信息非常重要,不应该被打断。

Rabinovitz 等(2004)在以色列全科诊所研究患者有关新问题的就诊,发现当医生手握提示"在患者开始说话时,请不要打断他或她,直到他或她说完,你满意"的字条时,能够在问诊开始不被打断地滔滔不绝讲完病史的患者数量从 32% 增加了 1 倍。

有趣的是,Dyche 和 Swiderski(2005)的研究显示,从离开就诊判断,一开始就征询患者的议程对于发掘患者全方位的问题最为重要。在美国市内医疗保健中心,37% 的接诊没有询问患者的议程,在这些情况下,发现的问题大大减少。但是,如果进行了开始的问询,打断患者并不会削减医生发现问题的能力。

Li 等(2004)对打断这一问题进行了更详细的探讨。他们发现当加拿大初级保健医生试图打断患者时,不成功率只有 6%,且这些打断多具有"烦人的性质"。而当患者打断医生时,则 32% 不成功,而且他们这种打断的性质是合作性的。

Wissow 等(1994)指出,儿科医生运用倾听技巧可使患儿父母吐露更多心理社会问题,Putnam 等(1988)的研究显示,倾听的技巧是可以教给住院医师的,运用这一技巧可以相当程度地增加患者的讲述,却不会延长接诊的时间。

(4)倾听有哪些特殊的技巧?

倾听经常被等同于"坐着无所事事",当成被动而非主动的方式。然而就像 Egan(1990)在《娴熟的助手》("*The Skilled Helper*")一书中所说:

有多少次你听人抱怨"你根本没有听见我说什么",而当被指责的人回答说"我听了,我可以复述你所说的一切"时,抱怨者却并不舒服。人们所寻求的聚精会神倾听并不是要求对方复述的能力。若是这样,录音机岂不更完美。在人际沟通中,人们想要的不仅是对方身体的存在,而且要求对方的心理、社会及情感都在场。

实际上,倾听既主动又有很高的技巧性。有四个特殊技巧可以帮助我们拓展倾听的能力:①等待时间;②辅助性回应;③非语言性技巧;④提取语言和非语言的线索。

①等待时间:在接诊过程中,适时地从说转到听并不容易。我们经常发现自己不经意间就在准备下一个问题而不是集中注意力听患者说什么。我们可能太过专心于构思下一个问题而分散了注意力,没有听到患者的讯息,也没有给他们足够的时间来回应就打断。来自教育界而非医学界的研究证据表明,稍事停顿,给患者更多的空间去思考以做出回答或继续,无论对医生还是患者都很重要。

Rowe(1986)20 多年间对各种各样的教室环境中的非医学专业教师进行了研

究。她发现当教师提问时,他们停顿 1 秒左右的时间等待回答。同样,在学生回答完毕,他们也只等待 1 秒就做出反应。然而,如果通过培训,使教师在每一个关键点延长停顿到 3 秒,学生们在课堂上的行为就会发生显著的变化。学生在课堂上会更加活跃,回答的时间更长,提出的问题更多,参与贡献也更多,充分显示他们在思考,并且极少不回答问题。那些不易相处的学生或"视而不见"的学生也开始踊跃发言。相应地,教师的提问更少但更灵活,他们对学生的期望也会增加。

在医学问诊中,有效地利用等待时间,让患者有时间去思考,讲述更多而不被打断,医生也有时间去听,去思考并更灵活地回应。

②辅助性回应:有些医生明显比别人更能鼓励患者就一个话题说出更多,向患者表明医生对其所述感兴趣,并且希望他们继续。若想达到这种效果,就要尽可能少或不打断患者,而且我们也确确实实认为我们正在听,以及希望听到的这些细微的线索对于了解患者的病情是非常有价值、非常重要的。

在第 3 章我们会更详细地探讨辅助性技巧,在此我们主要讨论具体在接诊开始阶段辅助性回应的作用。研究清楚地表明,在接诊的不同阶段所采用的倾听技巧各不相同,辅助性技巧也是如此。已知在接诊后期才有帮助的辅助性技巧如果在早期使用,实际上会起反作用。

Beckman 和 Frankel(1984)的工作为我们提供了清晰的指引。他们特别关注医生运用哪些辅助性干预让患者继续并完成他们的初始陈述,哪些打断了患者,使医生过早地追问某一具体问题而不能发现患者想要讨论的更多担忧。他们指出:重复(随声附和),转述和解释这些在接诊后期非常有价值的辅助性技巧,用在一开始可能会造成打断,而其他更中性的辅助语句,比如"啊哈""接着说""是""嗯"或者"明白了"等,却可以鼓励患者沿着他们自己的思路继续。

③非语言性技巧:第 5 章"建立关系"将更详细地探讨非语言性技巧。在此我们提纲挈领地简述一些特别与接诊开始相关的非语言性沟通问题。

我们乐于倾听的愿望大多是通过我们的非语言行为表现出来的,这些非语言行为会立即向患者强烈地暗示出我们对他们及他们的问题感兴趣的程度。非语言性沟通涉及许多方面,包括姿势、运动、接近、注视方向、目光接触、手势、情绪反应、声音暗示(音调、语速、声量),面部表情、触摸、仪表和环境暗示(家具摆放位置、光线、温度)。所有这些技巧都有助于表明对患者的关注,以及支持性关系的形成。相反,无效的行为不仅影响了医患互动,也妨碍了关系的构建(Gazda 等 1995)。

非语言性技巧中最为重要的是目光接触。当我们努力去抓取患者的问题时,很容易因为记病历或者用电脑而分心,而缺乏目光接触很容易被患者误解为不感兴趣,从而会影响开放沟通(Goodwin 1981;Ruusuvuori 2001)。此时的第一印象非常重要。

沟通研究表明,当非语言信息和语言信息不一致或对立时,非语言信息会压倒语言信息占上风(Koch 1971;McCroskey 等 1971)。如果你的语言信息是让患者告诉你所有的问题,但此时你语速很快,看上去疲惫厌烦且目光躲闪,那么你的非语言信息则会胜出。患者会解读认为今天时间很有限,可能不会充分、详细讲述他们的问题。

语言和非语言辅助技巧的重要性在于他们向患者传递的信息。在第 1 章我们提到两个沟通的原则:减少不确定性和建立双方相互理解的共同基础。辅助性技巧能有效地鼓励患者讲述他们的故事,会直接向患者传递出我们对他们的态度的信号,显示出对他们及他们故事的兴趣,以及我们帮助的意愿。没有这些技巧,患者始终不能确定我们对他们所说的内容是否感兴趣,也不确定是否需要他们继续讲述。我们可能心里很清楚希望谈话沿着某一方向推进,但是我们的语言和非语言性行为是否熟练到足以让患者也这样理解呢?

④提取语言和非语言线索:另一个重要的倾听技巧是提取患者的语言和非语言线索。这需要边听边观察。患者的想法、担忧和期望经常通过非语言线索和间接评论表达出来,而不是直接说出来(Tuckett 等 1985)。这些线索常常在患者最初陈述他们的问题时就表现出来了,医生需要从接诊一开始就特别关注它们。危险在于或者我们完全漏掉了这些信息,或者自以为明白了他们的意思却没有在谈话后期进行核实。专注有关倾听这方面的问题在第 3 章我们会详细讨论。

(5)专心倾听有哪些好处? 全神贯注的主动倾听可以使你:

- 表明你对患者的兴趣。
- 听到患者的故事。
- 避免做出不成熟的假设并追到死胡同。
- 减少接诊后期出现的主诉。
- 倾听患者对"疾病"和"患病"的看法,见第 3 章讨论。
- 不去想下一个问题(会阻碍你倾听并置患者于被动地位)。
- 精确测定患者的情绪状态。
- 更仔细地观察和提取语言和非语言线索。

专心倾听不去打断,对于那些对健康或者疾病的看法和感受相对迷惘的患者非常有帮助。给这些患者一点空间,让他们有时间弄清楚他们到底希望和医生讨论什么。并不是所有的患者都有清楚的议题。

既然在接诊开始阶段有那么多需要听和看,医生为什么不有意识地把第一、二分钟留给患者,专心倾听和辅助,不提问题? 倾听而不是立即把话题转到一连串关于病史的问题,可以使我们实现更多目标。在接诊的早期只需很少的时间去倾听,就能够获得事半功倍的丰厚回报。

3. 筛查

从以上讨论我们已经看到,在接诊的开始部分,使用恰当的开放式问题,结合倾听和特殊辅助技巧,可使医生发现患者更多的议题。接下来我们探讨在主动探究某一个具体问题之前,如何更进一步努力来发现患者的所有问题,从而进一步提高问诊的准确性和效率。

筛查就是这样一个刻意核对的过程,通过进一步开放式结尾的询问,与患者核对确认是否发现了他们希望讨论的所有问题,而不是想当然地以为患者已经提及了他们所有的困难。这需要双重核对。

> "您最近感觉头痛和头晕。还有别的什么问题困扰您吗?"

如果患者继续讲述,重新开始听直到他们再次停止。然后重复筛查过程,直到最后患者说他们已经讲完。

> "您还感到很疲乏、易怒并且怀疑您是否贫血。还有别的吗?"

在此过程结尾,当患者说"没有了,就这些",你可能希望确认一下你的理解并且给患者一个机会让他知道你都听到了什么。

> "那么根据我的理解,您一直头痛和头晕,还感到疲乏,暴躁易怒和一些情绪低落,您担心自己可能贫血。是这样吗?"

这种核对方法经常可以显露与最初主诉相关的症状和担忧,但是患者可能还有一个完全不相干的问题没有说出来,你可能希望进行最后一次核对。

> "我明白这些症状一定让您担心,等一下我们还需要更进一步探讨:我需要再确认一下,今天您是否还有别的问题希望我帮忙吗?"

患者可能会提出第二个问题。"嗯,我还有严重的咳嗽"或者一个社会性问题,"嗯,我确实非常担心我的女儿"。如果没有这一核查过程,你可能直到接诊结束时才第一次发现这些问题,而此刻却没有时间和耐心来解决这些问题了

有趣的是,Heritage 等(2007)在美国的一项研究显示,筛查过程中的措辞也会影响问诊的效果。研究显示,"您今天来还有其他一些事(something)要说的吗"语

句比"您今天来还有其他什么事(anything)要说的吗"更有效。使用"一些事(something)"或"其他一些担心的问题(some other concern)"可以明显减少患者没有说出所有问题的概率,而且并不会延长接诊的时间。相反,使用"什么事(anything)"或"别的什么事(any other)"来问则效果差得多,不能有效地引出患者的所有疑虑。这在语言学领域已有提示,"什么事(any)"一词具有负极性,在沟通中隐含的期望回答是"不",而"一些事(something)"一词具有正极性。尚不清楚这种结果是否也普遍鉴于美国之外的国家,也不清楚非语言沟通在多大程度上可以改进这些措辞所带来的差异。

四步法可以找出患者的议题,即:开放式问题;倾听;筛查;确认。

该方法与传统的三步法相比,能给医生和患者带来更多的好处,传统的方法是:询问;推断;推进。

对医生来说,有更好的机会发现患者的全部议题,最大限度利用好时间,使问诊保持合适的节奏。筛查也为医生提供了一个方法,核查自己对患者的来诊原因或希望讨论的问题的预期和假设,帮助医生保持开放的心态。

对于患者,筛查建立了相互理解的共同基础,显示了医生确实对他们的问题和想法感兴趣——这两者反过来又增强了相互信任和开诚布公。帮助患者尽早说出他们最重要的问题,以免他们的注意力始终专注于揣摩该怎么说或什么时候说还没说出的担忧,而不是关注于进展中的议题(Korsch 等 1968;Mehrabian 和 Ksionsky 1974)。筛查有助于防止患者心神不定导致的分心和对有效沟通的阻碍。

在接诊的后期,当患者进行了试探并对医患关系获得信心后,他们当然还可能会透露潜在的问题及隐藏的议题。筛查鼓励但不能保证早期发现问题,我们还必须对后期出现的主诉保持开放的态度,并且对患者迟疑说出的理由保持敏感。Peltenburg 等(2004)研究显示,确实有一些议题随着接诊进程的推进才显现出来,而这些在交谈之前患者和医生都没有意识到——这些问题的呈现与医生提取情感线索的能力有关。

北美的一些教科书推荐在对接诊的开始部分采用以下顺序(Riccardi 和 Kurtz 1983;Lipkin 1987;Cohen-Cole 1991)。

· 专心倾听不打断或不过早结束话题,鼓励患者讨论他们的主要担忧。

· 通过总结来确认已发现的问题清单。

· 重复核对是否有其他的担忧("今天您还有其他一些问题想讨论吗?")直到患者表示没有。

· 商议接诊的议程。

在第 3 章我们将更详细地探讨核对和总结的技巧。

倾听与筛查之间的平衡

已经认识到筛查对于找出全部问题的重要性,学员们常常发现有时处于两难境地,不知什么时候该筛查,什么时候该倾听。这两种互补性技巧的应用需要达到一种平衡,这种平衡部分取决于每一次谈话的情境。

在某些接诊中,尽早筛查并直接向患者解释你的计划是可能并且有益的。举个例子,当患者转诊到专科医生时,可能会收到下述介绍。

> *"您好,我是 Smith 医生。我收到您家庭医生的介绍信,对您今天来就诊的情况有一点了解,但是我还是想听听您第一手的故事,然后尽我所能帮助您。您如果同意,我们先来就您所有的问题或者需要帮助的事情列一个清单,然后我们再一起详细讨论。"*

这个方法对患者而言结构非常清晰。让患者一开始就明白医生想要了解他们的全部议题,并会关注他们所有的担忧。如若不然,患者可能不知道应该就某个问题展开还是应该全部简要提及。

另一种极端的情况,患者一进入诊室就立刻滔滔不绝讲述他们要说的故事,或者刚一坐下就泪流满面,因为他的父亲刚刚去世,这值得我们全神贯注。此时应优先选择倾听而不是筛查。这时打断他们,或者说"我们把话题转回来——今天你还有其他事情希望讨论吗?"是不合适的。

一些患者带着事先写好的清单而来,这给医生一个绝好的机会来筛查议题并商议当天的时间可能做什么。另有一些患者带着他们紧张准备排练好的讲话而来——在医生和患者能安顿下来一起工作之前,说出这番话对于患者内心的安宁至关重要。这种开场白往往充满感受、思想、想法、担忧和期望,并且提供了患者生活世界的很多线索,如果不给患者表述他们故事的机会就会犯错误。如果你不先听,就会错过一些可能对帮助患者解决问题很重要的线索。

这种两难的情况可以通过沟通的另一个原则来解决,前面我们已经讨论过,即*机动灵活*。对一种情况合适的技巧可能对另一种情况并不合适,因此必须持续监测,在接诊进程的推进中如何做到最好。倾听和筛查都很有帮助,关键是在不同情况下非常灵活恰当地应用。

4. 议程设定

筛查自然会引向议程的商定,议程的设定需要同时考虑患者和医生的需求(Kaplan 等 1997;Manning 和 Ray 2002;Robins 等 2011)。要紧扣发展医患之间伙伴关系——合作性关系——这一主题,这种鲜明的共同参与的方法清晰地表明接诊的过程如何推进。

在第3章我们将讨论总结和标注,届时会更详细地讨论如何建构问诊。讲述如何使用这些方法鼓励医生去思考自己处于问诊的哪个阶段,下一步到底要达到什么目标，如何用语言向患者说明这些想法。相比起简单地推进而不向患者解释，这一方法有很多优点。对医生而言，梳理思路可以避免漫无目的或不必要的提问，避免数据采集的不完整。对于患者而言，问诊的结构非常清晰，也有更多的机会和责任参与到正在进行的谈话中。

设定议程是组织接诊过程的另一个例子。借此得以商定优先讨论的议题。

> "我们先从腹泻和发热这些新问题开始，然后再讨论您所使用的药物，可以吗？"

还可以加入医生的议程。

> "好吧，我们先说说您的头痛，然后再看看您的皮疹。一会儿我还想查一下您的血压和甲状腺药片，这样可以吗？"

可以坦陈时间的问题并协商。

> "这是我们要解决的问题清单，我不确定我们的时间是否足够。要不……"

在商议优先讨论的议题时，可能需要在患者个人关心的问题层面与医生认为更紧迫重要的问题之间取得平衡。

> "我能看出来关节炎真的是眼下最困扰你的问题，但是如果您不介意，我更想从您上周出现的胸痛开始检查。"

有意思的是，Levinson等(1997)指出，那些指导患者预期和随访的初级卫生保健医生很少受到执业不当索赔。

需要注意的是在议题的制定和协商过程中，你不是只告诉患者做什么，而是要请患者一起参与，制定一个双方同意的计划。第1章我们讨论过沟通的原则之一是：有效沟通要促进互动，而不是一个信息直接传递的过程。Cassata(1978)曾说过，在接诊开始就把议程具体化能促进医患之间的互动——一种双向沟通，可鼓励患者在整个接诊过程中更加主动、负责和自主参与。沟通五项原则中的另一项是减少不确定性。在此,公开明确的议程设定正是因为建立了相互理解的共同基础。Joos 等(1996)为这一方法提供了研究证据,他们给内科住院医师和医生教授沟通技巧,引导患者讲出全部担忧的问题并商定双方同意的议程,结果表明,接受过这一培训的医生不仅可以发现患者更多的担忧,而且同样重要的是,达到这一效果并没有延长接诊的时间。

Haas 等(2006)在一次针对初级保健医生的简短培训中教授商定议程的技巧,课后针对患者对就诊过程中是否讲出了全部问题进行调查,发现培训后患者的评价显著提高。Rodriguez 等(2008)在对执业医生的培训中心教授议程设定的技巧,要求从患者的角度说出所有的问题,并运用这些信息与患者商议优先解决的次序,明确哪些临床问题应该尽快处理,哪些可以留待以后再解决。他们的研究发现,经过培训医生解释问题的能力明显提升,更容易为患者所理解,与对照组相比,经过培训的医生接诊医患互动的总体质量有显著改善。Brock 等(2011)研究显示,经过议程设定培训的医生能更好地完成议程,而且在问诊后期萌生的问题也更少,而这些并不会延长接诊的时间。Mauksch 等(2008)在一篇文献综述中探讨了医学接诊效率的决定因素,指出三个方面的因素可提高沟通的效率:建立和谐融洽的氛围,坦率商定的议程,以及提取情绪线索。

总结

这一章,我们讨论了开始接诊的技巧,也是所有问诊中最重要的部分之一。这些技巧包括建立初始的融洽氛围,找出患者来诊的理由,以及为接诊后续部分构筑好氛围。这些技巧直接影响到医学沟通的三个重要目标,即准确性、效率和支持性,这贯穿于整个接诊过程并融为一体。

开场的技巧显然有别于采集信息的技巧,正如我们在 Calgary-Cambridge 指南中所述。在我们的头脑中,我们经常对这些任务不加区分,而且这些任务与有害的结果融为一体。很明显,在接诊推进的过程中,在头脑中保持清晰的接诊结构非常重要。在详细探究患者的问题之前,问自己一些问题会很有帮助:"我是否完成了接诊第一部分的目标?我是否已经建立了支持性的环境和初始的融洽氛围?我是否发现了患者想要讨论的所有问题?对于列举的问题清单是否双方已经理解并对接诊计划并达成共识?我是否让患者也参与了这个合作的过程?"一旦完成了这些任务,医生便可以转向采集每一个问题的信息了。

（杨雪松　译）

第3章 采集信息

我们已经看到面谈的开始对成功的医患沟通如何至关重要,那么现在就可将注意力转到面谈的下一个阶段——信息采集。

多年以来,我们已经十分清楚了解病史采集对诊断的极端重要性。临床研究反复证明,病史资料在诊断证据中占 60%～80%。在 Hampton 对门诊患者的研究中,80 例患者中仅凭病史就能做出诊断的就有 66 例(Hampton 等 1975;Sandler 1980;Kassirer 1983;Peterson 等 1992)。

然而,很多医生在医学院里所学的采集病史方法并不准确且效率低下。传统的提问方式并不能催生出全面的病史采集或有效的假设诊断。所幸沟通理论和研究的发展已经极大地提高了我们对信息采集过程的理解。

同时它们还开辟了一个全新的病史采集内容领域,就是患者对自身疾病的看法(McWhinney 1989)。传统的医患交谈只关注病理性疾病,却忽视了对每一位患者高度个人化需求的理解。结果,理解患者问题所需的很多信息依然处于隐藏状态。对患者满意度、依从性、召回能力和生理转归的研究都证明,需要视野宽泛的病史采集,其内容不仅包括医生对患者生物学方面的关注,也应包括患者的个人生活世界。

病史采集的内容和过程技巧,都是有效医学沟通的核心内容。我们将在本章中分别进行探讨。

沟通中的问题

大量证据表明在接诊咨询的病史采集阶段存在沟通问题。

1. Byrne 和 Long(1976)在英国对 2000 例初级保健接诊咨询进行的经典研究中发现,尽管医生面对的问题及患者的行为方式各不相同,但他们采集病史的方式却如出一辙。他们经常遵循一种"以医生为中心"的封闭式方法采集病史,不鼓励患者自己叙述病史和倾诉自己的担忧。

2. Platt 和 McMath(1979)在观察了美国医院内科 300 个接诊病例后发现,"高度控制"(过程)和过早聚焦医学问题(内容)导致了诊断假设(认识)中一种过于狭隘的方式,并限制了患者表述其忧虑的能力(内容)。这些反过来导致了接诊咨询的不准确。

3. Tuckett 等(1985)在英国对全科医师给予信息方面的一项研究(第 6 章中有详细阐述)中表明,患者对自身疾病的看法对于使患者理解并回忆相关信息非常重要。但是这些研究人员的研究工作总是会受到阻碍,比如他们发现很少有医生让患者自由表达意见,即使有,也少有医生能让患者详细地谈出他们的想法。

4. Kleinman 等(1978)运用跨文化的研究来说明,患者和医生健康理念的潜在分歧会导致患者满意度、依从性、管理和转归上的问题。

5. Maguire 等(1996a)的研究说明,沟通培训之前,只有不到一半的医疗卫生专业人员能够识别出患者至少 60% 的忧虑。

6. Levinson 等(2000)发现,在沟通过程中患者会发出语言和非语言提示,但能对患者提示做出积极反应的医生,在外科占 38%,在初级保健中只有 21%。

7. Rogers 和 Todd(2000)发现,肿瘤科医生偏向倾听并回应特定疾病暗示,而忽略其他问题——他们会忽略患者的疼痛信号,除非这种疼痛经过肿瘤专家的治疗可以得到控制。其他的疼痛或者不被承认或者被忽视。

8. Kuhl(2002)证明如果医生轻视或者不理会患者看法,或者不考虑患者的忧虑,就可能无意中导致他所说的"医源性痛苦"——就是由另一种因素非故意造成的疼痛和痛苦。Kuhl 列举大量以癌症患者所经历的故事为基础的强有力的例证,说明当医生自己对死亡、痛苦、疼痛和社会关系还有尚未解决的问题时,患者会间接承受这种负担,从而产生医源性痛苦。

9. Agledahl 等(2001)在定性研究中观察了挪威医院临床医生的商讨模式,医生主要关心患者的生物医学健康。通常这种医疗方式重点关注的是突破咨询的其他重要方面,医生积极地将焦点从患者的关注中解放出来,很少涉及患者情况的个人方面。虽然医生工作过程中很有礼貌也很友好,但是他们并没有抓住、探索患者潜在的忧虑和感觉线索。

10. Maaland 等(2011)挪威医院的医师缺乏线索和关注表达消极的情绪并缺乏定量探索。

11. Ruiz-Moral 等(2006)展示了大多数西班牙专业医生的沟通技巧十分有限,采取以医生为中心的方式,不去探索患者情绪、期望或心理社会方面因素。

12. Maguire 和 Rutter(1976)30 多年前,证明了高年级医学生信息采集技巧的严重缺陷。很少有学生能够发现患者的主要问题,弄清楚问题的确切性质,探究模糊的陈述,精准阐述,明确该问题对患者日常生活的影响,对语言线索进行回应,涵盖更多个人话题或者使用辅助性技巧。绝大多数使用的还是封闭、冗长、多重和重复性提问方式。

目标

在医疗面谈信息采集时,医生的目标不应是仅从被动的患者那里汲取信息,我们也需要让患者感觉到他们在被倾听并且被尊重,确保相互理解并维系一种可持续的合作关系。因此,我们在面谈这一阶段的目标包括如下方面。

- 探索患者问题，发现生物医学的看法、患者自己的看法和背景信息。
- 确保采集到的信息准确、完整并且可以被共同理解（建立共同基础）。
- 确保患者感觉被倾听，并且他们的信息和观点受到欢迎和重视（肯定）。
- 持续营造支持性的氛围和合作性的关系。
- 使接诊咨询结构化，以确保有效的信息采集，使患者能够理解医疗面谈的发展阶段和原因并公开参与其中。

上述这些目标中也包括了很多其他著名的接诊咨询指南中所提及的任务和检查要点。

- Pendleton 等（1984，2003）

—找出患者就诊的原因。

(1)问题的特点和历史。

(2)问题的原因。

(3)问题的影响。

(4)患者的想法，忧虑和期望。

—与患者建立或保持一种有助于完成其他任务的关系。

- Neighbour（1987）

—联系——与患者建立和谐融洽的关系。

—总结——"我是否明确了患者就诊原因？"

- AAPP 三功能模型（Cohen-Cole 1991）

—采集数据，理解患者的问题所在。

—发展和谐氛围并对患者的情绪做出反应。

- 拜耳学院的医疗卫生沟通 E4 模型（Keller 和 Carroll 1994）

—使患者参与其中。

—设身处地地为患者考虑。

- 四习惯模型（Frankel 和 Stein 1999；Krupat 等 2006）

—引出患者观点。

- 沟通技巧教学与评估的 SEGUE 框架（Makoul 2001）

—引出信息。

- The Maastricht Maas Global（van Thiel 和 van Dalen 1995）

—探寻。

—澄清。

—总结。

—情感。

- 医患沟通中的基本要素：Kalamazoo 共识宣言（医学教育中的医患沟通 Bayer-Fetzer 会议的与会者，2001）

—采集信息。

—理解患者的观点。

• 以患者为中心的医疗(Stewart 等 2003)

—探讨疾病和患病经历。

• 健康沟通 Macy 主动模式(Kalet 等 2004)

—采集。

—引出并理解患者观点。

• 六功能模型(de Haes 和 Bensing 2009)

—收集信息。

我们的目标和其他几种模式的目标一样,都清楚地表明了,内容和过程技巧是信息采集的重要因素。本章将首先探讨医疗面谈相关内容,然后再详细考察采集信息的过程技巧。在本章的最后我们将讨论临床推理的影响,以及重点病史对医疗面谈的过程和内容的影响。

医学问诊中信息采集的内容

那么在面谈结束时医生需要发现什么信息呢？医生在查房后写下的患者病历中应呈现什么信息？一旦对此进行了界定,我们就可以转而关注在面谈的这一环节中如何做到最好,并考虑什么过程技巧能使信息采集准确、有效并且可信。

我们就从探讨两种收集信息的对比方法开始,即传统的医学病史和疾病—患病模式。

1. 传统医学病史

传统的病史采集方法在医学实践中已经根深蒂固,因此人们很容易认为这是正确的方法。然而在医疗中我们经常会如此假设,而不去考虑其根源及其与现代医学实践之间的关系。McWhinney(1989 年)精辟地追溯了传统临床方法的起源、长处和弱点,在此我们仅作简要概述。

(1)传统方法的起源:19 世纪初期,一种新的临床医学方法开始形成,大革命后的法国最为领先。此前,医学缺乏任何科学基础——患者的症状是医生关注的焦点,而对潜在的疾病过程却少有理解。像听诊器之类的创新揭示出一整套全新的临床信息。与此同时,医生开始检查患者死亡后的内脏器官,并尝试将患者生前的物理体征和死后的变化联系起来。此后,患者疾病在身体上的表现就成为医生诊疗的核心——诊断的目标就在于用特定疾病术语解释患者的疾病症状并提供科学解释。这一变化极大地促进了 20 世纪的诊断和治疗。

到 1880 年,一个全面定义的临床方法得以建立,这在医院临床记录中显然易见。我们今天所熟知的结构化的病史记录、查体记录等,就植根于那一时期(Tait 1979;Roter 2000)。主诉、现病史、既往病史、治疗史和过敏史、家族史、个人及社会病史,以及系统回顾提供了一套标准的临床记录方法,并形成了病史采集的一系列方法(参考第1章,表1-2)。

目前,这一方法仍然主导着当今医疗实践,并且通过与强有力的检查方法相结合日益得到稳固,从而更进一步增强了我们从潜在的生理病理学角度来解释患者问题的能力。影像学、微生物学、生物化学和血液病学都是必备基础——它们已经将我们对疾病过程的理解提升到细胞水平甚至更高水平。

(2)优势:传统临床方法最大的优势在于用科学方法对待患者。毫无疑问,对疾病潜在原因进行分类方法的发展为后来的医学科学的发展铺平了道路。它第一次真正地使精确的临床诊断成为可能,并且使病理学家能够为临床医生的诊断技能提供反馈。它提供了一种共同的语言系统统一"医学方法"。

同时,传统临床方法也为医生提供了一种明确的病史采集并记录方法,以及一种精心建构的模板,做出诊断或者排除生理疾病。它将一个非常复杂的过程简单化并统一起来,避免遗漏关键点,并能够将从患者那里得到的资料表现为一个标准化的相似形式。

(3)劣势:传统临床方法的优势也是其劣势所在。由于以潜在病理来诊断需要医疗客观性,因此传统方法越来越专注于人体功能失常的个体部位,而且这一关注过程甚至细化到细胞乃至现在的分子水平上。但是这种非常超然的客观性很容易忽视患者是一个整体这一事实。正如Cassell(1985)所言:"患者个体的忧虑被弃置一旁,而只关心器官的功能。"

科学的方法并不是要理解疾病对于患者的意义,或者将疾病置于患者生活和家庭背景当中去。一些主观因素,如信仰、焦虑和烦恼等,并不是传统医学模式所要解决的目标。科学处理目标是那些可以被测量的客观事物,而患者的感受、思想和忧虑等无法量化的主观内容并不在其考虑范畴。

医学生们是在这种高度客观或者说是技术化的传统教育氛围中接受教育的,这种教育模式是以牺牲对患者的理解为代价的。他们被教育的是如何去专注于潜在疾病机制,忽视患者观点和感觉。未经指导又重视不足地劫掠患者的思想和感情这一未知的领域,仅仅是为了加固客观性的需要。

传统的病史采集方法还存在着更深层次的问题。如第1章所述,学生们常常会错误地认为,他们在病历记录中显示的临床征象和记录信息的格式正是他们应该获取的信息所在。他们错将传统病史的内容当作医疗面谈的过程。医生所接受到的教育方式是:如果需要给症状做出诊断假设,只要我们就特定器官系统的功能提问15个问题,就可以收集到所需的全部信息。然而,我们随后就会发现,这种封闭式提问方法催生了一种无效的甚至是不准确的病史采集方法(Evan 1991)。事实上,这种不成熟的追求科学现实的方法妨碍我们去倾听,从而妨碍我们采集准确的病史并提取患者问题和忧虑的真正线索。以疾病为中心的医学却很快变成了以医生为中心的医学,这使我们所有人都受到了伤害。

2. 疾病—患病模式

西安大略大学的 McWhinney(1989)和他的同事提出了一种"转型临床方法"来替代病史采集的传统内容。这一方法要求医生在理解患者疾病的同时也要理解患者,因此也被称为"以患者为中心的临床面谈",以区别于"以医生为中心"的方法,因为后者仅仅从疾病和病理的传统角度来解释患者的病情(Stewart 等 1995,2003;Stewart 2001)。"以患者为中心"的说法可能会被误解为客户至上的消费主义,但很显然这并非作者的本意。

最近,Tresolini 等(1994)对健康护理过程提出了一个不同概念,"以关系为中心的护理",尝试认可关系性质和质量是医疗护理的核心,更广泛的医疗护理供给系统能给患者和医生带来幸福。为进一步规范,Beach 等(2006)确定了四个以关系为中心的护理原则:①医疗护理关系中应该包括参与者的个性;②影响和情感是关系的重要组成部分;③所有医疗护理关系发生在相互影响的情况下;④在医疗护理中真正关系的形成和维护是有道德价值的。以关系为中心的护理依然以患者和临床医生之间的联系为中心,也强调临床医生与自己,彼此和社区临床医生之间的关系。以关系为中心的护理模式和以患者为中心的护理模式是互为补充的。

回到我们对 McWhinney 临床方法的解释中,以患者为中心的医学鼓励医生在每一次面谈中都同时兼顾医生的议程和患者的议程(Mischler 1984;Campion 等1992;Epstein 2000;Barry 等 2001)。疾病—患病模式(图 3-1)试图提供一种在日常临床工作中应用这些理念的实际方法。

(1)"疾病"和"患病"定义:信息采集分析优点在于,可以明确告诉我们需要同时探索"疾病"和"患病"两方面,以完成我们作为医学实践者的独特角色。"疾病"是用病理生理学术语解释"患病"的生物医学原因。显然医生的职责是寻找潜在疾病的症状和体征,对患者的疾病做出诊断是医生传统且核心工作。相反,"患病"则是个体的患者独特的病痛体验——每个患者如何感知、体会和应付他们的患病。患者的看法并不像医生的看法那么狭窄,而是包括他们自身感受、想法、忧虑,以及患病所产生的各种情况对生活的影响。它代表着患者对其周围事件的反应,代表着患者对自身遭遇的理解,以及他们对得到帮助的期望。

患者可能"病"了但却没有"疾病"。我们经常无法为症状找到潜在病理性疾病的根源。例如患者对痛失亲人的反应及忧伤产生的各种症状,或者商人的紧张性头痛,或者幼儿因为学习问题而导致的腹痛。另一方面,患者可能已经有了某种疾病但并不知道自己"患病"——例如一些无症状的疾病,如卵巢癌、高血压等。

一般情况下,疾病和患病是同时存在的。但医学的不可思议之处在于,同样的疾病能导致个体迥然不同的患病体验。试想一下你在各种情况下遇到的所有患者,他们对相似的症状或同样诊断的反应会大相径庭。他们的思想、感情、忧虑、期

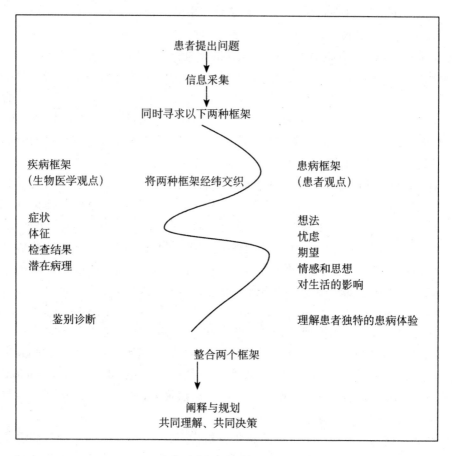

★图 3-1　疾病－患病模式

（引自 Levenstein 等 1989 和 Stewart 等 2003）

待、支持系统，以及以往生活经历等，不仅影响其处理事物的能力，也影响到疾病本身对其身体的影响。一个咽痛患者可能乐观地等待其自愈而不去看医生，但另一个咽痛患者却想用抗生素，因为他还记得他患扁桃体脓肿时有多么可怕。一个患乳腺癌的妇女可能会因一个小小的包块就来就诊，而另一个患者却可能偶然间才发现一个暗藏的蘑菇状团块。

　　(2)为什么医生必须探讨两方面观点：医生总是会尝试分离这两种关于疾病的相对立的观点。但在过去，医生倾向于将患者的患病框架作为只会干扰发现潜在疾病的、一堆令人困惑的变量而弃之不用。比如说，判断一个患者的腹痛到底是不是阑尾炎？此时患者的恐惧、焦虑和疼痛阈都会影响我们的发现能力，我们将其考虑为患者独特的反应以免其影响我们的技术性判断。最常见的结果是，我们只关心患者的身体，而将所获得的对患者的理解弃置不顾，因此并没有把患者作为一个人来考虑。

Mischler(1984)曾解释过,医生如何选择性地听取患者意见中有助于他们从技术角度解释患者问题的内容做出诊断。他们既不倾听也不探寻那些能使其洞察患者世界的意见。Mischler 将这种现象描述为"两段同时进行的独白",患者和医生带着反向目的用不同的语言来交谈。

医师们将他们从患病框架中获得的信息弃置不顾,而康复师、另类医学的实践者和没有受过西方以疾病为中心的医学传统培训的咨询师,却不太重视疾病框架,而取而代之更专注于"患病"信息(Kleinman 等 1978)。

事实上,医生有一种独特的责任——既要倾听疾病框架信息,也要兼顾患病框架,对哪一方都不能弃置不顾(Smith 和 Hoppe1991)。疾病—患病模式在各个方面都不否定科学的疾病诊疗方法,而只不过同时又增加了以患者为中心的方式。我们不是咨询师,因为咨询师的唯一目标就是帮助患者认识到他们的思维和情感如何影响了他们的生活和病患——我们有着额外的责任,以及诊断和疾病治疗的重担。但如果我们单纯地把发现疾病作为自己的责任,那么就不能全面地帮助患者实现其非常个体化的需求。

我们需要兼顾传统的疾病议程和患者非常个人化的患病议程。当患者出现关节痛时,对于诊断和治疗患者的潜在疾病,医生可能很明确自身的角色。但是患者主要的忧虑却可能是将来可能丧失自理能力——他们可能更多关注的是预后而不是诊断。这两方面内容是重叠的,但如果不在诊断疾病的过程中解释说明患者的意见和忧虑,那么医生就不能全面服务于作为个体的患者。以患者为中心的方法拓宽了医生的工作内容,他们需要同时考虑疾病和患病两个因素。有趣的是,O'Keefe 等(2003)对医学生在儿科实习的研究中发现,在母亲对医学生的面谈评估中,临床工作能力是比以患者为中心更为重要的决定因素。然而以患者为中心和临床能力水平与患儿母亲最佳满意度相关。

以疾病—患病模式从两方面来采集病史有很多优势。

①支持、理解与关系建立。对于一个 55 岁的男性胸痛患者,如果仅从传统的以疾病为中心的模式来采集病史,就很容易做出心绞痛的诊断,并计划检查、治疗。虽然这是绝对必要的任务,但如果没有理解胸痛对于患者的意义,不理解诊断可能对他造成的影响,你作为医生的效力就会受到限制。提到心绞痛患者可能会心慌意乱,因为他的父亲就是在这个年龄死于突发心脏病。或者患者现在的自我感觉很好,积极向上,但是心脏病会妨碍他已经计划好的积极未来,使他难以承受。或许他是一个旅行商人,他的谋生之道取决于他的驾驶能力。他的妻子可能也患病,他不想让他的问题增加妻子的负担。因此你帮助患者的能力不仅在于有效诊断的能力,而且也在于理解患者的想法,给逆境中的患者以支持。

②传统疾病模式并不能解释患者所有问题。按照传统的医学模式,可能并没有

一个所谓的"疾病"来解释一个 55 岁男性的胸痛,以及他的患病感觉。胸痛可能源于个人的不幸福、家庭或工作的压力,或者对健康的焦虑。虽然我们的责任很显然是排除器质性疾病,但是无论我们如何竭尽全力,都不可能在所有患者身上发现疾病。即使发现疾病,也可能无法解释为什么患者会来看医生——当患者对生活感到满意时,肌肉疼痛可能很好耐受,而当他处于压力之下,肌肉疼痛就会导致忧虑。

我们需要拓宽面谈内容,不仅要包括疾病框架,也要包括患病框架。如果仅从疾病角度出发,这个男性胸痛患者可能听起来并非缺血性心脏病,心电图也正常。但如果他不断地以无法解释的胸痛来复诊,那么我们可能被迫进行进一步检查。但如果同时从患病角度探讨,可能会让他说出婚姻中的困难或者他无法排解的忧伤,而这一方法本身就可能解决他的症状(Epstein 等 1999)。同时探索两个框架可以使接诊咨询更为准确、有效,同时对患者更具有支持作用。Stewart 等(1997)对家庭医生的研究中表明,如果以患者为中心,重视患者的感受同时兼顾两个框架以寻求共同基础的工作方式,能减少之后的复诊、检查及转诊。

很多研究表明,没有器质性疾病也可以解释许多患者问题。在全科医生接诊的胸痛患者中,有 50% 在随诊 6 个月后,病因仍然是未经证实的(Blacklock 1977)。在乏力、腹痛和头痛患者中也得到同样的数据。但是认为这种现象仅限于家庭医疗的看法是错误的。耳鼻咽喉科中的癔球症、消化科的肠易激综合征或者心内科的非器质性胸痛等,难道不是同样吗?所有专家都清楚,患者症状并不一定必须是由疾病引起的。

③发现患者想法有利于做出诊断并使医疗面谈更有效果、效率。询问患者的想法有助于做出诊断。如果发现疼痛始于一次跌倒之后,这可能就是一条以前从未发现的导致问题的重要线索。如果发现患者的关注点只不过是要获得关于他们患病的证明,而其实他们的背痛正在好转,那么就可以节省时间和金钱,避免不必要的以疾病为中心的问询,或者患者并没有要求的处方。正如早期 Stewart 等(1997)研究,Epstein 等(2005)已经证明以患者为中心的沟通可以减少诊断检查花费。

④阐释与规划的基础性工作。在第 6 章探讨阐释与规划时,我们会看到,已经有研究证明,在接诊咨询的这一后续阶段,引出并理解患者关于自己患病的独特看法具有核心重要性。我们应该清楚,如果没有对患者的个人意见、期望和忧虑的解释,那么患者的回忆、理解力、满意度和依从性都很可能变差。

Tuckett 等(1985)发现,如果患者和医生的解释框架不一致,接诊咨询就会出现问题。55 岁的男性胸痛患者可能会认为他患了肺癌,因为他的朋友最近死于该病。医生可能会乐观地认为疼痛来自骨骼肌肉系统,没有什么严重后果。但是除非医生发现了患者的想法,并且向患者解释为什么疼痛并非由于肺癌,否则患者离开诊疗室时还会很困扰地怀疑医生根本没有考虑肺癌的可能性。这种怀疑会阻碍患者的理解力,不认同医生的解释,也不接受医生的诊断和治疗计划。同样,一个患有膝关节炎的老年妇女可能并不希望对她容易忍受的疼痛进行任何积极的治疗。她的忧虑可能是像她的妈妈一样患有类风湿关节炎,因此只是想确认一下她并未患此病。如果不了解她的期望,医生可能只是简单地用"关节炎"一词而不解释骨关节炎和类风湿关节炎的差别。医生可能会开一种抗炎药处方,而患者并不想服用,治疗疾病显然比治疗患者来得容易。

所以,在区分疾病和患病两个范畴的同时,医生还需要把两者结合起来。这就是疾病—患病模式的"整合"阶段。没有这一步骤,不可能与患者就问题的性质和解决办法达成共同理解,也很难使患者参与到决策过程中来。

把协商建立在对彼此立场的开放式理解的基础上,达到双方共同理解是最终目标。然而,在本章后面及第6章中我们会看到,理解患者的想法并不意味着放弃我们做医生的责任,也不意味着鼓励一种完全的顾客至上的消费主义方式。比如病毒性咽喉痛的患者来就医,而医生认为并不需要使用抗生素,因此首先发现患者的期望而不是假定所有患者都想要抗生素的做法就很有帮助。然后,基于对患者立场的真正理解就可以与患者协商治疗计划,可以预先防范矛盾和不满情况的发生。如果有时患者倾向于尽量不用抗生素,那么协商从一开始就会令人满意。但如果他们要用抗生素,那么探明他们的期望并且结合他们的想法解释你的立场就格外重要。只有这样,患者才会理解你的道理并觉得至少你已经考虑到他们的立场了。Steihaug等(2012)的研究证明,公开承认考虑患者想法更容易包容不一致的观点,而且矛盾和不满能被预期与化解。

3. 问诊阶段信息采集内容的另一种模板

疾病—患病模式提供了一个基础,在此之上,我们开发了信息采集内容的另一种模板,不仅保留了传统医学病史中的所有元素,而且还增加了包括患者观点的"新"内容(Kurtz等2003)。

这一模板明确显示,在临床实践中传统医学病史中互不相关的因素与疾病—患病模式中的要素如何能天衣无缝地紧密结合(图3-2)。

需要发现的内容

生物医学角度——疾病	**患者观点——患病**	**背景信息——来龙去脉**
·事件的顺序	·想法和观念	·既往病史
·症状分析	·忧虑	·用药及过敏史
·相关系统回顾	·期望	·家族史
	·对生活的影响	·个人及社会史
	·感受	·系统回顾

★图3-2 信息采集内容的替代模板

重要的是,这一模板给执业医生、临床系的病房带教老师和病史采集授课教师,以及那些教授沟通课程的教师带来直觉感受。所有这些人都需要以极大的热情来接受这一模板,从而使学生无论是在正式的沟通课程中还是在病房或门诊中,都能接收到与医疗面谈内容相关的一致信息。我们在此提供的这一模板能够与现实生活中的临床实践完美地结合。临床医生很容易明白如何将新内容和传统内容相结合,以及这一内容模式是如何与我们马上要讨论的信息采集的过程技巧相关的。

这个模板是医生在医疗记录中记录信息的主干,并将他们的发现提交给其他人,正如我们在第1章中所描述(详见图1-4)。这提供了一种更为合适的现代记录保存方法。有趣的是,健康信息单元,英国皇家医学院(2008)制定了患者入院病史结构、内容标准,包括在此所述的所有元素,包括患者的关注、期待与愿望。

(1)生物医学观点:医生需要发现的关于"疾病"方面的信息与传统病史要采集的信息完全一致。我们把这些信息分为三个同等重要的部分。

①事件顺序:在深入分析症状之前,医生很有必要发现与患者提出的问题相关事件的确切顺序。在本章接下的内容中,我们将讨论如何以最有效的方式达到这一效果的过程技巧。

②症状分析:医生还需要深入地分析每一个症状。我们要在此强调全面分析每一个症状的重要性,这也是传统的病史采集方法学始终强调的。以下是两个用于辅助记忆的例子,它们列出了调查一个症状所要求的内容,因此有助于系统化我们的工作方法。

③相关系统回顾:各系统回顾组成部分中一个更为核心的因素,与正在讨论的病史特定部分相关。患者说出问题后,医生要探查的是腹痛,那么在确定了事情发生的先后顺序并分析了这一症状后,从生物医学的观点来看,最合适进行的下一步骤是做消化系统的全面检查,即使这只揭示了重要的"相关底片"。

WWQQAA 加 B
- 位置(where)——症状的部位和放射部位
- 时间(when)——开始的时间,随时间的变化,持续时间
- 性质特点(quality)——怎样的感觉
- 量化特点(quantity)——强烈程度,范围,丧失能力的程度
- 加重和缓解因素(aggravating and alleviating factors)
- 相关表现(associated manifestation)——其他症状
- 观念(belief)——患者对症状的看法

Macleod 临床检查法（Munro 和 Campbell 2000）
- 部位
- 放射部位
- 特点
- 严重程度
- 持续时间
- 频率和周期性
- 发生的特定时间
- 加重因素
- 缓解因素
- 伴随现象

重要的是,要把这一部分的系统回顾放在前面,而不要把它作为全面系统回顾的一部分而留到面谈接近结束的时候。这么做更适合临床推理过程——在现实生活中,临床医生早在问诊时就开始着手解决问题,因此需要尽可能贴近地比照相关系统信息。

(2)患者观点:医生也需要获得信息并理解患者对患病观点,这是病史中的"新"内容。

- 想法和观念——患者对患病的原因、患病的影响,以及关于健康和哪些影响或有助于健康的一些观念和想法。
- 忧虑——对症状意味着什么感到担心。
- 期望——患者希望医生怎样来帮助他,患者本次就医想要的结果。
- 对生活的影响——患病对其日常起居的影响。
- 感受——患者的问题所导致的情绪。

(3)背景信息:处境。医生当然也需要发现患者的背景信息,通常在传统病史采集过程中会详细描述这些信息。这些信息非常重要,这样我们深刻了解现有问题或者症状发生时的具体情境。这种信息对全面知晓性解读当前事件十分必要。其所要求的详细程度取决于是否有一个完整的或者重点突出的病史采集。背景信息如下。

- 以往病史。
- 家族史。
- 个人史和社会史。
- 用药史和过敏史。
- 系统回顾。

许多医学教科书中都进一步描述了构成背景信息中的个体因素的每一项具体

问题（Seymour 和 Siklos 1994；Munro 和 Campbell 2000；Seidel 2003）。

信息采集的过程技巧

现在我们要把注意力转向信息采集的沟通过程技巧。如何从患者那里采集到我们之前所探讨的所有信息？沟通过程技巧对采集的内容有什么影响？我们可以采用哪些沟通技巧使医疗面谈的这一阶段最为有效？

表3-1描述了有效信息采集所需要的沟通过程技巧。要强调的是，只要使用恰当，这些技巧可以同等适用于完整病史采集或者重点病史采集，并适用于所有场合，无论是在医院、在诊所、在病房还是家庭医疗。

★表3-1 采集信息

探讨患者的问题

- 患者叙述：鼓励患者用自己的语言讲述自身问题，从最初发生到现在（弄清楚他此次就诊的原因）
- 提问技巧：使用开放和封闭式提问技巧，恰当地从开放式转向封闭式问题
- 倾听：认真倾听，允许患者完整陈述不被打断；给患者在回答问题前留出思考空间，或者暂停后再继续
- 辅助性回应：用语言或非语言行为帮助患者作答，如鼓励、沉默、重复、概述、解释等
- 线索：接收患者的语言和非语言线索（肢体语言，声音暗示，面部表情、情感）；验证这些暗示并且在恰当的时候表示认可
- 澄清：核对一些意思模糊的或者需要补充详细陈述（例如：你能解释一下你说的头晕是什么意思？）
- 时间界定：确定事件发生的日期和顺序
- 潜在总结：周期性地总结确认我们对患者陈述的理解；请患者更正我们的解释并进一步提供信息
- 语言：使用简明、易懂的问题和评论，避免使用术语，或者充分解释术语

理解患者观点的附加技巧

- 积极地决定与适当地探究
  —患者的想法（比如信仰有关的原因）
  —患者对每个问题的忧虑（如焦虑）
  —患者的期望（如：目标，患者希望对问题有什么帮助）
  —每个问题对患者的生活所产生的影响
- 鼓励患者表达感受

下面我们要详细考察表 3-1 所列的关于采集信息的每一个过程技巧,探讨证明其在医学接诊咨询中使用的理论和研究证据。我们将分别讨论每一个技巧,然后再进行汇总,使之成为医生在日常实际工作中可以使用的一种实践方法。

(一)探讨患者的问题

第 2 章中,我们分析了面谈的开始,认识到应谨慎开始及制定接诊咨询常规计划的益处,不要盲目地只沿着第一个显现的路走下去。现在,我们要转向深入探寻患者问题的相关技巧。

我们首先从探讨信息采集时提问技巧的重要性开始。读者们也许会注意到,我们在表 3-1 中建议引导患者按事情发生的时间顺序进行叙述,这是面谈开始后要考虑的第一个方法。从患者叙述中有所发现的技巧,是开放式提问技巧的特别应用,最好是在我们更深入地讨论完如何提问后再予以考虑。

1. 提问技巧

我们很容易认为,在接诊咨询这一环节中,医生对事件的影响很有限。不管医生怎样说和怎样做,患者都会讲出他们准备好的故事。然而,医生的行为和话语却极大地影响着患者的回答及患者所作出的反应类型。我们如何提问,对于我们获得信息的质量和数量是至关重要的。

我们应该记住,医生在很大程度上可以控制面谈。我们将患者引向一个进一步探讨的领域,而根据提问和回应特点,医生对患者的自由发挥施加了特定限制。但医生自己往往并不能意识到这一点。那怎样做才能更明确这一过程的意图,从而使我们能够熟练地根据需要选择使用不同的提问方法? 让我们从一些定义开始。

(1)什么是开放式问题和封闭式问题

①封闭式(单义性)问题是那些特定的,并且经常用一个词来回答的问题,比如预期回答"是"或"不是"。这种问题的答案被提问者限定在很窄的范围里。患者通常用一两个字来回答,不需要发挥。

②开放式(多义性)提问技巧则相反,是导出一个探寻范围,而不过分限制或聚焦于回答内容。提问也会将患者引导到一个特定范围,但是允许患者的回答更为随意,并且提示患者自由发挥既合适又受欢迎。

这里有一些简单的例子可以说明提问的风格。

- 开放式——"跟我谈谈你的头痛吧。"
- 比较特异但仍属开放式——"哪些情况会加重或减轻头痛?"
- 封闭式——"早晨醒来时会有头痛吗?"

我们要强调的是封闭式问题和开放式问题都有其意义。我们所要尽力说明的是医生太过于经常地倾向于使用封闭式问题，经常在错误的时间使用，并且经常舍弃开放式问题，但这并不是说医生完全不应该用封闭式问题。两种提问方式都很重要，但是得到的结果却大不相同。因此在面谈中，需要仔细选择在不同时间用不同的提问方式。

因为提问并非信息采集的唯一方式，所以在此用"提问"一词有点不太恰当。更准确的说法应当是更广义的开放式和封闭式"提问技巧"一词。许多开放式提问技巧实际上不是提问，而是相当于引导性陈述。

> "从最初开始，告诉我发生了什么事。"
>
> "请再多谈谈那个……"
>
> "告诉我昨天手术之后您怎么样？"

是相对于问题而言的。

> "从您第一次感到疼痛开始直到现在，有什么变化吗？"
>
> "为什么您的医生同意您今天住院呢？"
>
> "手术后感觉怎么样？"
>
> "您自己有什么想法？"

（2）我们应该何时用开放式，何时用封闭式：从开放到封闭的圆锥。

理解如何在面谈的不同时间点有意识地选择开放式和封闭式提问方式至关重要。从开放式问题开始，然后再逐渐过渡到封闭式问题，被称为从开放到封闭的圆锥（open-to-closed cone）（Goldberg 等 1983）。医生首先采用开放式提问技巧，总体概括从患者角度所看到的问题。然后，虽然还采用开放式问题，但应逐渐锁定特定问题。最终用封闭式问题来引出患者可能会忽略的其他细节。开放式提问技巧的运用，在探寻任何问题的开始时都非常关键——作为一种信息采集的工具，无论怎样强调其作用也不为过。而最常见的错误往往是过快地转入封闭式提问。另外一个错误是仅仅在咨询开始时使用开放式提问技巧。在接诊中自始至终运用多重的从开放到封闭的圆锥方式，例如每当你开始探索一个新的问题或话题时，是比较合适的。

（3）开放式提问技巧有哪些优势：为什么在转向封闭式提问之前保持开放式提问会使信息采集效果最大化？ 不妨来看一下，如果我们针对同样场景采用两种不同的方式会发生什么后果。

基于封闭式方法的接诊过程可能是这样的。

医生:"现在来谈一下您的胸痛——疼痛的位置在哪里?"

患者:"呃,在前面这里。"(用手指胸骨部位)

医生:"怎么疼——钝痛还是锐痛?"

患者:"相当锐利的疼痛。"

医生:"您采取了什么应对措施了吗?"

患者:"用了些抗酸药,但好像不太管用。"

医生:"疼痛还连带别的地方吗?"

患者:"没有,就是这里痛。"

在最初采用比较开放式结尾的提问方式可能会揭露出完全不同的信息。

医生:"和我谈谈您最近以来的胸痛吧。"

患者:"胸痛是最近几周才变强的。我总是有点消化不良,但都没有像这次这么严重。我感到这里很尖锐地痛(指向胸骨部位),还老是打嗝,嘴里有非常讨厌的酸味。如果喝酒的话就更糟了,连觉都睡不好。"

医生:"我知道了。能再多谈谈这个问题吗?"

患者:"我怀疑这是不是因为我吃了治关节病的药物而引起的——关节病加重了,我就吃了布洛芬。我必须得能走路,得照顾约翰还得顾家里所有的事儿。"

为什么用开放式提问法获得的信息会有如此大的差异?

开放式提问法的优势在于:

·鼓励患者更完整地讲述他们的故事。

·避免封闭式提问"黑暗中摸索"的方法。

·让医生有足够的时间和空间来倾听和思考,而不只是问下一个问题。

·促进有效的诊断推理。

·有助于在疾病和患病两种框架中探讨。

·建立一种患者参与而不是以医生主导的模式。

①鼓励患者更完整地讲述他们的故事。封闭式问题使医生更多地控制患者的反应,但限制了能获得的可能信息。相反开放式问题却鼓励患者以包罗一切的方式回答问题,因此能提供很多要寻求的信息。开放式提问可以更快、更有效地获得问题相关信息。在上述案例中,关于胸痛的更有用的信息是通过两个开放式问题

而不是四个封闭式问题获得的。

②避免封闭式提问"黑暗中摸索"的方法。在封闭式方法中，所有的责任都在提问者。他或她必须考虑哪一方面可能值得探寻，然后再框定恰当问题。很明显，这样获得的信息只与医生他或她自己认为可能相关的特定方面有关，而医生很可能会忘记询问重要的关键方面。每一个问题都像黑暗中的一个陷阱，因此可能是个没有效率的过程。在开放式方法中，患者可能会提到医生并未考虑到的内容（在上面封闭式提问的例子中，医生可能想不到问关于酒精的问题，所以可能丢掉这一重要线索）。这并不是要全盘否定封闭式提问在面谈过程后期中的价值。封闭式问题对于澄清关键点，以及筛查未被涉及的领域都十分必要，但只有在最初引出对问题的更宽泛的看法和听取更多的患者描述之后，才能更有效地实现目标。

③让医生有足够的时间和空间来倾听和思考，而不只是问下一个问题。在封闭式方法中，医生必须一个问题接一个问题地提问。医生不是倾听和思考患者的回答，而是忙于形成下一个问题，以使面谈继续下去，这反过来阻止了他或她听取重要的信息。开放式方法让医生有时间更仔细地思考患者的回答，并从中寻找有用的线索。

④促进有效的诊断推理。除非医生在信息采集的开始使用开放式提问技巧，否则就很容易将诊断推理局限在一个过于狭窄的查询范围。我们知道，医生在接诊咨询中很早就开始了解决问题的过程。他们试图快速将患者展示的最初信息与他们对个体疾病的基础知识进行匹配，并且与之前发展的解决问题的框架相匹配，以便帮助解决问题。因此他会将进一步的提问引向证明或者推翻最初的想法（Kassirer 和 Gorry 1978；Barrows 和 Tamblyn 1980；Gick 1986；Mandin 等 1997；Groopman 2007）。开放式方法使医生有更多的时间来产生他们解决问题的方案，也给他们提供更多信息以构成其理论和假设的基础。相反封闭式方法却很快导向对特定路径的探索，这很可能被证明是不恰当的，并且会不可挽回地引向一条死路。医生可能不得不重新开始提问，产生不同的问题解决策略——继而产生没有效率和不准确的信息采集。在上述例子中，更早的用开放式问题倾听患者故事，能使医生避免过早探寻缺血性心脏病的陷阱，而且能使患者表达更多的症状和忧虑，有助于形成更为准确的工作假设。

⑤有助于在疾病和患病两种框架中探寻。如上所述，对于探讨问题的疾病方面，封闭式问题不是一种有效的开始方法。它们甚至也无助于发现患病框架。因为封闭式提问本身的性质是遵从医生的章程，趋于专注问题的临床方面，忽视患者观点。开放式提问则相反，它们鼓励患者从他们自身角度出发探讨疾病，以他们自己的方式用自己的语言讲述他们的故事。患者可以从他们自己的角度选择什么是重要的，而医生可以更好地理解患者对患病的个人体验。最重要的是，开放式问题会给患者留出时间，他们可以将故事整合成一个更合乎逻辑的框架，这样医生和患者可以更容易地相互理解。这种方法有几个优点，即患者可以在医生的帮助下理解他们的故事，感觉

也更好;这有助于医生的治疗效果,也有助于建立医生和患者之间的关系。

⑥建立一种患者参与而不是以医生主导的模式。如第2章所述,如果医生打断患者的话,在所有被打断的患者讲述中,94%的情况是医生获得了发言权(Beckman和Frankel 1984)。过早地用封闭式提问追寻一个问题,会将整个重点从患者为中心的模式转向以医生为中心的模式,一旦这样,患者就会倾向于保持更被动的角色。一旦开始采用封闭式提问,患者可能不再主动提供未经明确询问的问题——绝大多数患者会遵从医生的引导。开放式问题却允许患者更为主动地参与,提示患者的自由发挥很合适,医生也更愿意倾听。

(4)为什么从开放式提问转为封闭式提问十分重要?

在面谈推进过程中,逐步集中焦点对于医生来讲非常重要。他或她需要逐渐增加使用特定的开放式问题,并最终转向封闭式问题来探究细节。如果一些内容没有在患者的叙述中出现,医生就需要运用封闭式问题来调查这些特定内容,更详细地分析症状,询问功能方面的内容。即便是这样,仍然可以开放式方式开始(例如,可以这样问:"能讲讲关于皮肤的问题吗……")。

在第4章中我们要探讨如何使用明确的和解释性的过渡性陈述句,从开放式问题转向封闭式问题。我们应该明白,总结和标示语如何有助于克服开放式提问导致的失控局面,以及潜在的较为混乱的信息采集。在第5章中,我们也会看到非语言性沟通对于提问成功的重要性。我们还会看到即使是封闭式问题,如果用一种辅助性的方式提问,也能鼓励患者倾诉更多他们的故事——良好的非语言性沟通可以变封闭式问题为开放式问题。

(5)证明开放式和封闭式提问技巧价值的证据有哪些?

Roter和Hall(1987)调查了在模拟患者就诊过程中,初级保健医生的面谈风格和他们在问诊中所获得的医学信息的相关性。结果发现,医生平均只引出了50%在专家看来是重要的医学信息,而令人忧虑的是其差别竟然是9%~85%。他们发现,引出的信息量与是否适当地应用开放式和封闭式问题有关。而开放式问题比封闭式问题能促使医生获得更多的相关信息。

Stile等(1979)的研究表明,在医院非预约门诊就诊的患者,如果被允许用自己的语言自由表达,而不是只针对封闭式问题回答"是"或"不是"的话,他们对问诊中信息采集阶段会有较高的满意度。

Goldberg(1983)调查了美国的全科住院医师探测患者的情绪和精神问题的能力。他们研究了医生面谈方式中究竟哪些方面决定其诊查出精神疾病的能力。结果发现,和医生评估的准确性有关的两种技巧是从开放式到封闭式问题的循序过程和开放式引导,而不是封闭式问题。

Maguire(1996b)的研究表明,如果医生使用开放式而非引导下提问的话,癌症患者会展露更多他们重大的忧虑。

Cox 及其同事(Cox 1981a,1981b；Rutter 和 Cox 1981；Cox 1989)更为详细的研究为进一步探讨开放式提问和封闭式提问相对价值提供了依据。他们研究了一个儿童心理门诊与患儿家长的面谈。在研究的第一阶段,他们观察了精神科实习医生的面谈过程,以确定特别的面谈行为对真实信息的收集和情感和感觉表达的效果。他们的研究表明：

- 开放式与封闭式问题的应用比例与患儿家长是否健谈及其贡献明显相关。家长越健谈,就越可能会自发地给出症结所在。
- 面谈者的话语量、提出话题的数量和发言权的次数与患儿家长的话语量和说话时间呈负相关。
- 开放式提问、家长说话时间长、面谈者话语少而受到的鼓励等,都对情感的表达和敏感信息的收集有帮助。

在研究的第二阶段,受过专门训练并且经验丰富的精神科医生会运用不同的面谈方式证明从第一阶段中获得的发现可以被实验性地复制。他们能复制以上发现,同时也显示出：

- 如果鼓励母亲自由地表达忧虑,即使不用封闭式问题,他们也能提到绝大多数关键问题,尽管并未包括所有的在内。没有提到的项目中多数被证实是正常现象或者并没有显著意义。在较少追问的方式下,患者会提出更多面谈者此前没有考虑到的症状或问题。而在比较寻根问底的方式下,面谈者认为是相关的症状则不易被漏掉。

他们的结论是,希望用一种在一定的时间内不进行细节性追问的方式开始临床诊断性问诊,其间允许信息提供者用他们自己的方式表达他们的忧虑。

Cox 和他的同事们的研究还表明了封闭式提问的价值。

- 面谈者直接提出话题的数量与被发现而未被提及的症状数量非常相关,而这些可能是非常重要的信息。
- 如果接诊者就更多细节信息进行特定性的提问并就每个话题特别深入时,可以获得更多的信息。

他们的结论是：如果精神科医生想充分获得关于患儿家庭问题和患儿症状的细节,从而在此基础上制定适当的治疗计划,就必须进行系统的和细节性追问和提问。

Takemura 等(2007)发现三个特别接诊行为：①从开放到封闭的问诊方式；②简易化；③总结,他们与真实的家庭医疗面谈获得的信息量之间呈极显著正相关关系。

2. 引出患者叙述

无论是在信息搜集阶段还是接诊咨询开始阶段,倾听都同样重要。但是在开始倾听之前,如何能够将患者引导至正确的方向？如何要求患者就每一个问题给出更为详细的信息？

通过以上讨论得知,在探讨问题的开始阶段,使用开放式提问而不是封闭式提问技巧,显然好处颇多。

> "谈谈您的头痛吧。"

这样的提问远远优于下面的问法。

> "您提到头痛? 具体是哪个部位痛?"

用开放式方法搜集信息时,一个特别有效的方法是"患者叙述",即鼓励患者在一开始就用自己的语言讲述自己的问题。

> "从头和我讲讲所有的事吧。"

这是一个了解患者的患病经历的自然方式,并按有序方式收集到全部您需要的信息。这种方式让患者按照时间顺序对您讲述,很像是患者在和一个朋友讲述患病过程——患者通常在来就诊之前,就已经和几个人讨论过他们的病情了(Stimson 和 Webb 1975)。从医学的角度看,这可以让医生在问诊之初就能很清楚地把握事情发生的顺序。这是生物医学(病史)观点的重要成分,能提高准确性。请患者按时间顺序讲述病史,还可以提供组织性框架,有利于进行临床推理,也使患者和医生更容易将病史中的细节牢记于心。相反,使用封闭式提问来引出事件的时间顺序,会有更多困难。这可以解释为什么病史中有价值的部分有时常会被忽略。

这种方法在给患者一个简单的按时间顺序讲述病史方法的同时,还体现了开放式提问的所有优点,它能非常好地理解患者观点,有助于避免 Mischler 所说的"两种平行的独白",也就是医生和患者用不同的语言来以不同的目的谈话(Mischler,1984)。医生的角色是仔细倾听,必要时可以引导患者讲述,比如可能需要简要地明确主要问题,但应迅速回到"然后怎样了"。这种患者叙述机制允许医生适当打断而不必和患者抢发言权——他或她可以通过要求患者继续讲自己的故事而将控制权转给患者。然而,应尽量减少这种中断情况的发生,因为一旦医生打断患者,就很容易继续用封闭式问题控制患者,并会忘记让患者继续自己的讲述。

开放式提问和患者的叙述是同时进入生物医学观点和患者观点的理想方式,并可以获得关于这两者的高质量信息。

3. 专心倾听

当患者讲述他们的故事时,医生需要专心倾听,不去打断。我们在第 2 章中已经深入分析了在面谈开始阶段倾听的重要性。我们已经看到，倾听是一个高度技巧性过程，需要将关注焦点、辅助性技巧、等待时间及提取线索等因素结合起来。近来，这种技巧也被称为"留心倾听(mindful listening)"或"深入倾听(deep listening)"。

如果我们再次回顾第 2 章中所列的关于专心倾听的优势，就可以看到，专心倾听与本章前面所述的开放式提问的优势有很多共通之处。之所以相似，是因为专心倾听是运用开放式提问得到的直接结果——而在封闭式提问中，既进行封闭式提问，又同时要专心倾听，这几乎是不可能的。

4. 辅助性回应

与倾听同样重要的是积极鼓励患者继续讲述。封闭式提问的主导性很强，如果患者不受到鼓励继续讲述，即使用很好的开放式问题来提问，他们也可能只回答一两个词。任何有助于让患者对他们已经谈到的问题再多讲述些内容的做法，都属于辅助性回应。我们在第 2 章中讨论辅助性回应时已经看到，相关研究证据表明，如果在面谈的开始阶段过早地应用某些特定技巧，如回声和重复等，可能会产生反作用。在面谈开始时，我们的目的是对患者的全部议程获得尽可能广泛的观点，然后才是对某些问题进行深入细致的了解。下面我们把注意力转向在信息采集阶段辅助性回应的应用。当我们想鼓励患者对他们的每个问题都进行更深入的讲述时，哪些技巧更有用？

辅助性回应包括语言和非语言沟通技巧。本章中，我们主要讨论语言沟通，当然也会对部分非语言沟通技巧进行探讨。在第 5 章中，我们将更深入地探讨非语言沟通。

下面一些技巧可以用于帮助患者就某一话题讲述更多内容，这同时也表示您对他所说的话非常感兴趣，希望他们继续讲述。

- 鼓励。
- 沉默。
- 重复(回声)。
- 复述。
- 分享您的想法。

(1)鼓励：伴随着非语言性的点头和面部表情的运用，医生在专心倾听时还可以使用大量口头鼓励暗示患者继续讲述。通常这种做法十分有效，很少或不需要打断患者，但却可以给患者必要的信息继续下去。一些中性的辅助性评论，如："嗯啊……""接着讲""是啊""哦……"；"我明白了"等——我们都有自己特别的喜好。

(2)沉默的应用：绝大多数言语辅助，如果没有立即伴随以非语言关注式沉默，都不会有效果。在第 2 章中，我们曾讨论了 Rowe(1986)对等待时间的研究，应用沉默或停顿可以很容易并且自然地辅助患者给出更多叙述。如果患者有表达上的困难，或者如果看起来他们陷入某种情绪时，沉默时间也可以更长一些。更长时间停顿的目的是鼓励患者表达出他们头脑里正在发生的思想或感受。沉默是令人舒适还是令人难过,鼓励沟通还是因为造成不确定和焦虑而扰乱沟通,这之间的平衡十分微妙——医生应该谨慎关注并辅以非语言行为。但请记住,医生比患者更容易感到焦虑——患者通常能比医生更好地忍受沉默。

如果临床医生确实感到沉默在造成焦虑,或者患者最终需要进一步的鼓励来继续讲述,那么就需要特别注意怎样来打破沉默。例如:

> *"您能告诉我您现在的想法吗?"*

这种说法允许患者继续进行思考,并能进一步辅助过程——就像以下将讨论的,重复患者所说的最后的几个字,接下来我们就要讲到。

(3)重复或"回声":重复患者所说的最后几个字会鼓励其继续讲述。医生常常担心这种"回声"重复显得不太自然,但是却出奇地容易被患者接受。要注意的是,重复是如何能鼓励患者从最后这些词开始继续讲述,因而比鼓励或沉默稍微更有指导性。这可以解释第 2 章中曾讨论过的 Beckman 和 Frankel 的研究结果(Beckman 和 Frankel 1984)。面谈初期,在医生全面了解患者的忧虑之前,使用回声可能迫使患者走入特定路径,因而可能会起干扰作用。

再来看一下早先用过的那个例子,我们可以看到,上述技巧可用来从生物医学观点和患者观点两个方面来探寻问题。

> 医生:*"和我谈谈您最近以来的胸痛吧。"*(开放式问题)
>
> 患者:*"胸痛是最近几周才变强烈的。我总是有点儿消化不良,但都没有像这次这么严重。我感到这里很尖锐的痛(指向胸骨部位),还老是打嗝,嘴里有非常讨厌的酸味。如果喝酒的话会更糟了,连觉都睡不好。"*
>
> 医生:*"是吗? 还有呢?"*(鼓励)
>
> 患者:*"我怀疑这是不是因为我吃了治关节病的药物而引起的——关节病加重了,我就吃了布洛芬。我必须得能走路,得照顾约翰还得顾家里所有的事儿。"*
>
> 医生:(沉默——伴随目光交流,微微点头)
>
> 患者:*"医生,约翰情况越来越糟糕。如果他的问题再严重的话,我不知道该怎么应付。"*
>
> 医生:*"您怎么应付呢?"*(重复)
>
> 患者:*"我答应他不让他再住院了,但现在我不知道还能不能做到。"*

(4)复述：复述是用医生自己的语言重述患者信息背后潜藏的内容或者感受。这与核对或总结(见下文)不太一样——复述是要使患者的信息更清晰，而不是简单地确认你的理解，因此复述要比最初的讯息更特异。复述可以检查你自己对患者真正意图的解读是否正确。继续看我们的例子。

> 医生："您是在想如果约翰病情更严重的话，您的体力不足以亲
>   自在家照顾他？"(复述内容)
> 患者："我觉得从体力上讲没有问题，可是，如果他白天黑夜都需
>   要我怎么办？——只有我一个人呀！不能去找 Mary，因
>   为她还得工作。"
> 医生："这就是说，您担心您无法照顾约翰。"(复述感觉)

复述结合了辅助、总结和澄清等元素。如果你认为自己理解了但又不太肯定时，或者，你认为某个看似简单的信息背后可能有隐含的感受时，复述就特别有帮助。复述是特别好地进入患者立场的辅助性切入点。

(5)分享想法：告诉患者你为什么会问这些问题，是另一个很好的方式，能鼓励患者的回答更有参与性，也是非常有效的辅助手段。

> "有时候，胸痛可能是由压力而引起的——我怀疑您是不是因为
> 有压力才出现这种情况的呢？"

表面上这是一个封闭式问题，但实际上患者能够理解医生让她回答并发挥的推论过程。如果更直接问" 您现在感觉到压力很大吗？"，患者很可能只有一个字的回答，没有什么信息。在第 5 章，我们还要就与患者分享的话题进一步进行讨论。

5. 辅助的理论依据是什么？

以上说的辅助性技巧是非指导性咨询的关键技巧。它们被 Roger(1980) 和 Egan(1990)，以及其他人广泛讨论，并且现在已经被普遍认为是所有沟通的关键因素，旨在鼓励当事人讲出更多自身问题，而不用过多专业性引导。

Levinson 等(1997)说明，能使用更多辅助性表达的初级保健医生(如征求患者的意见、核对理解、鼓励患者谈话，复述和解释)会较少受到医疗纠纷的投诉。但在同一针对外科医生的研究中，没有发现这种相关性。Takemura 等(2007)发现促进作用与家庭医疗面谈获得的信息量呈正比。2008 年做出了进一步研究，研究结果表明，医生经过深思熟虑后提问或以恰当的方式进行提问可以极大地提高医院就

诊患者的满意度。

概而言之,辅助技巧形成了 Henbest 与 Stewart(1990a,1990b)以患者为中心的面谈风格的主要部分,正如我们在下一章讨论的,这一技巧已经显现出对很多有利于沟通测评指标的影响。在这些研究中,以患者为中心通过结合开放式结尾的问题、辅助性的表达,以及针对患者的意见,评价患者的期望、想法及感受的明确请求。

6. 提取语言和非语言线索

通过专心倾听、语言和非语言辅助,让患者感到舒适、受到欢迎,表明我们对他们所讲述的内容感兴趣,鼓励他们继续讲述并进一步发挥。然而令人惊讶的是,尽管我们在倾听,并给患者造成的印象是我们接收了患者告诉我们的全部事情,但实际上我们可能并没有听见患者在说什么! 我们可能已经非常出色地引导出了信息,但并没有记录这些信息。就好像在给患者量血压时,刚刚解开袖带,却发现并没有记住读数,这是很多医生都有过的经历。

听见患者说什么是信息收集阶段至关重要的一步。这不仅和患者公开告诉我们的有关,而且还包括他们非直接地、甚至无意间通过语言或非语言性的线索所表达的内容。患者通常非常渴望告诉我们他们的想法和感受,但常常是间接地、通过语言暗示,或非语言性行为的改变(如肢体语言、声音线索,如迟疑或者音量的变化或面部表情)。无论是从生物医学角度(*"我有点,……这种,……并非真正的疼痛……"*)还是出于患者的观点(*"事情并不容易"*或者*"我独自……"*)都有必要提取这些线索(Tuckett 等 1985;Branch 和 Malik 1993;Cegala 1997;Suchman 等 1997;Lang 等 2000)。Levinson 等(2000)对初级保健医生和外科医生的研究发现,50%以上的面谈包含一个或更多的线索,在初级保健中平均为 2.6 个,而在外科平均1.9 个。Salmon 等(2004)探讨心理暗示表达的患者不明原因的症状,与一般看法相反,几乎所有的患者都是通过明确的问题和线索向医生表达心理需求的。Mjaaland 等(2011a)在挪威总医院看到专业医生和患者沟通的录像带后,也得出了类似的结果。在他们的研究中,患者表示负面情绪线索和关注的接诊多达一半以上,平均占每次接诊的 1.69。

听取线索本身并不够,我们还需要做出回应,将每个线索与患者进行核对,并适时予以认可(Suchman 1997)。Levison 等(2000)发现,患者在面谈中从开始到结束一直在提供线索,但医生对线索的积极回应,在外科病例中占 38%,初级保健中只占 21%,其余的则完全错过了回应患者线索的机会。对那些被错过的线索,有一半的患者会一而再,再而三地提及同一问题,但所有这些情况下,医生仍然会错过回应的机会。因此,危险是双重的——或者是完全错过了该信息,或者虽然听见了,但却假定我们理解其意义而不向患者核实,需要在面谈当时或面谈之后对患者提供的线索及我们针对线索做出的假设进行探索和认证。尽管也可以在听取了线索并决定过后做出回应,但这种做法仍然存在风险。首先,很多情况下,医生会忘掉已经记住的事情。其次,即刻回应和确认患者的线索,等于向患者肯定你很感兴趣,有助于营造一种气氛,以使患者讲述更多的内容。跟进的早期研究 Mjaaland 等(2011A)表明,当患者表达消极情绪或线索时,医生倾向于远离情感交流并没有跟进或勘探,尤其是将情感表达作为一个明确的关注点时(Mjaaland 等 2011b)。

Levinson 等(2000)的研究还表明,提取线索并做出回应可以缩短就诊时间。在包括至少一个线索的初级保健就诊过程中,如果初级保健医生错过了回应线索的机会,其就诊时间比做出积极回应的要长(平均时间是 20.1 分钟与 17.6 分钟)。对外科医生的研究结果很类似(14 分钟与 12.5 分钟)。在交谈中,如果医生错过回应机会,但是患者反复提及情感方面的内容,其就诊时间要长于医生做出至少一个回应的就诊时间(在初级保健中是 18.4 分钟与 17.6 分钟,在外科中为 15.5 分钟与 12.5 分钟)。Levinson 等认为医患沟通的两个方面,即来自患者的线索和医生的回应,是"建立互信医患关系的关键,最终可以极大地改进诊疗结果"。

在本章后一部分,当我们考察探寻患者观点的技术时,还会看到一些提取患者线索并做出回应的方式。

7. 澄清患者故事

澄清一些模糊的或者需要进一步强化的陈述,是一种重要的信息采集技巧。在对开放式问题进行最初回应之后,医生需要促使患者的陈述更准确、更清楚或者完整。患者的陈述常常可能有两方面意思,重要的是要确认他所指的是哪一个。

通常情况下,澄清本身就是开放式的。

> "您能解释一下头晕是什么意思吗?"

但也可以是封闭式的。

> "您说的头晕是好像房子在旋转的那样吗?"

如果患者在诉说病史时没有说明重要事件发生的时间,就必须询问。如果不能确定事情发生的正确时间顺序,就需要向患者核对。为了增加准确性,就要学会给你自己的问题框定时间。比较如下:

> "您有过抑郁吗?"(无时间限定)
>
> "您过去曾经有过抑郁吗?"
>
> "从您有头痛开始,最近两周有过抑郁吗?"

常常是当您想问第三个问题时,却问了第一个。如果患者回答"偶尔",那么他们到底在回答哪一个问题呢?

8. 内在总结

总结是有意采取的步骤,明确并且详细总结收集的患者信息,这是信息采集技巧中最为重要的一环。在面谈过程中周期性地应用可以帮助医生完成两个重要任务,也就是确保接诊咨询的准确性,并辅助患者做出进一步回应。

(1)准确性:说到准确性,总结是一种高度有效的方法,可以检验我们是否正确地理解患者,使患者肯定医生已经理解了他们所言,并纠正误解。这种方法确保医患双方在共同基础上获得了相互理解。Platt 和 Platt(2003)将这一过程比喻为:两个作者就同一个作品的草稿来来回回反复讨论,直到双方都满意为止。Takemura等(2007)发现总结和现实家庭医疗面谈获得的信息量之间呈正比。

记住要从疾病和患病两方面来总结患者的陈述。总结有助于满足前面所述的面谈这一阶段中的两个目标,也就是:

• 探讨并理解患者想法,从而理解患病对于患者的影响。

• 探讨生物医学观点或疾病框架,从而得到信息完整的"医学"病史。

总结可以告诉你是否真正"搞懂了"。如果是,那么患者会用语言或非语言性的赞同征象来肯定你的描述。但是,如果你理解的不准确或不完全,那么患者会告诉你,或者用非语言信号表示他们不高兴(Neighbour 1987)。如果没有明确的话语总结,我们就只能依靠推测和假设已经正确理解了患者。

Quilligan 和 Silverman(2012)提出了一个小的注意事项,发现结果的使用和总结的影响比想象还复杂。在医学生与模拟患者的研究中,总结似乎有助于提高准确性。然而,从患者的角度进行的总结比从生物医学的角度做出的总结要少。此外,当总结一再不正确,模拟患者觉得他们没有被聆听,尤其是总结的目的没有被仔细阐述。

(2)辅助:总结不仅仅是为了提高准确性,同时也能拓宽我们对患者问题的理解。总结是一个非常好的辅助性开始方式,伴之以随后的停顿和倾听,是使患者继续讲述而不受医生外在指令影响的重要方法。它像一个辅助性工具,邀请患者或为患者营造继续的空间进一步解释他们的问题和想法。

> 医生："可以看一下我理解的是否正确吗？——您以前有点消化
>   不良，但最近几周新添了一些问题，觉得前胸有一种尖锐
>   的疼痛，有嗳气和酸味。让您无法睡觉，饮酒后更加严重，
>   您怀疑是否要归咎于止痛药。对吗？"（暂停）
> 患者："是这样的。我现在可不能病倒，因为约翰的病已经很重
>   了。我不知道该怎么应付。"

内在总结对患者的好处很多。
- 清楚地表示医生在倾听。
- 表示医生对患者说的话感兴趣，注意正确理解问题——对患者予以肯定。
- 提供一种合作的方式来解决问题。
- 允许患者验证你的理解和想法。
- 给患者机会来肯定或纠正医生的解释，并增加遗漏内容。
- 作为一种辅助性开始方式，邀请患者并允许他们进一步解释他们的问题和想法。
- 表示医生对患者叙述的兴趣，不仅在于疾病方面，也在于患病方面。

对于医生来说，内在总结的优势同样明显。
- 核实医生所认为的患者所言的准确性，最大限度地使信息采集更加准确，并纠正错误，促进双方在共同基础上相互理解。
- 为医生提供空间回顾已经探讨内容。
- 使医生的思考更加有序，大体理解不清楚的问题，并明确进一步要探寻病史的哪些方面。
- 有助于医生过后对信息进行回忆。
- 使医生能够区分疾病和患病，并同时从两方面进行思考。

在第 4 章中我们将进一步探讨总结及其运用依据。

9. 语言

在整个交谈中，使用精确、易于理解的问题和评论，避免术语都是非常重要的。在第 6 章中讨论解释和计划时，还将专门就沟通的这一方面问题进行探讨。

（二）理解患者观点的附加技巧

这里概述的探寻问题的技巧能够使医生发现关于医学病史的三方面内容——生物医学观点、患者观点和背景信息。

随着问诊的推进，患者会给出关于疾病和患病的信息，训练有素的接诊者可以将患者这两个重要方面的问题进行融合。然而，理解患者观点的技巧——也就是判定和识别患者见解、担忧和期望并鼓励患者表达感受和想法——却有着本质的

差异,它需要医生具备其他专业知识。下面我们将要探讨完成这方面信息采集所必备的特定技巧。

1. 有哪些证据支持探讨患者对于患病的看法

本章在前面已经详细分析了疾病—患病模式,以及在接诊中从医生和患者两个框架进行探讨的重要性。我们还将回顾能够表明理解患者对患病看法重要性的相关研究。

本章在前面已经提到过,患者观点或者患病框架包括:

- 见解或观念(对于患病的起因和影响,关于健康,以及影响或促进健康的因素)。
- 担忧(对症状可能意味着什么的担心)。
- 期望(希望医生怎样来帮助自己)。
- 想法和感受(患病引发的情绪和想法)。
- 对生活的影响(患病对日常生活的影响)。

(1)人类学和跨文化研究:许多有助于形成疾病—患病模式的基本概念最初都来自人类学和跨文化的研究。Kleinman 等(1978)的文献综述,汇集了大量人类学研究的内容,并解释了这些研究成果怎样被应用于日常的接诊中。作者探讨了患者对其患病的解释框架是如何从文化的角度形成的。我们对于健康和疾病的社会、文化和精神观念会影响我们对于症状的认知、疾病的期望,以及(向家庭,朋友和专业人员的)求助行为。患病行为受文化规则的控制,不同文化之间的明显差异不仅取决于社会是怎样定义疾病的,还取决于个人如何对待疾病。这种差异在同一文化中的不同阶层和不同家庭之间也同样存在。Sultan(2007)在一个伊拉克农村社区环境下发现了这些问题。

不仅是患者的理念取决于文化,医生的理念也同样如此!即使在现代西方医学实践中,也存在巨大的文化差异,这决定了对"临床事实"的认识。在国外度假时,我们都会注意到世界各地的医生对于疾病解释和治疗观点明显不同。生物医学视角也同样具有"文化特定性和价值取向",而不是我们常常所认为的是"客观的"。

Kleinman 等(1978)大范围引用了美国少数民族对于患病解释框架的例子。例如,中国和危地马拉的患者对疾病的理解,与他们经过美国式训练的医生从生物医学角度的看法有明显区别。有些少数民族经常不以他们的专家所期待的方式对患病做出反应。例如,在中国文化中,精神疾病往往被认为非常可耻,轻微的精神疾病通常通过躯体化形式表现出来。作者进一步考察了同一文化中医生和患者对患病解释模式之间的差异性。在这一模式中,跨文化的接诊模式仅仅代表医患沟通中最极端的例子。在所有的医患交流中,潜在的解释模式的差异会阻碍有效的沟通。

Chugh 等(1994)在城区多文化环境中做的一项与文化相关的健康观念研究显示,在同一文化群体内的健康观念经常与不同文化群体之间的观念一样多元化。理解与文化相关健康观念的多样性十分重要,但发现每个个体患者的健康观念也仍然必要。

Claramita 等(2011)探讨了认为理想的医患沟通方式和在东南亚印度尼西亚环境下的真实情况。结果显示,患者、医生及医学生似乎更认同伙伴式的沟通方式,这与忽视患者教育背景的家长式沟通方式形成了鲜明对比。在现实中尽管患者希望这样做,但是他们对于参与到接诊咨询中是没有准备和犹豫不决的,医生也因此认为这种方式是不必要的。同时,医生也不具备使用伙伴式沟通的能力。Moore(2009)在尼泊尔报道了相似的结果。

Kleinman 等(1978)建议,医生不仅应该引出患者的解释模式,还应该开诚布公地比较和讨论医患之间不一致的见解。作为促进患者对医疗建议依从性的必要步骤,如果医生没有结合患者的观念来解释自己的建议,在患者看来医生的建议不利于解决问题,那么患者的依从性就会很差。

在疾病—患病模式中,这一阶段被标注为"整合"(图 3-1)。只有发现患者的患病框架内容,我们才能用患者能够理解并接受的语言做出解释并制定计划。患者的见解和观念、担忧和期待,需要结合在我们对疾病过程的解释之中,只有这样,我们才能涵盖在患者看来最重要的问题,从而达成共识。重要的是让患者明白我们的解释和建议。

因此,探讨患者的观念包含三个阶段的过程。

- 确认:发现并倾听患者的见解、担忧和期待。
- 接受:承认患者的观点,承认他们有权利保持自己的观点但不必赞同他们;然后暂停,以便给患者空间让他们能说出更多想说的话。
- 解释:结合患者的理解来解释你对问题的理解,并最终达成共识。

我们将在第 5 章中更进一步讨论"接受",在第 6 章中还将深入讨论这个"三阶段模式",根据 Tuckett 等(1985)的研究表明,引出患者的解释框架可以影响患者对医生解释的回忆和理解。

Wright 等(1996)的研究使我们可以更深入地理解患者的想法。在他们关于医疗卫生观念的著作中,他们用事实证明,患者对于自身患病的观念(治疗、病因、预后、健康在生活中的作用、精神和健康的关系)比任何其他因素都更影响其对患病的应对方式。作者们也探讨了临床医生在理解、建立和影响这些观念中可以发挥的积极作用。这些目标是叙述医学的核心(Launer 2002;Haidet 和 Paterniti 2003)。在这一模式中,临床医生运用家庭治疗师常用的提问技术,鼓励患者讲述他的故事。在接诊中患者和医生所用的语言是帮助患者"改变患病故事"并获得治愈的基础。

为进一步深刻理解准确地引出患者观点的本质和价值,我们鼓励医生多看一些患者发表的关于他们自己的就医经历,以及一些研究人员搜集和分析其他患者叙述的研究报道。这两类文献都值得研读——着眼于患者视角所写的故事,不仅可以使我们深入理解患者观点,还可以使我们深入理解其在健康管理和治愈过程中所起的重要作用。Geist-Martin 等(2003)在最近出版的教科书中列举了一些关于上述两种研究引人注目且有帮助的例子。

(2)转归研究:我们有哪些证据表明引出患者对自身患病的想法实际上会影响到疾病的转归。

西安大略大学的头痛研究组(1986)对272名就诊家庭医生主诉头痛的新患者进行了为期一年的前瞻性研究。研究的目的是描述初级保健中头痛的自然病史,评价在一年以后成功治愈头痛的患者中,各种可能变量的重要性。该研究小组分析了多种不同变量,包括医生的诊断,器质性或非器质性诊断,特定症状的出现,治疗、检查、转诊与否、年龄、性别,以及是否有社会心理问题。然而治疗、转诊和检查对一年后症状的缓解没有影响,而在所有可能的影响因素中,最为重要的是患者对于初诊时能够全面地讨论自己的头痛,以及所面临的问题的认知(得到完全缓解的可能性为3.4倍)。器质性诊断(3.2倍)和缺乏可辨识的病征(2.2倍)是另外两个重要因素。这篇论文清楚地说明医患沟通对慢性头痛转归的重要作用。事实上,这一研究将沟通提升到流程层面,我们可将沟通视作每个人都可以应用的一个治疗选择。

Orth 等(1987)的研究表明,在高血压患者的就诊过程中,如果医生允许患者用自己的语言自由表达他们对健康的担忧,不去打断,那么患者的血压下降十分明显,完全有别于回答"是"或"不是"之类的问题。

Brody 和 Miller 等(1987)研究了在医院非预约门诊就诊的上呼吸系统感染患者的恢复情况。症状类型及严重程度、就诊时对健康担忧的初始水平、检查结果、培养结果和治疗方式等因素与恢复速度都没有明显关系。他们的恢复与就诊后担忧的减少有关(特别是针对问题的严重程度和未来后果的担忧),也和患者对于花时间讨论这些顾虑是否满意有关。

Roter 等(1995)进行了一项随机对照试验,结果显示对初级保健医生进行关于"问题确定和情感处理技巧"的训练(其中包含了多种探讨患病框架的技巧),不仅可以增强对社会心理问题的检出和管理,还可以减轻患者长达6个月的情感痛苦。

Kinmonth 等(1998)进行了一项随机对照研究,在英国评估对执业护士和全科医生增加以患者为中心的培训后,分析他们对新诊断为2型糖尿病患者的生活方式、心理和生理状况的影响。他们发现,患者报告与医生的沟通越好,其对治疗和生活质量的满意度则越高,但患者的生活方式和血糖控制情况并无明显差异。而且,如果患者的知识水平较低,他们的体重指数就会较高,三酰甘油的水平也较高。

因此作者建议,经过训练的执业者对沟通过程的关注要高于对疾病预防的关注,但在获益于以患者为中心的接诊方式同时不应忽视疾病管理重点。研究结果还表明,这种训练干预不足以使学习者能够在每次接诊过程中都能从医生和患者两方面的看法来思考。如上所述,以患者为中心的做法扩大了医生的工作范畴而不是取代医生的工作议程,医生应该兼顾疾病和患病两个方面。当医生在接诊中更多的转向以患者为中心的方式时,同时兼顾两方面的能力是必须掌握的关键技巧之一(Roter 2000)。

Stewart 等(2000)的研究表明,如果在初级保健中以患者为中心的沟通方式被患者所认同,在 2 个月后,他们能够从不适和担忧中更好地恢复,情绪状态更好,诊断性检查及转诊更少。

Alamo 等(2002)在西班牙全科医生关于慢性疼痛与纤维肌痛患者的一个小型随机对照试验中,将常规方法与以患者为中心的方法进行了比较。并证明了以患者为中心的模式能够明显改善心理压力及压痛点数量。

Croom 等(2011)探讨了青少年和家长对于以患者为中心的沟通方式对管理 1 型糖尿病的理解。对于青少年和家长而言,以患者为中心的沟通程度越高,控制和能力的认知就越高,并且第三方分析表明,以患者为中心的沟通与后续的依从性和代谢控制有间接关系。

(3)满意度和依从性研究:许多研究记载了以患者为中心的方法和满意度及依从性之间的关系。在 Korsch 等(1968)和 Francis 等(1969)在洛杉矶对 800 例儿科非预约门诊进行的开创性研究中(Korsch 等 1968;Francis 等 1969),首次采用严格的方法对医患互动进行研究。如果医生有如下行为,那么对接诊的满意度和依从性将会下降。

- 缺乏热情和友善。
- 没有考虑到患者的担忧和期望。
- 使用术语。
- 缺少对诊断和病因的清晰解释。

Korsch 等认为,儿科医生经常无法探寻出母亲们的期待,并且仅有 24% 的母亲其主要担忧会被提及。缺乏对母亲们所表达的忧虑或期待的关注,会使她们"突然中断交谈",不再提供进一步的信息。另一方面,如果母亲们需要满足急迫需要时,她们就会显得很专注,愿意听从医生的意见和计划。如果在就诊中既不关注她们的期望,也不关注其主要担忧,那么在接下来发生不满意的概率最高。如果能发现她们的期望,就不再需要花费更多的时间。

Joos 等(1993)和 Kravitz 等(1994)也发现,如果慢性病患者或内科门诊就医的患者在之前的接诊中得到预期的帮助,他们都会明显地感到更加满意。然而,许多患者渴望获得更多关于自身疾病和药物的信息,或者需要未被满足的情感,以及家庭问题上的帮助。Bell 等(2002)的研究表明,无论是在家庭医生办公室就诊,还是在内科和心血管门诊就诊,无法表达期望的患者对就医的满意度较低,症状也不利于改善。

Eisenthal 和 Lazare 针对精神科非预约门诊患者的"客户路径"进行了一系列经典研究(Eisenthal 和 Lazare 1976;Eisenthal 等 1979,1990;Lazare 等 1975)。他们通过特别关注"患者希望医生如何来帮助自己",以及他们当前的症状,广泛地研究了患者的期望。研究表明,患者的期望经常在主诉中并不明显,临床医生需要专门询问才能得知,而医生并不会常规性地去询问患者的期望。研究显示,如果医生询问患者的期望,患者更容易感觉满足和被帮助,从而坚持遵从商定的治疗计划。最重要的是,他们的研究还揭示出,满意度的增加显然与患者的要求是否得到满足无关。但还有一个非常重要的发现,在 Korsch 和 Joos 的研究中,患者的期望和满意度之间的正相关性取决于是否满足患者期望,而不仅仅是将他们的期望引出。这也许并不奇怪——如果患者得到他们想要的,他们理应感觉更快乐。但是 Korsch 真正遗留的问题是:假如患者表达期望后经讨论不能得到满足,那么实际上期望得不到满足是不满意的原因,还是发现患者的期望和讨论的过程本身没有任何帮助?

Eisenthal 和 Lazare 已经证实引出并说明患者的期望本身确实有意义,在理解患者期望的基础上协商治疗计划才有帮助。换句话说,这并不是发现患者是否想用抗生素来治疗咳嗽,也不是要与患者关注的意愿保持一致,而是要发现患者期望,并结合患者的观点来解释我们的立场。这与前面所述探寻患者观念的三个阶段计划一致。将彼此的协商建立在对各自立场的理解基础之上,并且将达成相互理解的共识作为最终目标。

有趣的是,Mangione-Smith 等(1999,2006)发现儿科医生对家长使用抗生素的期望的认知,是假定病毒性疾病的情况下滥用抗生素的唯一有意义的预测指标;相比之下,儿科医生开具抗生素的行为与实际家长对抗生素的使用期望并无关联。换句话说,医生对于家长的期望和相应的规定做出假设,并没有发现并协商他们的真正期望。此外,这不是医生必须满足的患者期望。在这些研究中,接诊过程中满足家长关于沟通的期望,是家长唯一有意义的满意度指标。未能提供家长所预期的抗生素并不影响满意度。

Britten 等(2000)归纳了 14 类误解,关于医生不了解患者信息,患者不了解医生信息,信息相互矛盾,对于不良反应的意见分歧,对医生的决定缺乏沟通,以及相互关系的因素。所有的误解都与患者在接诊中缺乏参与有关,换句话说,也就是缺少患者期望和意愿的声音,或者缺少患者对医生的决定和行动回应的声音。误解可能或确实会导致不良后果,比如不配合治疗。医生似乎并未意识到患者的意见与成功处方的关联。另一方面,Dowell 等(2002)对一组治疗依从性不好、临床控制不佳的患者进行了一项研究,表明如果在长期接诊中运用结构化的方式探讨患者对于患病和用药观念,特别强调了理解、接受、个人控制力和动机,结果在干预终止 3 个月后,24 个病例中的 14 例患者的临床控制和用药得以改善。

Little 等(1997)进行了一项开放随机试验,观察了在初级保健中就诊的咽喉痛患者,研究结果表明患者对就诊的满意度不仅可以预测患病时间的长短,还与医生是否适当处理他们的担忧之间有密切关系。

Stewart(1984)对 140 次初级卫生保健接诊过程进行录音,通过分析医生的行为来确定他们如何"以患者为中心",也就是分析医生是否着意发现患者观点,是否辅助患者的自我表达并进行提问。10 天后患者在家中接受采访,结果显示,以患者为中心的行为频度越高,患者的依从性和满意度就越高。

Henbest 和 Stewart(1990a,1990b)将这个研究更深入了一步,他们开发了一种特别的工具,用于测量医生允许患者表达感受、想法和期望的程度。在这些研究中,对以患者为中心的评估,是通过结合开放式问题,鼓励患者表达,特别询问患者具体的期望、认识和感受来进行的。结果发现,以患者为中心的程度,与医生确定患者就诊的理由及解决患者的担忧有显著相关性。

Arborelius 和 Bremberg(1992)通过一项对全科医生进行的研究显示,医生和患者都对成功的接诊做出了正面的评价,其特征是通过努力来确认患者的想法和担忧,同时花更多的时间来达成共识并使患者进行自我管理。

Kinnersley 等(1999)发现,对于在全科诊所中因新发症状就诊的患者,全科医生的接诊风格,如以患者为中心,是与患者的满意度有统计学上显著正相关性的。

Little 等(2001b)表示,全科诊所中就诊的患者对以患者为中心的方式有极大的偏好。如果不能得到这种方式,那么患者的满意度较低且不易合作。

Abdel-Tawab 和 Roter(2002)在埃及 31 个计划生育门诊中,研究了以患者为中心的方式在计划生育门诊中的可行性、接受性和效果。34 名医生和 112 名希望实行计划生育的当事人之间的接诊过程被录音,并分析了医生的沟通风格。其中 2/3 的医生接诊风格是以医生为中心的,而只有 1/3 是以当事人为中心的。后者的就诊过程满意度提高了 3 倍,其避孕方法持续应用可达 7 个月。研究表明,与更发达的国家一样,在埃及以患者为中心的沟通方式比以医生为中心的沟通方式能产生更好的客户效果。

Margalit 等(2004)证明对全科医生采用社会-心理-社会式教学介入可以在不显著改变就诊时长的情况下,减少药物处方、降低调查量、提升患者满意度。

Matthys 等(2009)同样发现了患者对担忧和期望的表达与更少的药物处方之间的关联。

(4)理解和回忆研究:Tuckett 等(1985)对信息给予的研究表明,引出患者对其患病的观点和看法,对于患者理解并回忆医生提供的信息具有重要意义(在第 6 章中我们还将进行更为全面的探讨)。他们的研究工作受到阻碍,因为只有在少数实例中才能看到医生请患者自由表述想法,甚至医生要求患者自由发挥并可以随意讲述。医生常常回避患者的想法,武断地限制患者表达。这样的行为极大地增加了理解和回忆失败的可能性。

医生的理解也可以通过以患者为中心的接诊方式而增强。Peppiatt(1992)通过对一个家庭医生所进行的1000例接诊的研究发现,77%的患者主动提供或者回应医生要求,表述现状产生的原因,而20%的患者对病因的想法有助于医生确定病因,9%可以使医生实际据此做出诊断。

(5)以患者为中心的接诊时间是否较长

Stewart(1985)研究了133例初级保健中的接诊过程,并将他们的"以患者为中心"的评估分值与就诊时间的长度进行比较。以患者为中心程度较低者,接诊时间平均需要7.8分钟,中等程度者需要10.9分钟,程度较高者需要8.5分钟。Stewart总结道,预计医生在学习这些技巧时可能需要更多时间,但是,一旦掌握以患者为中心的方法后,与不用这种技巧者相比,就不会增加就诊过程所需的额外时间。

Roter等(1995)也发现,初级保健医生接受了"界定问题和处理情感"的技巧训练后,其接诊的时间并未增加。

Levinson和Roter(1995)的研究表明对患者心理社会方面的治疗持积极态度的初级保健医师,较多地应用适当的沟通技巧,结果他们的患者讨论更多的是关于心理社会方面问题,患者也更多地参与自身健康管理。然而同样是这些医生,他们用于接诊的时间并不比那些态度不积极的同事更长。

Roter等(1997)发现,在美国的初级保健接诊中有五种独特的沟通方式。

- "狭义的生物医学式",以封闭式医学问题和生物医学谈话为特点。
- "广义的生物医学式",也是受限制的方式,但有一定程度的心理社会方面的讨论。
- "生物-心理-社会式",体现出社会-心理与生物医学话题之间的平衡。
- "社会-心理式",以社会心理互换为特点。
- "消费者式",特点是以患者问题为主,医生仅仅是提供信息。

没有证据表明,以患者为中心的接诊过程比严格的生物医学沟通时间更长。

Levinson等(2000)表明在初级保健和外科门诊的就诊中,如果医生错过提取患者情绪线索的机会,就诊时间可能会比积极回应的接诊时间要长。

在上述Abdel-Tawab和Roter(2002)的研究中,以患者为中心的接诊时间只比以医生为中心的接诊长1分钟,但患者的满意度和依从性显著提高。

Epstein等(2005)发现了研究结果有所不同。他们发现以患者为中心的沟通可以增加接诊时间,但也可以减少诊断费用。

Mauksch等(2008)通过文献综述探讨了接诊学中效率的决定因素。他们研究发现有三方面能够提高沟通的效率：①建立融洽的关系；②前期的议程设置；③提取感情线索。

国际循证医学协作组（the Cochrane Collaboration）（Lewin 等 2012）回顾总结了在临床接诊中干预服务提供者提升以患者为中心所带来的效果。他们总结道：有相当强的证据表明，临床接诊中一些用于促进以患者为中心的干预会极大地延长接诊过程，并且还有一些证据显示通过以患者为中心的方法培训医学工作者可能对患者的医疗满意度产生积极影响。然而，并没有很多研究结果说明其对医疗行为或健康状况结果的影响。

2. 如何发现患者的看法

在接诊过程中，有两种探讨患者的患病框架的方式。首先是直接询问患者的想法、担忧、期望和感受。其次是在接诊过程中提取患者提供的线索（比如，语言或非语言线索）。

Maguire 等（1996a）已经说明了直接询问和提取线索的价值。当医生问及癌症患者有关其治疗的心理方面的问题（"这样您感觉怎么样？"）而不仅仅关注其身体疾病时，癌症患者会透露更多他们最重要的担忧和感受。当医生特别澄清一些心理问题（"您说您一直很担心……"）时，患者也会透露更多担忧。正如所预测的，使用开放式问题、总结及同感的陈述方式，可以促进患者透露他们的担忧。

近期在维罗纳编码（Verona Coding Definitions of Emotional Sequences）的定义情感序列的基础上做出一系列高质量研究，而这个序列是在接诊中对于患者情感抑郁表达公认的编码系统（Zimmermann 等 2011）。"线索"在这里被定义为潜在不愉快情绪的语言或非语言暗示，相反，"担忧"被定义成近期不愉快情绪的清晰表达。请注意在这个研究背景中的"担忧"与我们前文中的意义稍有不同。Del Piccolo 等（2007）得出结论：倾听、支持及情感为中心的表达，可以通过鼓励患者提供新的信息或将医生的注意力引导到重要问题上，以此来促进患者表达"线索"，而医生的封闭式问题会抑制患者表达"线索"。另一方面，通过开放式询问、积极倾听、确认内容及敏感地对待患者情感等方式来征求患者对个性化需求的表达，将会更好地满足患者并减少患者表达"线索"。Bensing 等（2010）证明了医生引导性的沟通、眼神的交流及社会心理学提问与患者坦露更多"线索"和"担忧"有关。有趣的是，Eide 等（2011）提到临床医生同感与"线索"或"担忧"的表达之间的差异性。当一个护理专家接诊一位肌纤维痛的患者时，他们发现较少的同感会增加"线索"表达，相反，高度同感会增加"担忧"表达。这符合临床医生如果不确认患者所提供内容就会导致"线索"增加的假说。

Cegala 和 Post（2009）表明，比起参与度低的患者，医生更多的愿意去探究参与度高的患者疾病和患病。在接诊中主动参与的患者能够影响医生使用更加以患者为中心的沟通方式。

Floyd 等(2005)探讨了医生需要直接询问患者还是提取线索之间的灵活性,取决于患者的开场白。

(1)提取并验证线索:患者热切地要告诉医生他们自己的想法和感受。在Tuckett 等(1985)的研究中,26%的患者会主动向医生提供对其症状的解释。而当患者表达他们的看法时,只有7%的医生积极鼓励患者自由讲述,13%的医生被动聆听,而81%的医生并不努力倾听,甚至有意打断患者陈述。患者的观点一半以上是隐性表达而不是显性表达,而显性线索比隐性线索更容易被抓取。这里的结论是,很多患者提供的线索却不幸被我们忽视了! Butow 等(2002)证实,医生对大多数疾病线索能有效确认并做出回应。但是他们很少能够重视并回应关于情感支持的线索。这项研究还显示,处理这些并不延长就医时间,也不增加患者的焦虑心理。Zimmermann 等(2007)进行了一次系统分析,记录了58个原始数据和一些定性研究的文章证明患者表达线索和(或)担忧,这些数据或文章都是基于接诊的音频或视频的分析进行的。再次,他们总结出是医生错过了大部分线索和担忧,并采取阻止患者表露心声的行为。沟通的训练有助于提高线索和担忧的发现。Kale 等(2011)发现在挪威的移民患者中,表达线索和担忧取决于他们的语言能力。

Gill 等(2010)通过对话分析来探讨患者如何用一种微妙的方式来解释疾病的因果关系,先把症状描述得比较良性,紧接着又列举出一些症状逐渐推翻之前的假设,从而提高病重的可能性。通过这种方式,患者暗示出一种更为严重的假设而不是迫切地将它们直接说出来。

我们已经介绍过 Cox 等的工作(Cox 等1981a,1981b;Rutter 和 Cox 1981;Cox 1989)。他们的研究说明开放式提问和专心倾听可以帮助患者表达情感,并可以收集到高情感性的敏感数据。如果医生创造一种有趣、开放性的气氛,在倾听阶段,患者很多的感受和思想就会表现为线索。接下来提取并进一步探索这些线索就成为一个相对容易和自然的过程。这样做比问一些直接而又未经启示的问题,往往使医生和患者都感觉更好一些。有意思的是,Del Piccolo 等(2000)发现,在初级保健接诊中,情绪低落的患者提供线索的数量与全科医生的言语行为有关,封闭式的心理社会问题越多,提供的此类线索越多,而像使用开放式问题和情感回应这样的主动问诊技术越多,提供的线索则越少。作者推断,以患者为中心的技术能够使患者直接讲出他们的故事,而不需要向医生做出暗示。

应该进行强调的是,线索不仅仅以语言的形式出现,存在于肢体语言、语调、面部表情和情感中的非语言线索也非常重要。为保证准确地解读这些非语言行为,应仔细观察,并敏感地向患者核实医生的理解。

但是,为什么医生会反复错过回应患者线索的机会? 部分原因可能是对话题的控制。传统上医生通过封闭式问题控制谈话,这就限制了患者的表述,而使患者处于更加被动的状态。在提取患者线索时,医生也许会觉得偏离了预先计划的路径,不能确定我们会被引向何处——开始觉得失控。在随之而来的尴尬时刻,对于医生来说最容易做的就是回避并重返可控区域(Epstein 等 1998)。矛盾的是,线索往往是通往重要领域内容的一个捷径,特别需要我们给予关注。Cocksedge 和 May(2005)提出了"倾听循环"的概念,临床医生在希望提取线索的情况下可以主动使用。倾听循环提供了一个简单的倾听模型,强调交流过程中回复患者线索的选择和判断。在倾听模型中所强调的选择,重点在于提取线索及限定参与的程度(表 3-2)。

我们也可能会错过患病框架中出现的线索,因为我们会优先听取关于疾病的线索。如果患者说"在家里很困难,最近我一直感到更加痛苦",我们很容易偏向提取关于疾病而不是患病的线索,因此会问"能讲讲您说的疼痛吗?"而不是转回来问"您是说在家里很困难……"。令人困惑的是,Rogers 和 Todd 等(2000)发现,肿瘤专家甚至也会只优先听取和回应某些疾病线索,而忽视其他线索——他们忽略患者关于疼痛的线索,除非正好是"那种"疼痛,也就是他们认为符合专门的肿瘤治疗的那种疼痛。其他的疼痛或者不被承认,或者被忽视。

★表 3-2　提取语言和非语言线索的方式举例

重复线索
- "难过……?"
- "可以做一些事……?"

提取并验证语言线索
- "您说您担心这疼痛可能是个严重问题。您觉得这可能是什么问题呢?"
- "您提到您的母亲患有类风湿关节炎。您认为您也会得这个病吗?"

提取并验证非语言线索
- "我感到您对于之前被给予的解释不是很满意,对吗?"
- "您对女儿生病感到很难过,对吗?"

(2)具体询问患者对患病的看法:尽管提取患者的线索可能更容易,但仍有必要特别询问患者对患病的想法(Platt 等 2001)。在对家庭医生门诊进行的研究中,Lang 等(2002)的研究表明,经过对患者的看法进行序列提问,44%的患者会明确说出此前未曾透露的有重要意义的担忧。在之前从未和相关医生接触过的患者中,被问到上述问题的患者对接诊医生的满意度明显高于未被提问的患者。而在 Tuckett 的研究中,只有6%的医生直接询问患者自己对于患病的看法。直接的提问需要小心谨慎把握时机,清楚表明意图以及仔细斟酌用语(表 3-3)。Bass 和 Cohen(1982)发现,在儿科门诊中,如果患者的父母被问道:"关于这个问题,您担心什么?"时,大多数父母会回答"我不担心",而像"对这个问题,您有什么想法?"这样的问题,却会在超过 1/3 患者中产生原先没有认识到的担忧。

★ 表 3-3 询问患者的见解、担忧或者期望时需要不同措辞的例子

见解(观念)

- "告诉我您认为是什么导致这个问题发生的?"
- "您认为会发生什么事?"
- "对于这个问题,您自己有什么想法?"
- "您有什么线索吗? 您有什么依据吗?"
- "您显然对这个问题有些想法。这能够帮助我了解您认为可能是什么问题。"

担忧

- "您担心是什么问题?"
- "有什么特别的或具体的事情让您担心吗?"
- "您认为最坏的情况是什么?"
- "在您最艰难的时候,……"

期望

- "您希望我们对此能做什么?"
- "您认为什么是最好的行动计划?"
- "我怎么样才能最好地帮助您?"
- "您显然对这个问题有想法。您觉得处理这个问题的最佳方式是什么?"

(3)感受:许多医生发现,进入患者的情感领域尤其困难。它不全然符合传统临床方法的标准化路径,并且在医学院我们经常被教导要避免这样。大家更倾向于保持不动声色的客观——毕竟谈起感受对医生和患者可能都是一种痛苦的事,并且常常很难去处理。医生害怕打开患者情绪和感受的"潘多拉盒"。比较而言,其他专业医师如咨询师和治疗师却最被鼓励进行这方面的探索! Maguire 等(1996b)研究报告显示,医生对每一个促进表达的行为都会在一定程度上使用三种抑制性行为。因此,意识并且实施能发现和回应患者感受的技巧(表 3-4)尤为重要。

★表 3-4　发现和回应患者感受的技巧

提取和验证语言线索

·"您说您觉得很痛苦。您能更多地谈谈您的感受吗？"

重复语言线索

·"生气……？"

提取并对非语言线索做出反应

·"我觉得您太紧张——谈谈这个问题有帮助吗？"或者"说到约翰的时候您听起来很悲伤。"

直接的问题

·"那件事让您感觉如何？"

运用接受、移情、关心、理解，以使患者感觉你对他们的感受有兴趣（参见第 5 章）

·"我能明白那件事对您来说很困难。"

尽早使用谈及感受的问题来表明你对这个话题的兴趣

询问更具体的例子

·"还记得您有这样感受的时候吗？到底发生了什么？"

征得允许进入情感领域

·"您能告诉我您感觉怎样吗？"

如何结束对感受的讨论而不让患者沉溺其中

·"谢谢您告诉我您的感受。它能帮我更好地了解情况。您觉得您告诉我的感受足以帮助我理解事情吗"或者"我认为我现在理解了一点您的感受。让我们来看看，我们能一起帮助解决的实际问题。"

（4）对生活的影响：运用开放式的问题，询问症状或患病如何影响患者的生活，是了解患者对问题看法的一个很好的切入点，特别是它常常能使患者坦率地谈论他们的想法和感受。

（三）统合信息采集的过程技巧

我们现在已经探讨了每一项信息采集的过程技巧。但是在实践中我们如何能把这些过程技巧结合起来，形成路径，贯穿于接诊中的这一环节？这些技巧如何能被最有效地运用以发现如下内容。

- 生物医学观点。
- 患者观点。
- 背景信息。

在此我们提出一个结合这些过程技巧的操作方法,医生在日常实践中,一旦完成了接诊的起始阶段,确定了患者的问题清单后,就可以使用这一方法。请注意,这只是诸多结合这些技巧的方法之一。关键是在接诊中灵活、机动地回应患者的线索和反应。

探索生物医学观点和患者观点

事件发生顺序

- 鼓励患者进行叙述,运用开放式提问方法
- 专心倾听
- 辅助
- 运用更多直接开放式问题
- 澄清问题并建立时间框架
- 提取和回应关于疾病和患病的语言及非语言线索
- 总结生物医学观点和患者观点

提示:

进一步分析每一个症状,并进行相关系统回顾
- 从开放式问题开始,然后逐渐转向封闭式问题
提示:

进一步探寻患者观点
- 使用主导性开放式问题
- 承认患者观点和感受
- 使用提示标识

提示:

发现背景信息

逐渐增加使用直接问题,最后使用封闭式问题

连续的从开放式到封闭式提问技术

在这里建议的方法中,存在着一个连续的从开放性到封闭式提问技术。在探索病史内容中每一个具体的部分时,问诊逐渐地从开放性移向封闭式问题。

起初,开放式提问运用于接诊的开始。

> "请告诉我,从您第一次开始觉得病了,直到现在,都发生了什么情况?"

随着接诊的进行,医生可能需要更直接地引导患者对叙述中出现的生物医学和患者观点两方面更具体的内容作进一步发挥。医生可以通过更直接的开放式陈述和询问的形式口头鼓励患者。

> "跟我多谈谈您的疼痛吧。"
>
> "您提到呼吸困难,能告诉我是怎么回事吗?"
>
> "您说这种痛很可怕,那您能多谈谈您的感受吗?"
>
> "当这一情况发生时,您还注意到其他问题吗?"
>
> "然后您又做了什么?"

随着问诊的进展,生物医学观点中的重要方面可能不会出现在患者陈述当中,而从开放式向封闭式问题的逐渐转移这一过程可以探知到这些方面的内容。正如我们在本章开头部分所讲,需要全面探查每一个症状,而在此需要聚焦到某个问题。同样,也可以在开始时用比较直接的开放式问题,然后在必要时不断增加封闭式问题。

> "您能形容一下疼痛是怎样的吗?"
>
> "是一种尖锐的疼痛吗?"

医生也想探讨患者的看法。正如前面所述,开放式问题在此最为有利,尽管有时比较封闭式的问题也可能有用。

> "您担心那可能是什么?"
>
> "您担心患癌症吗?"

随着问诊的继续,医生将会开始临床推理的过程。医生的认知技巧会使提问更为聚焦。例如,一位非器质性胸痛的患者可能没有公开提及压力可能导致症状发生。经过仔细倾听和慎重使用开放式问题之后,医生可以问一个特定的封闭式问题。

> 医生:"您现在感觉压力很大吗?"
> 患者:"是的,我女儿的婚姻最近破裂了。"

要注意,医生的封闭式提问不能太过聚焦。我们很容易向患者提出一个不合适的封闭式问题——我们想的可能过于超前,且对提出的问题前可能已经做出了可能的答案,然后再用提问来验证我们的预先假设。结果成了问一开始就存在你心中的问题! 一个典型的例子就是

> 这里的医生想知道他的患者此刻是否有任何压力。但是他没有问一般性的问题,如"现在您生活中有什么压力",而是思想在先,怀疑她有家庭方面的问题,所以问道:"您丈夫现在还好吗?"患者回答还好。医生没有获得答案,只能转回到最初的问题上。

接下来医生需要详细的背景信息,包括患者的既往病史、家族史、个人和社会史、用药情况和过敏史,以及全面的系统回顾。在这时,要逐渐增加直接问题的使用,直到系统回顾的完成,这几乎变成一份封闭式问题的清单,本章已经介绍过了Cox及其同事的研究工作,如果系统回顾中没有排除相关症状,可能会遗漏重要信息。尽管这样做可能仅仅是确定哪些症状并不存在,但这仍然是对诊断十分有用的信息,不可以做假定推断。阴性症状同阳性症状一样重要。

信息采集中的完整病史与重点病史

我们需要强调的是,这里概述的过程和内容框架同样可以应用于完整病史和重点病史。

当医学生们学习怎样接诊患者时,他们最初学的是采集完整病史,涵盖了这里列出接诊的所有方面内容。

完整医学接诊内容

患者的问题列表

1.

2.

3.

4.

探讨患者的问题

• *生物医学观点*

—事件发生的先后顺序,症状分析,相关系统回顾

• *患者观点*

—见解、担忧、期望、对生活的影响,感受

• *背景信息——（来龙去脉）*

—既往病史

—家族史

—个人和社会史

—药物及过敏史

—系统回顾

　　然而,在实践中学生们很少看到医生以上述的方式与患者沟通。无论是在医院的门诊、急诊室还是在全科门诊,绝大多数医生会采集重点病史而不是完整病史,因为这样会节省很多时间。当学生们在临床实践初期被问及两种方式的差别时,通常会说,医生采集重点病史只是放弃了最初的倾听过程并迅速进入封闭式问题。他们认为,我们在本书中所讲的过程技巧,诸如倾听、筛查、议程设置、辅助、运用从开放到封闭的逐渐过渡、引出叙述脉络,以及总结等,并不适用于重点病史采集。

　　没有什么能够远离真相。事实上改变的是内容而不是过程。在重点病史采集中获取的信息与完整病史获取的信息是不同的。虽然列出了问题,针对患者问题的生物医学病史和患者观点仍然重要且不能被忽略,但在背景信息中医生却只搜集某些相关和主动选择的部分。比如,几乎从来没有人全面地完成系统回顾。因

此,有一种更具选择性和更为慎重的方法用于搜集背景信息。

重点医学接诊内容

患者问题列表
1.
2.
3.
4.

探讨患者问题
- *生物医学角度*
—事件发生的先后顺序,症状分析,相关系统回顾

- *患者的角度*
—意见、担忧、期望、对生活的影响,感受

- *背景信息——上下文(来龙去脉)*
—既往病史
—家族史
—个人和社会史　　　　　　　}只是选择性应用
—药物及过敏史
—系统回顾

　　所以,无论是完整病史还是重点病史,过程技巧——包括专心倾听、从开放式问题到封闭式问题的逐渐过渡等——都是恒定不变的。有关患者问题的病史全部内容仍然非常重要,包括患者观点。只是因为所需要探寻的背景细节较少,封闭式提问阶段的范围有所变化。
　　为什么沟通过程技巧常常看起来很随意地从完整病史采集转换到重点病史采集?部分是因为我们所教授的完整病史和重点病史的采集与我们所期望的学生和住院医师在考试中应该怎样做之间不能很好地衔接。这一点在我们与一位近期毕业的住院医师的讨论过程中显得很清楚。这位住院医师一开始就坚持认为,重点病史采集过程,应该绝对指向用封闭式问题获得生物医学信息。如他所述,以下看

法被再次证实。当学生或住院医师被要求在评估中（或在病房中）采集重点病史时，情形常常如此，他们渴望通过运用封闭式问题大声提问展示所学的知识。这意味着几乎不可避免地从头到尾都在用封闭式问题聚焦于生物医学病史。特别是在时间有限的 OSCE 考试时（如地方的资格考试或住院医 OSCE 考试，以及高风险考试如加拿大的 LMCC 及英国的医学生毕业考试）。

通过这一讨论，我们再次得出结论，在学生和住院医师的"真实世界"中，实际上存在三种接诊方法：①完整病史；②重点病史；③考试专用病史。不幸的是，学生们（可能也有部分教员）倾向认为，重点病史和考试专用病史本质上其实是一样的——他们持有这种误解可能长达数年，直到把重点病史与封闭式问题相联系并过于狭隘地强调生物医学病史而成为一种定式习惯。这也就难怪学生们趋于丢弃遵循过程技巧、开放式提问技术、患者的叙述、建立关系等技巧，因为随着他们从早期的沟通训练中采集完整全面的病史到转为采集重点病史，他们认定重点病史与考试专用病史其实是一回事。

考试专用病史完全不同于本章所讲的重点病史。我们努力帮助学生和实习医生做好从完整病史采集到重点病史采集的转换，但不放弃以关系为中心或以患者为中心的内容，也不放弃或降低过程技巧的质量。换句话说，考试专用病史是一种伪重点病史，与实际情况有很大不同。在考试专用病史采集时，医生从生物医学观点和患者观点两方面有效地引出信息，以高度选择的方式搜寻相关的背景信息，与此同时继续发展与患者的关系，并有效运用其他过程技巧。这当然是强烈呼吁改变目前许多高风险考试和其他 OSCE 考试的理由，因为它们无意之中对医学教育造成了严重的负面影响。

临床推理对信息采集过程的影响

就像病史的类型一样，不同方式的临床推理，不管怎样都不应该影响采集信息所需要的过程技巧。

当临床学生开始接诊患者时，他们起初使用不同的假设演绎推理来尝试解决临床问题。按照这种方法，所有的信息首先是从患者那里获取。然后，学生们回过头来考虑可能的鉴别诊断。接着，学生"猜想"可能的诊断，然后思考怎样证实或排除。这是临床推理最为初级的方法，在现实生活中临床医生并不会普遍采用，除非他们远离了自己的专业领域。由于临床推理是后续工作，因此不干扰接诊过程，并且很容易符合这里所说的接诊框架。

随着临床医生专业技能的发展，他们越来越多地采用富有经验的方法进行临床推理（图 3-3）（Elstein 和 Schwartz 2002；Dornan 和 Carroll 2003）。

1. 较先进的假设-演绎推理

第一种方式是假设演绎推理的一种变化。在接诊刚开始的数分钟内，当目前

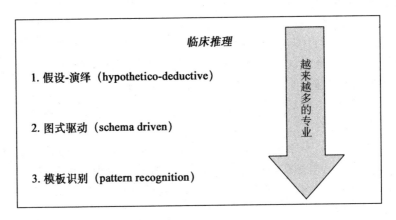

★图 3-3 临床推理方式

的问题被引述出来后,会形成许多诊断假设(不少于五六个),这些假设随后通过选择性提问(纳入或排除)、选择性体格检查,以及选择性检验等证实或推翻。假设在早期形成,在接诊的进行中会驱使医生提出问题。

2. 图式①驱动方法

在接下来的一个变化形式中,医生利用已有的图式或头脑中的流程图来帮助解决问题(Mandin 等 1997)。具有丰富经验和知识的专家才有可能应用这种方式。图式可以产生归纳式推理——高度选择性和辨别性提问可以快速排除或纳入大范围的诊断范围,从而精确定位问题。

3. 模板识别 经验丰富的医生所用的临床推理方法并不适用于医学生。随着职业生涯的进展,临床医生不断积累经验,使一些特定情况的细节和关键的特征成为模板或记忆框架,也就是所谓的"疾病脚本(illness scripts)"(Schmidt 等 1990)。这些情况常常能够"锁定"特定的患者。当面对某一具体问题时,医生会搜索他们的疾病脚本"库",察看是否能够识别某种模板。然后通过进一步的探究来检验最初印象的"吻合度(goodness of fit)"。这种模板识别方式并非捷径,而是所有医生都应用的基本技巧——如果经年累月地接诊大量患者,这种能力是可以预知的。

4. 不同的临床推理方式如何影响信息采集过程 这里所述三种关于临床推理的不同方式,使医生有必要在接诊的早期就开始着手解决问题。这就是说,医生一见到患者,就可以应用上述技巧,在形成假设、运用图式和识别模板时,就要迅速转向封闭式提问,从而缩小可能的诊断范围。

---

①图式(schema)在心理学中专指以往经验所形成的模式化认知,包括一般概念和行动程序等。译者注。

事实上，真理往往在对立面。所有这些方式严重依赖于我们在本章开始就描述过的同一种信息采集方式。这三种方式的潜在风险是，可能过早地进入临床推理路径；过早地进行封闭式提问从而可能迅速导致对某一特定方向的探索，结果很可能证明其实并不合适，走进死胡同。医生可能不得不再次开始，产生另一个解决问题的策略。随之而来的是无效和不准确的信息采集。

所有这三种临床推理方式实际上都依赖于清楚、仔细地倾听，这期间医生首先能获得充足描述，最终运用正确的图式或者增加识别正确范例的机会。聪明地运用筛查、开放式提问、专心倾听，以及在接诊开始的几分钟发现患者的叙述等过程技巧，获取更多时间来制定他们解决问题的策略，给医生提供更多信息，从而建立理论依据和假设的基础。在此我们可以看到，沟通中的认知、内容和过程技巧是如何紧密相连不容分割的。

总结

本章我们讨论了采集信息的理论和实践。我们探讨了信息采集的内容并讨论了传统医学病史采集方法的优势和局限性。我们还考查了一种转型的临床方法的必要性，也就是同时考虑所讨论问题的患者和医生的观点。我们还考察了信息采集的过程，并且总结出并不能仅仅通过询问患者症状来完成准确而高效的信息采集，而是需要更有效的开放式问题的启发和倾听。我们还讨论了探索患者对患病的看法的其他技巧。

在开始讨论接诊中体格检查、解释和计划阶段之前，医生需要认真思考 Calgary-Cambridge 指南中信息采集部分的技巧并思考如下的问题："我有效地探讨了患者疾病方面的问题了吗？我探讨了患者对自身问题的看法，并理解了患病对患者的意义了吗？我发现了背景信息吗？我确保搜集到的信息正确而完整吗？我肯定已经正确理解了患者所说的话了吗？我是在不断创造一种支持性、合作性的环境吗？"

（王晋豫　鲁晓晨　赵　旭　译）

第4章 提供接诊的结构

本章将探讨医生可以应用的技巧,以便为接诊过程提供结构,从而使医生和患者均能从中受益。提供结构是接诊的两个任务之一,在 Calgary-Cambridge 指南中,我们特意将其作为连续的脉络贯穿于整个过程,而不是作为顺序模式的一个部分。和建立关系一样,提供结构也是一项贯穿整个接诊过程的任务,而不是按顺序发生的,它对于有效地完成五个连续性任务至关重要(图 4-1)。

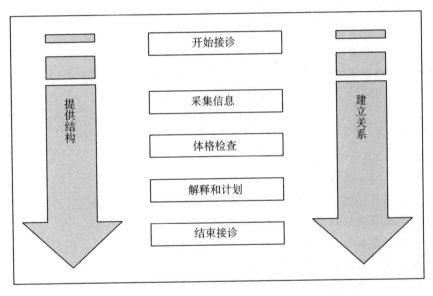

★图 4-1 基本框架

医疗咨询不同于朋友之间社交性闲聊。它不是盲目的或偶然的谈话,而是专业人士和当事人之间精心策划的讨论。在此过程中,双方的言行常常根据彼此默认的传统、规则及习俗,以特定的模式体现。接诊是沿着双方潜意识里都清楚却很少公开讨论的固定路径进行的。

如何确定接诊结构呢?尽管所有的医生都可以回想起他们与患者之间的接诊过程曾经有过完全失控的状况,但在绝大多数情况下,是由专业的医生来设定接诊的尺度范围,并且确定互动结构。绝大部分的权利无疑都属于医生——医生可以决定讨论的时间,可以因为一时兴起便把谈话转向新的领域,可以决定今天讨论话题的数量,以及随时依个人所愿而结束接诊。医生在相当大的程度上控制接诊。无论是否出于我们的本意,我们的行为都对患者自由施加了限制(Pilnick 和 Dingwall 2011)。

权力当然导致责任。我们在指导接诊上责任是什么呢? 在提供接诊的结构时我们想达到什么目的呢? 传统的提供结构的方法是运用一系列封闭性问题,患者在接诊过程中主要是一个被动的贡献者。在本书中,我们用一种以患者或者以关系为中心的接诊方法,使用我们所确认的可以促进医患之间更加合作的伙伴关系的技巧。这并不是出于我们的主观臆想,而是因为在大多数情况下促成这种方法的这些技巧已经在实践和研究当中表明可以给医生和患者带来更好的结果。

合作性伙伴这一概念意味着医生和患者之间更加平等的关系。然而,由于医生控制着接诊格局,因而这种权力的转移只有在医生恰当地提供接诊结构时才会发生——这一变化并不会简单地因为我们希望它发生而自动发生。医生可以有效地决定患者的贡献水平、患者在接诊的发展方向中参与到什么程度,以及在"以医生为中心"和"以患者为中心"两者之间的平衡(Robins 等 2011)。

贯穿整个接诊过程的结构意识,有助于医生感觉他对医患沟通的总体尺度范围及他一天的工作时数,都能施加合适的影响。这种方法应用得当,也可以使患者更多地参与到接诊咨询过程中,并且加入一种更为平衡的关系。

目标

提供结构的任务包括以下目标。
- 使接诊灵活而有序。
- 帮助患者理解,并使患者明了接诊已经进行到哪一步及原因。
- 鼓励患者成为制定结构过程的一部分。
- 鼓励患者参与和合作。
- 促成准确的信息采集和给予。
- 有效地利用时间。

这些目标包含了其他著名的接诊指南中提及的一些任务和要点。
- Pendleton 等(1984,2003)

—适当地利用时间和资源。
- Neighbour(1987)

—总结——"我是否已经充分理解为什么患者前来就医?"
- AAPP 三功能模型(Cohen-Cole 1991)

—收集数据。

> 调查问题。

> 协商应优先解决的问题。

> 总结。

• 四习惯模型(Frankel 和 Stein 1999；Krupat 等 2006)

—在一开始进行投入。

> 与患者共同计划接诊流程。

• The Maastricht Maas Global(van Thiel 和 van Dalen 1995)

—总结。

—排序。

• 医学沟通的基本要素：Kalamazoo 共识声明(关于医学教育中的医患沟通，Bayer-Fetzer 会议的与会者，2001)

—建构、明确及总结信息。

• 以患者为中心的医学(Stewart 等 2003)

—加强医患关系：分享权力。

—认清现实：时限。

• 健康沟通的 Macy 主动模式(Kalet 等 2004)

—管理流。

技巧

Cassata(1978)在对于提供接诊结构的评论中，强调了在接诊的每个部分双向沟通的重要性，他还特别强调了在接诊的最开始就明确预期和议程的重要性。这样能鼓励患者参与、自主与合作。在第 2 章中，我们曾探讨了以下三种技巧可以辅助这种合作的方式，与此同时还能使接诊更为有效。

• 确定问题
• 筛查
• 议程设定

这里我们集中讨论四种补充技巧(表 4-1)，这些技巧关系到整个接诊过程，可以帮助我们与患者共同安排一个明晰的结构化接诊。

★表 4-1　与接诊全程相关的四种补充技巧

使组织过程明晰
• 内部总结：在特定询问的末尾之处进行总结，以确认理解正确，然后进入下一阶段
• 提示语：采用过渡性的陈述从一个阶段进展到另一阶段；也包括为下一阶段打下基础

（续 表）

注意流程
- 顺序性：按逻辑顺序制定接诊结构
- 时限：注意时限，使接诊紧扣任务

提供结构需要教与学"什么"：技巧的依据

（一）使组织结构明晰

我们如何帮助患者理解接诊的结构并更多地参与到接诊其中？这里最主要的就是使组织结构明晰。Robins 等（2011）探究过明晰的概念，对患者有明确的流程及问诊的内容，从而使医生及患者都能够理解接诊过程的发展，以及为什么这样做。他们阐述了如何促进建立关系，减少患者的不确定性并使其成为一个更具协作性的接诊。在整个接诊中，明晰可以使患者更加清楚地了解接诊结构。Robins等（2011）在研究中阐述了医生如何通过使用清晰的流程缩短时间，而不需要再额外地为患者介绍相关内容。

1. 总结

（1）什么是总结？

总结是一个有意采取的步骤，向患者提供一个清楚明白的语言总结。总结有以下两种。

①内部总结：针对接诊中某一具体部分。

②结尾总结：简明扼要地归纳整个接诊过程。

我们将在第 7 章中详细探讨结尾总结。

（2）为什么内部总结是制定沟通结构的一项关键技巧？

在第 3 章中，我们探讨了内部总结作为信息采集最重要的技巧之一的作用。在这里我们将讨论它对于制定接诊结构来说同样重要的作用。了解如何通过设置议程、总结及提示语来构建接诊的结构，是沟通技巧教学的关键内容。

传统上医生通过封闭性问题将结构强加给接诊过程，就如我们之前解释过的一样，是以将患者处于被动位置为代价，保证医生的绝对掌控。然而，我们已经看到，这种方式极其无效，可能导致获取信息质量的不准确，并且会让人感觉对患者没有支持性。但是，既然保持开放性方式和专心倾听如此有效，为什么我们还回避这种做法呢？因为可能是：

- 这样可能会使我们觉得好像失去了对于接诊的控制。
- 我们担心并不需要或者不能完全记住患者所言。
- 信息以非有序方式输出——我们似乎在接受一大团未经处理的信息，毫无次序,不易吸收。

这些都是真实顾虑——毫无疑问,开放方式确实看起来会导致无序的接诊过程。然而,有一种方式可以解决这一难题。通过总结和提示语来规定接诊结构,可以使医生有序并恰当地控制接诊过程,同时也不牺牲开放方式带来的益处。

总结作为一种结构工具,可以使你:

· 归纳并回顾目前为止所听到的内容。
· 将信息有序地整理到一个前后一致的模式中。
· 认识到还需要获得或者澄清哪些信息。
· 获得空间来考虑接诊下一步的方向。
· 区分并考虑疾病和患病两方面内容。

对于设法解决开放式问题和专心倾听技术的初学者会发现,总结特别有用——当你不确定下一步应该问什么或者患者已经讲了什么的时候,可以用总结来争取一下时间。总结所产生的非常效果及患者的回应,通常会自然而然地建立起最合适的前进路径,而避免尴尬或陷入僵局。

> 医生:"我可以核对一下有没有正确理解了您讲的内容——您的双脚已经疼了好几个月了,尤其是走路的时候。您已经注意到全身的关节早晨都很僵硬,而且还常常觉得疲劳?"
> 患者:"对,就是这样——我发现现在照顾孩子越来越困难了。"

(3)有哪些证据可以证明总结在接诊中的价值?

在此我们将展示证据来证明,总结对于"采集信息"和"提供接诊的结构"两者的价值。目前只有四篇研究论文论证了总结的重要性。

①Cox 等(1981a)证实,通过重述来核对会使来儿童精神科门诊的患儿家长更加健谈。

②Maguire 等(1996b)指出,总结(连同使用开放性问题、重点关注并澄清心理方面的问题、设身处地的陈述,以及对受教育的程度做出猜测),是可以帮助癌症患者坦露更多的重要担忧的几个技巧之一。

③Takemura 等(2007)发现了三个特定问诊行为与真实家庭进行接诊所获得的信息量之间,存在着非常有意义的正相关关系:从开放到封闭的问诊方式、简易化及总结。

④Quiligan 和 Silverman(2002)发出警告说总结并不一定总是有益的,它可能比之前描述的更加复杂。在一个医学生与模拟患者的定性研究中,通过总结的确能够提高准确性;然而,如果总结没有被仔细地引用,不准确的总结可能导致患者质疑他们是否被聆听。同样,过度使用总结,特别是解读意义不大的对话时,会导

致患者质疑他们是否已经表达清楚并且可能会伤害患者与医生的密切关系。因此,总结需要被灵活地运用以适应患者。

尽管在医学环境中缺乏关于总结的直接研究,但是仍然有来自沟通研究学科的理论依据,作为总结价值的基础。在第 1 章中,我们讲了有效沟通的五个原则。其中之一就是:有效沟通是一个螺旋式过程而不是一个线性过程——反复和重申都是必要的。总结是在信息采集阶段体现这一原则的有效方式。

另一个相关原则是:有效沟通要确保是一个互动而不是单纯的传递过程。如果发现沟通是直接传递过程,那么信息的发送者会认为,一旦设定并发送出一条信息后,他们作为沟通者的责任就完成了。但是,如果将沟通视为一种互动过程,那么只有当信息的发送者接到反馈,如信息如何被解读,是否已被理解,以及信息对接收者产生怎样的影响时,互动才能完成。仅仅传递信息或倾听是不够的——给出和接收对于信息影响的反馈是很重要的,重点是信息发送者和接收者要建立相互依赖关系并达成共识(Dance 和 Larson 1972)。

总结是接诊中信息采集和结构制定阶段能使这一原则付诸实践的一项关键技巧。总结是向患者进行有意识的反馈,告诉他们你在听他们讲述时听到了什么。下面我们还将看到,在解释和计划阶段,还需要进一步的技巧来确保同样程度的互动性。

我们来进一步分析在病史采集中这一理论的重要组成部分,如果医生没有反馈,患者如何才能得知他们自己是否被理解?你可能会说,医生在专心倾听中所传递的非语言暗示,患者据此就可以了解到医生正专注于他们的叙述,对其内容很感兴趣,而且已经理解他们的信息。但这仅仅是一种假设。我们不能够假定做出倾听的姿态本身就表示能导致正确的理解——沟通是一个十分复杂的过程,可能会产生很多误解。作为一个医生,你必须自问的关键问题是:"我怎么才能知道我所理解的就是患者想要告诉我的?"从患者的立场出发,这一问题就变成:"我知道医生似乎在听我讲,但我怎样才能知道他已经理解我了?"医生和患者双方怎样才能知道,他们已经达成了共识?

当信息在双方之间传递时,有很多种可能造成曲解。设想当患者向医生讲述自己的情况时,误解可能会发生于以下几点。

- 患者所讲的可能很含糊。
- 患者可能正好忘记要说什么。
- 患者可能误解了医生的问题。
- 患者已经对医疗团队中的某一个医生讲过自己的情况,因此他会认为这个刚见到的人也已经了解。
- 患者可能被带离了话题,也不再回头去完成未完成的评论。
- 患者可能无意中说错了一个词,从而歪曲了自己的意思。
- 患者可能发出了一个非语言性暗示,例如微笑等,可能将一些并非本意的内容传达给医生。

- 患者的表述可能非常准确,但是信息传递的环境却使得信息失真(比如打印机的噪声使医生无法听清患者所说的全部内容)。
- 医生听到了正确的信息,但却错误地理解了其含义。
- 医生理解了含义,但却对信息背后的内容做出不正确的假设。
- 医生可能有个人成见或偏见,从而影响了准确性(例如患者的性别、种族或年龄等因素,医生的医学培训,接诊场所,或者之前与患者沟通经历)。

所有这些误解都会导致病史采集不准确。反馈是唯一能确保信息被恰当地形成,正确地接受、解释和理解的方法。在接诊中,患者不太可能会觉得有足够的自信来询问医生是否已经理解了他们的讲述。除非我们作为医生,在接诊过程中通过总结承担反馈责任,否则患者无法确定他们是否被理解,而我们自己也不清楚是否获得了准确的信息。重要的是,所有这些误解也会在解释和规划阶段导致不准确和误会,特别是当你在上面的列表中可能引起误会的任意一处调换"医生"与"患者"的位置时。

2. 提示语

什么是提示语? 提示语是总结的孪生技巧。一个表明提示的陈述,能够把我们的注意力转向即将讨论的内容。例如,运用提示性陈述来引出第一个总结是非常有用的。这等于宣布了我们下一步要做什么并且邀请患者跟我们一同思考,来补充遗忘的部分,或者如果我们理解有误,就可以纠正我们的理解。例如:

> *"我可以检查一下是否理解了您——如果我有遗漏请告诉我……"*

然后,互动过程就可以继续进行,如果患者说:

> *"不,这不太对……"*

如果总结得到患者肯定的回答,那就可以再次使用提示语。

- 使进程从一个阶段进入下一个阶段。
- 解释进入下一个阶段的理由。

"您提到了非常重要的两点——第一，是关节的问题及疲乏无力，第二，是将来怎样照顾孩子。我可以先问几个关于关节痛的问题吗？也许能帮助我找到关节疼痛的原因，然后我们再回来讨论照顾孩子的困难。"

或者

"因为我们以前没有见过，而了解一点儿您过去的病史会对我很有帮助。现在可以谈谈您的病史吗？"

或者

"我明白了您有些不舒服，但我需要问一问您的医生给您开了哪些药，然后做一个简要的检查，找出问题所在。"

采用提示语以便从一个阶段进入到下一个阶段。

- 使患者了解接诊已经进行到哪一步及原因。
- 可以和患者分享你的想法和需求。
- 可以请求患者的允许。
- 使医患双方都明确接诊结构。

在采集病史中，何时进行提示也包括何时转移到下一个阶段的举例。

- 从介绍阶段进入到信息采集阶段。
- 从开放性问题转到封闭性问题。
- 转向有关患者的见解、担忧或期望等具体问题。
- 进入病史的不同部分。
- 进入体格检查阶段。
- 进入解释和方案制定阶段。
- 进入结束阶段。

总结和提示语共同为患者提供了一个一目了然的结构——患者理解并且成为结构过程的一部分。这远远优于通过封闭性问题来设计结构，后一种做法让患者对接诊的过程一无所知。

在第1章我们曾探讨过的有效沟通的五个原则中，还有另外一条，就是减少不必要的不确定性。未解决的不确定性会导致注意力分散或者焦虑，这反过来会阻碍有效的沟通。如果知道接诊进行到哪一步及原因,那么就会减少许多可能的不确定性和焦虑。在上述案例中,患者知道医生已经意识到有关照顾孩子的问题,并且过一会儿还有机会再来讨论。这就会使她专注于接诊的下一部分,而不担心她最主要的担忧之一被忽略。Levinson 等(1997)的研究表明初级保健医生使用更多的提示语,在研究中被描述为定向性陈述,因此他们很少受到不当治疗投诉。

Floyd 等(1999)在一篇来自美国的评价 HIV 风险的研究中指出,如果在直接询问性健康问题之前,医生使用提示语(或者如作者所言,使用针对生活方式的桥梁性问题),患者将会更愿意回答这种敏感问题。

总结与提示语的共同作用是:
- 促成合作、互动问诊的关键技巧。
- 明确结构,并让患者理解。
- 使你和患者都知道下一步要做什么及原因。
- 使你能够表明方向转变。
- 建立双方互相理解的共识并且减少患者的不确定性。

在接诊的解释、计划和结束阶段,总结和提示语同样重要。在第 6 章和第 7 章中,我们将会讨论在这种情况下如何运用这两种技巧,并提供其他相关依据。

(二)注意流程

1. 顺序性

当接诊经过议程设定和协商,建立了一个明确且意见一致的计划后,临床医生显然有责任来帮助实施这一计划,并随着接诊的展开,保持这种让患者明白易懂的逻辑顺序。一个灵活而有序的组织方法通过运用提示语清楚地从接诊的一个阶段转入下一个阶段,可以帮助医患双方实现高效准确的数据采集。

对于医生而言,达到这一目的的关键方法之一,在于在头脑中始终保持清晰的接诊结构,就像 Calgary-Cambridge 指南所要求的。在接诊过程中随时进行评估检查的能力,以及考虑目前为止已经完成和尚未完成目标的能力,可以使医生重新控制接诊,使其不至于变得漫无边际,让医生和患者都迷惑不解。事实上,明确的结构反而能更有灵活性。了解接诊步骤,知道如何返回原有线路,会使你自信地让接诊自由流动:"结构赋予你自由"。

2. 时限

医生要运用的另一项重要技巧是限定时间。毫无疑问,在现代医学中,时间问题一直备受关注,如何在有限的时间里尽可能高效地完成问诊让所有的医生都承受压力。在有限的时间内满足医生和患者所有的不同要求并非易事,尽管我们在第 3 章中说到,以患者为中心的方法并不比传统方法耗费更多时间。Maukasch 等(2008)通过一篇文献综述探讨了接诊中效率的影响因素。在他们的研究中有三方面能够提高沟通效率:建立关系,前期的议程设置,以及提取感情线索。一个关键的技巧就是在接诊中能有效地管理时间，安排各阶段的节奏，从而平衡接诊的每一阶段所占用的时间。这不仅关乎节奏，还关系到对时间的认知。

　　加拿大的 Thorne 等（2009）从癌症治疗中患者的角度探究了时间这个问题。他们很好地展示了尽管时间紧迫的问题普遍存在，一些临床医生相当关注患者体验质量，并且发现最大化利用时间的沟通方法。患者报告说一些医生通过口头或非口头的方式，协商后续的就诊时间，甚至在时间已经非常有限时，通过鼓励性话题或制造出他们并没有很匆忙的假象，来更有效率地利用零碎时间。

总结

　　在本章中我们讨论了提供接诊结构的技巧，以及如何在接诊过程中应用这些技巧。我们讨论了接诊中关于权力、控制和顺序等相关问题，并且还讨论了医生如何清晰地考虑接诊结构，使得患者对就诊过程更加明晰。我们还探讨了制订有明确提示语对患者来说显而易见、与患者观点保持一致的接诊结构的种种优势。这可以使医生在复杂的情况下设计出正确路线，使患者在理解就诊结构的同时能够参与其中。结构设计的技巧允许医生有序安排接诊，让患者感觉舒适并清楚下一步将发生什么，从而提高医患双方沟通的信心。

（王晋豫　赵　旭　译）

第5章 建立关系

一个鲜明主题贯穿于本书及其配套用书——互信关系问题。它使诊疗过程中的沟通、诊疗过程所涉及的人、诊疗本身及其结果都产生了不同。

如图 5-1 所示,随着诊疗过程的进展,问诊的五大任务按一种自然顺序展开。而建立关系和提供结构却是连续贯穿于整个问诊的脉络。互信关系在完成五个相继的任务中逐渐建立。它是将问诊过程的各个部分紧密连接的黏合剂。

我们在本书中所提倡的涉及序贯任务的几乎所有沟通技巧,也有助于与患者建立一个稳固的互信关系。但是,我们有意把遍及各方面的任务作为一个单独的分类,在这里用一整章的内容来强调它的重要性,突出贯穿于整个问诊过程中建立互信的重要技能,而不是仅仅配合每一项任务来讲述。

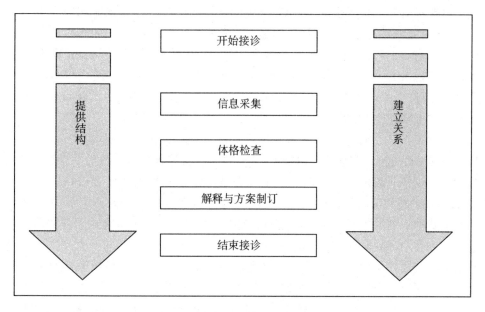

★图 5-1 基本框架

建立关系是一种容易被想当然或者忘记的任务。医生在问诊期间,要尽力明确患者的疾病或者病情时,问诊的这些序贯性任务常常起着主要作用。然而,如果对建立关系没有特别关注，这些更"具体"的任务实现起来会更加困难。问诊过程中建立的互信关系可以随着问诊结束而终止——医生的作用有时仅仅是一个支持性咨询。但是，在大多数问诊过程中，建立关系对于完成医学沟通的所有目标，如我们在第1章里所列出的：准确、高效、支持力度、增加医患双方满意度、促进合作和伙伴关系的建立等都有很大作用。互信关系建立后，患者能够讲述他们的故事，解释他们的担忧，从而可以促进依从性，避免误解和冲突。

不管在什么情况下，营造与患者的互信关系对每一次问诊过程的成功都是极为重要的。通常情况下，特别是在一些专科医疗中，医生与患者的关系本质上是短期的。因此，建立和谐融洽的关系就尤为重要——它使患者在与不熟悉的人讨论问题时会感觉舒适，从而能够从问诊过程中完全获益。然而，由于患者的焦虑，要在短时间内完成建立互信关系的任务，的确面临了额外的困难（Barnett 2001）。

建立关系也是较我们目前能够预见的更长期医疗实践的切入点。在许多情况下，医患之间的互信，是由一次问诊延伸为多次问诊的持续联系（Leopold 等1996）。医患之间常常需要建立可靠、信赖的关系，通常不牵扯治愈的希望（Cocksedge 等2011）。历经数年而发展起来的医患间相互信任的关系，被很多医生看成是他们工作中最好的奖赏。

患者希望他们的医生医术高超，知识丰富，但是他们也需要能和医生建立关系，能在逆境中得到理解和支持。对建立关系的关注会得到潜在的回报，患者对医生更加满意，而医生的挫折感则会减少，对工作也更加满意（Levinson 等1993）。Bensing 等（2011 年）证实了患者的观点。他们从欧洲范围内邀请了 32 组非医务人员，在评价诊疗录像中的沟通质量后，给医生提出建议。最常见的建议包括非语言沟通的重要性，个人关注、倾听及同理。

建立关系日益重要，不仅体现在医患问诊过程中，而且体现在医务人员之间。Hoffer Gittel（2003）在她的书中报道了一系列研究，其研究结果说明了互信是航空公司实现更好业绩的力量。她的书中有一章讨论了一项大型研究（Hoffer Gittel 等2000），是她和她的同事们对 9 家医院（分别位于波士顿、纽约、达拉斯）关节置换手术的效率和结果进行的比较。这些医院中有些投入了大量资金用于雇佣员工并随后培训其"有关能力"，即与他人协作实现共同目标的能力。其他医院则代之以寻求最高素质人员——这些医院忽视建立关系能力的倾向在聘用医生时最为明显。这一研究发现，在不同医院之间，能够显著缩短治疗进程的医疗服务的关系协调能力，存在显著差异。为说明这一点，Hoffer Gittel（2003）报道说，关系协调能力每增加 100%，可使住院时间缩短 31%，患者感受到的服务质量也将提高 22%，术后无痛增长 7%，术后活动性提高 5%。正如 Hoffer Gittel 等（2000）所总结的一样，将自己和他人工作完美整合在一起，需要高水平专门技术岗位人员，也需要高水平的关系协调能力。这项研究的其中一个参与者是这样说的："我们现在已经从患者将医生个体视为服务提供者,转向患者将整个系统视为服务提供者……重要的不再只是个体医生的卓越,而是一种共同协作的努力。"

因此,在医疗卫生领域,建立关系的技能和关系协调的能力,不仅对医患诊疗过程本身,而且对医务人员之间的关系也很重要。不论是与患者还是与同事,我们都同意 Hoffer Gittel 的观点,关系协调能力对发挥各个专家的潜在能力都非常重要。这一章着重讨论在问诊过程中,医生与患者建立关系,但是我们在此阐述的技能,也适用于其他更广泛的医疗领域内建立关系,例如,与同事之间或者与患者有重要关系人之间。

之前的一些章节主要着力阐述以互信关系为中心的医疗。源自生物心理模式,类似于患者为中心的医学模式。以互信关系为中心的医疗模式被认为引入了更加人性化、伙伴关系导向的医疗方法(Suchman 等 2002)。这是一种将互信关系置于治疗过程核心的医疗和康复方法。这种将诊疗过程和更广泛的医疗背景概念化的方法,有助于将注意力集中于患者、医生、家属、其他医务人员及其机构和社区之间建立关系的最基本需求之上(Tresollini 和 the Pew-Fetzer Task Force 1994;Beach 和 Inui 2006)。它认识到医患沟通和医患关系发生在组织背景中,因此不仅受到个人需求和技能的影响,也受组织政策和程序所反映出来的价值观,以及组织对待员工及员工对待彼此的方式的影响(Suchman 2001)。这与 Aita 等(2005)的研究结果类似,这项研究主要探索美国全科医疗情况,表明了个体医生对个人及职业价值体系和时间体系的作用。在他们提供的医生实践实例中,决定以患者为中心的医疗方式的一个关键因素在于医生在他们的实践中及相关的管理机构创造一种环境的能力,该环境强调患者为中心的价值。Suchman 及其同事最近出版的有关医疗卫生领域的改革的书籍,对互信关系为中心的医疗方式及互信关系为中心的管理方式提出了精彩而深刻的解释,同时提供了数个详细案例研究,演示了如何采用这些模式促进多种变化情况下的改革及强化医疗护理(Suchman 等 2011)。

我们在这一章讨论的技能和概念,连同那些与建立关系有关、特别是对诊疗过程的序贯任务有关的技能和概念,为医生提供了加强关系协调能力、从事以互信关系为中心的医疗方式的能力的方法。正如 Hoffer Gittel 所说:"第一步是成为一个关心他人的人,第二步则是在日常工作基础上及危急时刻传达这种关心。"

David Sluyter 是 Fetzer 机构前官员,编写了一本有关情商的著作,并添加了个人能力相关内容,这种个人能力虽然是天生的,但是后天也可以培养,并就这一讨论观点给出了更为深刻的见解。Sluyter 认为"能力及沟通技能都非常有必要的,能力很可以在个人发展及成长过程得到培养,沟通技巧则是一种可以更多通过培训获得的技能,培训方法会有很大差别"。他举例如下:一个人可以很可爱及宽容(能力),但不擅长表达爱和宽容,也就是说,他们缺乏将能力转化为实践的方法。我们更倾向将同情和关怀视作一种能力,而不是一种特性和品质从某种程度上说,能力似乎更有发展及成长的空间。

沟通中的问题

媒体上有相当多患者不满医患关系的报道。许多文章也评论说，医生缺乏把患者看作一个有个人担忧和希望的人来理解。也许最引人注目的还是那些医生所写的文章，他们发现自己并不是患者所期望的角色。许多这样的文章现在都被发表于诸如《英国医学杂志》(*British Medical Journal*)中的"个人观点"(Personal View)等系列栏目里。他们经常聚焦于诸如医学不人道、医生缺乏关爱和支持等问题的揭露。让我们医生通过自己的患病体验来提出我们对此问题的关注，真是令人惭愧。

从最早的医学沟通相关研究来看，互信关系问题突出的特点是预示着不良后果。Korsch(1968)在洛杉矶对 800 次儿科非预约门诊进行的一项影响巨大的研究中发现，医生缺乏热情和友好是与患者满意度及依从性较低有关的最重要的变量之一。

Poole 和 Sanson-Fisher(1979)指出，医学教育中在建立关系的技能拓展方面存在严重的问题。他们认为，不能假定医生有能力可以设身处地地与患者沟通，也不能假定他们在接受医学培训期间就能获得这种能力。他们发现，无论是一年级还是最后一年的医学生，这种设身处地沟通的能力都很差。他们还指出，精神科住院医师通常被认为可能在学习期间培养过此类技能，但同样欠缺这种设身处地沟通的技能。

许多评论者将医生缺乏建立关系的技能归咎于医学生和住院医师在医疗培训中总是被教导保持"不要深陷其中"("uninvolved")。正如我们在第 3 章所看到的，传统的临床方法以科学推理为基础，崇尚临床的冷静超然。医学生在客观性和技术性的环境中成长。他们被教导关注内在的疾病机制，而这种做法的代价是忽视了对患病个人的理解。在传统的医学教育中，更多强调的是需要保护自己免受医疗实践中强烈情绪的伤害，因为这种感受对医患双方来说都是痛苦的。不动声色的客观性被推荐为一种应对机制。在这种环境下，建立互信的技能显然不可能发达。

Suchman 和 Williamson(2003，人际沟通)对医学院如何影响学生互信技能的发展提出了更深刻的看法。

医学生首先也最重要的是从他们的耳闻目睹而不是从书写的课程大纲中学习。假如他们目睹了尊重与合作的互动，体会了倾听、设身处地和支持，而且，如果他们看到了以充满好奇的询问和对话而不是冲突与支配所带来的差异，那么这些互动就会形成他们对医疗互信属性的期待。但是如果相反，他们看到的是医疗中的权势特征，常规性地陷入彼此之间或医患之间无治疗作用的、甚至负面的关系；

如果看到他们的导师强调专业技术知识高于其他一切的重要性,特别是高于自己和他人;如果他们体会到将受辱和蒙羞看作医学教育学的标准技术,那么他们将会对其终身的医学实践形成一个截然不同的模板。

目标

我们寻求实现与患者建立互信关系的目标可以总结如下。

- 创建和谐氛围,使患者感到被理解、被尊重和支持。
- 建立起医患信任,为治疗关系奠定基础。
- 努力营造一种环境,使问诊从开始到信息采集、解释与方案制定,都能最大化地准确、有效。
- 使支持性的咨询本身成为目标之一。
- 建立和维持一种长期、持续的关系。
- 使患者参与其中,以便他或她能够理解,并感觉舒适地完全参与到咨询过程中。
- 减少潜在医患的冲突。
- 增加医生和患者双方对问诊过程的满意度。

这些目标包含的许多任务和观点,在其他著名的问诊过程指南里也有所提及。

- Pendleton 等(1984,2003)
—建立或维持与患者之间的互信有助于完成其他任务。
- Neighbour(1987)
—联系——建立与患者之间的和谐及默契。
- AAPP 三功能模型(Cohen-Cole 1991)
—构建和谐气氛、回应患者情绪。
- 拜耳学院的医疗卫生沟通 E4 模型(Keller 和 Carroll 1994)
—使患者参与其中。
—设身处地地与患者沟通。
- 沟通技巧教学与评估的 SEGUE 框架(Makoul 2001)
—理解患者的看法。
- The Maastricht Maas Global(van Thiel and van Dalen 1995)
—情绪。
—灵活性。
- 医学沟通的基本要素:Kalamazoo 共识声明(关于医学教育中的医患沟通, Bayer-Fetzer 会议的与会者,2001)
—建立关系。
- 以患者为中心的医学(Stewart 等 2003)

—增强医患互信。

·医疗沟通 Macy 主动模型(Kalet 等 2004)

—建立关系。

·六功能模型(de Haes 和 Bensing 2009)

—培育关系。

—收集信息。

技巧

先让我们看一下表 5-1。

★表 5-1　建立关系

使用恰当的非语言沟通

·**表现出适当的非语言行为**

　—眼神交流,面部表情

　—姿势、位置、举动

　—声音线索,如:语速、音量、音调

·**记录的使用**:假如要读、用笔记录或使用计算机,要注意用一种不干扰谈话或和谐的方式

·**提取患者的非语言线索**(身体语言、语音、面部表情);验证并适时予以认可

形成和谐氛围

·**接受**:合理接受患者观点和感受;不是评判性的

·**设身处地(同感)**:使用设身处地的方式来沟通对患者的感受或处境的理解和认识;公开地认可患者的观点和感受

·**支持**:表达关心、理解、帮助的意愿;认可患者所作的努力和恰当的自我照顾;提供伙伴关系

·**敏感性**:慎重处理令人尴尬和烦恼的话题,以及身体痛楚,包括与体格检查有关的问题

使患者参与

·**分享想法**:与患者分享想法,鼓励患者的参与(例如,"我现在正在想的是……")

·**提供基本原理**:解释问题或者身体检查方面的基本原理,以免显得主观臆断

·**检查**:在体格检查期间,要解释过程,征求患者许可

建立关系需要教与学"什么":技巧的依据

接下来,我们要详细考查表 5-1 中所列的建立互信的各个技巧,并且探讨能证实它们在诊疗过程中的发挥作用的理论和研究依据。

(一)使用恰当的非语言沟通

对于非语言沟通在问诊中的重要性,无论如何强调都不为过。我们需要像关注语言一样关注与患者非语言互动的效果(Friedman 1979;Hall 等 1995;Roter 等 2006)。非语言沟通需要对两个密切相关的部分加以考虑:①患者的非语言行为;②医生的非语言行为。

作为医生,我们需要从患者的说话方式、面部表情,情绪和身体姿势中识别出非语言线索。但是我们也需要意识到我们自己的非语言行为,医生如何运用眼神交流、身体位置和姿势、举动、面部表情和声音使用等,这些都会影响接诊的成功(MacDonald 2009)。表 5-2 列出了各种作用于非语言沟通的行为和线索(Mehrabian 1972;Gazda 等 1995)。

★表 5-2 我们所指的非语言沟通是什么

- 姿势:坐,站,挺直,放松
- 接近:空间使用、交流者之间的物理距离和位置
- 触摸:握手,拍抚,体格检查时的身体接触
- 身体举动:手和胳膊的姿势,坐立不安,点头,脚和腿部的移动
- 面部表情:扬眉,皱眉,微笑,哭泣
- 眼部行为:目光接触,注视,凝视
- 声音暗示:音调,语速,音量,节奏,沉默,停顿,语调,言语错误
- 时间的使用:早,晚,按时,超时,匆忙,反应迟缓
- 身体仪容:种族,性别,体型,衣着,打扮
- 环境暗示:地点,家具布置,灯光,温度,颜色

1. 语言和非语言沟通之间差别是什么

语言沟通和非语言沟通之间有何差别(Verderber 和 Verderber 1980)?

(1)语言沟通是离散的,有清晰的终点——我们知道信息何时结束。相对而言,非语言沟通是连续的——只要双方在场,它就在继续。我们无法停止非语言沟通(Watzlawick 1967)——甚至当人们都沉默的时候,空气中依然充满信息。令人尴尬和令人舒适的沉默之间的差异就是由我们的非语言沟通造成的。

(2)语言沟通只能以单一的模式发生,或者是听觉(讲话)或者是视觉(书写),而非语言沟通却能够同时以多种模式发生。我们可以同时发出和接收表 5-2 中全部非语言线索;我们的所有感官都能立即接收信号。

(3)语言沟通大多在主动控制之下，而非语言沟通则在我们清醒的意识边缘或之外进行。非语言沟通可服从有意的调控。例如，我们有意识地利用发自声音、身体、头部和眼部运动的非语言线索，以帮助谈话中合作式的轮换发言。但是，非语言沟通也会在非意识层面上进行。非语言沟通可能向接收者"泄露"一些我们没有意识到的自发的线索，从而可能比经过慎重考虑过的语言沟通更好地体现我们的真实情感。DiMatteo 等（1980）已经指出，身体姿态和动作在这方面尤其真实。

(4)语言信息对传递不连续片断信息和理智观点及想法更加有效，而非语言沟通是负责沟通态度、情绪和情感的最主要渠道，传达我们表现自己的方式及与之建立联系的方式。相当多关于喜好、响应和支配的信息是由非语言而不是语言方式提供的。当有些人不能或不愿意公开地用语言表达感受时，例如，当文化传统禁忌与上司意见不一致时，或者当文字不足以描述爱、悲伤或痛苦等情感时，非语言沟通发挥着日益重要的作用（Ekman 等 1972；Mehrabian 1972；Argyle 1975）。

2. 为什么理解非语言沟通可以使诊疗过程产生不同效果

非语言沟通可以强调、限定修饰、调节、替代或抵触语言沟通。在大多数情况下，语言同非语言沟通一起作用，相辅相成。非语言线索可以通过强化语言信息，而使语言信息更为准确和有效地传递。例如，在医生总结并询问"我说的对吗"之后，患者说"对，正是如此"并且微笑，身体向前倾，使用活泼的声音；或者当患者谈及她对手术的恐惧时，目光向下看，语速缓慢并且玩弄手指。

当我们失去伴随性的非语言确认时，我们的语言谈话更容易被误解。通过电话沟通时我们曾经遭遇到很多问题，因为此时我们失去了太多的非语言线索。

在语言沟通中，我们可以有意使用非语言沟通来减少不确定性和误解。"你对那个计划满意吗？"并伴之以眼神交流、双手摊开，以及一种询问的面部表情，会显示出你真正的兴趣。换一种形式，也说相同的话，但伴随着合上笔记本、双手在桌上重击，快速看一眼患者然后离开，都提示着你并不想得知一个否定答案。

从上一个例子可以看出，两种渠道也会互相抵触。沟通研究表明，当两者不一致或相抵触时，非语言信息会压倒语言信息（Koch 1971；McCroskey 等 1971）。如果语言表述是"告诉我你的问题"，但非语言暗示却是语速快而且看起来焦躁不安，患者此时会做出的正确解读是今天时间很紧。如果医生说没什么可担心的，但是发出这个语言信息的讲话却犹犹豫豫，患者则会推测，医生可能有所顾虑，对一些信息有所保留。然而，这个普遍规律可能只适用于正常的成年人。年幼的孩子、情绪失常的成年人或青少年，在面对冲突或不一致时，更比较容易相信语言信息（Reilly 和 Muzarkara 1978）。

进一步使用非语言行为涉及社会互动强化理论（Mehrabian 和 Ksionsky 1974）及非语言同步化（DeVito 1988）。人们倾向于按照强化普遍期望的方式做出行动,也会以彼此学习或模仿他人的非语言行为——活动或谈话同步化——作为一种亲近姿态。医生可以利用这些概念,首先通过预想一种积极体验,其次将放松专心倾听技巧模式化。患者对这些行为无意识的模仿和强化也能使他们能放松和更专心。我们可以通过自己的行为积极地影响他人。另一方面,如果我们的行动毫无兴致,患者提取到我们这种非语言行为,沟通就会变糟。

3. 非语言沟通使诊疗过程产生差异的研究证据是什么

Harrigan 等(1985)表明,医生直接面对患者时,如果有更多的眼神交流并保持手臂开放的姿势,就会被认为更加重视患者,对他的问题感兴趣,更有热情。

Weinberger 等(1981)在对医院的内科门诊所做的一项研究中,报道了患者满意度和医生的非语言沟通之间呈正相关,其非语言形式表现为在信息采集阶段医生的点头、姿势,以及医生和患者之间更近的距离。

Larsen 和 Smith(1981)认为,家庭医生使用触摸、贴近距离、前倾、身体朝向和注视等非语言行为的及时性与患者满意度和患者理解度相关。

Hall 等(1981)使用语音过滤技术将语言信息与声音线索分开。在电子处理过的录音中,可以听到声音表达,但听不到文字内容。研究表明在家庭和社区诊所中,患者和医生通过声音质量互换彼此情绪。如果一方看起来满意、愤怒或焦虑,另一方也会如此。这种互换在过滤的语音中比在未过滤的语音或书写稿中表现得更为明显。作者推断,许多在互动中得到积极回应的情感沟通都是通过非语言线索实现的。他们也显示出语言和非语言沟通渠道在导致患者满意度方面的差异。使用焦虑少和同情多的词语信息,与患者满意度提高有关,而气愤或焦虑较多的非语言信息提高患者的满意度。类似的发现也见于患者对约定时间的依从性方面。作者发现,生气和焦虑的非语言线索,会被患者解读为反映来自医生的关心和严肃。显然,语言和非语言渠道提供了非常不同的情感信息。

Haskard 等(2008)同样用语音过滤技术发现,医生的讲话声音与患者的满意度、选择/控制的认知、药物依从性、心身健康及医生的满意度相关。

Hall 等(1987)证实了在家庭医疗医生中,那些给予患者很多信息的人,他们的音调也得到独立观察者的较高评价——他们对患者问题更感兴趣,更有关怀心,而且比较不容易让人厌烦。相反,给出较少信息的医生花更多时间开玩笑,但是人们却觉得他的声音更让人感觉厌烦或平淡。作者的结论,医生声音中的焦虑会被理解为焦急的关切。这种解释与 Kaplan 等(1989)的研究结果很切合,关于这一点我们将在第6章详细讨论。他们发现,医生和患者双方表达出的"负性情感"与预后良好相关。这些作者的结论是,这可能体现"健康的摩擦力",或者可能是更致力于患者的医生看起来更焦虑或关切。

DiMatteo 等(1980,1986)表明,在客观实验室,通过面部表情和声音("编码")进行情感沟通能力测试,患者更满意那些得分高的内科住院医师和全科住院医师的治疗,而且更为有趣的是,他们的预约单上的患者人数更多! 对患者在识别患者非语言线索含义("解码")的能力测试中得分较高的医生也更为满意,他们保持有较好的预约率。

Goldberg 等(1983)研究表明,有目光交流的全科住院医师,更易于探测到患者的情绪低落。

Ambady 等(2002)的研究显示,外科医生的"音调"评价与他们的医疗过失投诉史相关。外科医生在办公室对患者讲话时被录音,然后选取非常简短的谈话样本,由不知道该外科医生投诉状态的编码者进行评价。对每位外科医生,从他们与两名不同患者谈话的第一分钟和最后一分钟中截取两个 10 秒钟的片断,通过他们声音中对内容的控制,较高的支配性和较低的关切/焦虑,就可以更显著地分辨出医生有无被投诉史。这项研究强调了医学互动中声音线索的效力。

Griffith 等(2003)考察了内科住院医师的非语言沟通与标化的患者对门诊满意度之间的关系。结果发现,非语言沟通技能(面部表情、微笑频率、眼神交流、点头、身体倾斜、身体姿势和音调),可以独立预测三种非常不同情况的标化的患者的满意度:①直言不讳,以"医学"问题为主(如胸痛);②有较多心理社会因素影响的患者(有性虐待史的抑郁症患者);③前来咨询的患者(如咨询减少 HIV 危险因素)。非语言沟通的影响程度是非常突出,可预测胸痛患者满意度 32% 的差异,抑郁/性虐待患者满意度 23% 的差异,以及 HIV 咨询满意度 19% 的差异。作者在总结指出,在与标准化的患者进行许多不同类型的临床谈话时,较好的非语言沟通技能可显著增加患者满意度。

遗憾的是,仍有证据表明,医生用非语言性阻止行为对患者参与性增加做出反应(Zandbelt 等 2007)。

在一项美国教学医院的模拟研究中,患者先观察一段提前录制的模拟问诊过程,包括错误披露。Hannawa(2012)表明医生的非语言行为对医生所说的内容有显著的影响。医生的非语言行为显著影响患者对信任、私密性、同情、宽恕、回避、窘迫、满意程度。

Swayden 等(2012)的研究表明,即使像选择坐着而不是站着这种简单的行为也会产生积极影响。在一项对脊柱手术住院患者的前瞻、随机、对照研究中,Swayden 及其同事们发现医务人员在术后简单的问诊过程中,即使医务人员在床旁停留的时间一样长,患者会感觉到坐着的医务人员比站着的医务人员在床旁停留的时间长。有患者认为与坐着的医生之间的互动更为积极,并且更有利于他们了解自身情况。Cocksedge 等(2013)定量分析探讨了触摸在全科医疗诊疗过程中的应用,包括操作性及表达性触摸。研究表明一般患者更倾向于表达性触摸,相比较医生而言,对身体空间的侵犯关注更少(尽管,值得注意的是,研究组几乎不涉及不同种族)。

4. 那么医生获取的经验是什么

因此,医生需要意识到患者及他们自己的非语言行为。

(1)读懂患者的非语言线索:如果希望理解患者感受,"解码"非语言线索的能力就至关重要。医疗卫生的文化规范会妨碍患者用语言表达他们的感受——患者不愿意公开表达他们的思想或感受,而代之以间接的或暗含的信息(参见第6章)。因此非语言信息可能是少有的几个线索之一,使医生得知患者希望讲出他们对问题的担忧。

但是,仅仅因为发出了代表真实感受的自发线索,并不意味着你通过简单的注意到他们就可以准确地解释这些线索——有很多的因素会导致在接收非语言线索中的歪曲和误解现象。为保证准确地解释这些非语言行为,重要的是不仅要仔细观察,而且要通过语言证实自己的理解。你的解释和假定可能正确或也可能不正确——这需要与患者进一步核实。验证你的推测,会鼓励患者进一步说出他们的想法或感受,从而双倍获益——医生和患者都可以避免可能的错误解释,并发现更多的信息。

在第3章我们已经讨论了提取非语言线索并用语言进行验证的技巧("你看起来很不安——愿意谈谈吗?")。

提取非语言线索,不仅有助于医生理解疾病对患者情绪上的影响,而且对于诊断的正确性也有重要意义。读懂抑郁的非语言线索,就是诊断这一疾病本身最重要的内容(Hall 等1995),因为只有通过非语言渠道才暗示出的情绪问题,常常是躯体症状的根本原因。

(2)传达医生自己的非语言线索:同样,如果不注意医生自己的非语言沟通技巧及通过非语言渠道传达的信息("编码"),其他许多为沟通所做的努力可能会白费。如果你的语言信号和非语言信号互相矛盾,最小的风险是陷入混乱或被错误理解,而最糟的是非语言信息会胜出。通过眼神交流、姿势、位置、动作、面部表情、时间限定和声音显示出的非语言信号,有助于表现出对患者的关注,也有利于形成互信关系。相反,无效的关注行为会关闭这种互动,并妨碍关系的建立(Gazda 等1995)。另外,患者和医生之间权力和控制的不对等会使患者格外注意关于医生态度和含义的非语言线索。患者很少要求通过话语证实他们所提取的线索,并且通常把他们的印象主要建立在非语言信息的基础上。

5. 记录和电脑的使用

在所有的非语言技巧中最重要的技巧之一是眼神交流。但是在接诊中,医生经常在患者说话时参阅文字或电脑病历记录,从而失去眼神交流。在英国进行的一项全科医生的量化研究中,Health(1984)考查了医生尝试在阅读患者病历的同时倾听患者说话的后果。她指出,这样做非但效率没有提高,而且产生完全相反的影响。

- 患者停止了一开始对医生询问的答复，直到给予眼神交流。
- 当医生看记录时，患者会在叙述中暂停，而在重获眼神交流后才继续进行。
- 如果医生在患者说话时去看记录，患者会通过身体动作来获取医生的关注。
- 在医生看别处时，患者说话的流畅性下降，而在眼神交流重新建立时恢复。
- 医生在阅读记录时，经常遗漏或者忘记患者所提供的信息。

眼神交流可以使患者推断医生准备参与并倾听。如果没有眼神交流，患者就会做出非语言努力，试图让医生重新关注他，这样所提供信息的质量和数量会下降。这项研究的结论是，在患者说话的时候阅读病历记录，对医生和患者而言都不是有效的接诊方式。患者会更慢且更不完全地给出信息，医生可能"听"不到所提供的信息。Health推荐了多种策略，克服既要倾听患者的故事，又要阅读他们的病历记录这一常见难题。

- 有意推迟使用病历记录，直到患者完成他们的开放性陈述。
- 在看记录之前要等待时机。
- 将倾听与阅读记录分开，在你想看记录和已经看完记录时，通过过渡提示语言给患者以提示，使患者理解该过程。

Robinson(1998)和Ruusuvuori(2001)重新研究了这些发现。Ruusuvuori成功表明了身体位置和眼神交流如何一起暗示医生是否专注于倾听患者的讲述。下半身而不是桌面面对患者的这种基础体位，更有益于使患者顺畅地讲述他们的故事。如果下半身依然面向患者，同时收回目光看记录，要比全身面向桌子看记录，对患者造成的损伤会更小一点。Ruusuvuori还指出，在关键时刻患者讲述对他们来说特别重要的内容时，收回注视的目光更会制造混乱。在会谈中无须一直保持眼神交流(医生也确实需要不时地看病历记录)，但是在患者叙述中的特定之处，眼神交流非常重要。Gorawara-Bhat及Cook(2011)对眼神交流进行了分析，并将其分为持续眼神交流和短暂眼神交流，注意到短暂眼神交流多包括注意力集中到病历而不是患者。

也许，临床医生需要掌握的最重要经验是，将问诊过程分为几个独立部分，有意在全部注意力集中在患者身上时接诊；注意力必须集中在病历上时，给患者解释。用这种方法可以营造一种快乐的气氛，医生既有与患者良好沟通的技能，又有适当时候参考病历及记录必需的资料的技能。

在接诊中，医生开始越来越多地使用计算机辅助手写病历，在很多情况下，计算机完全取代了手写记录。尽管使用计算机会带来很多好处(Mitchell和Sullivan 2001；Booth等2002)，但在这种情况下，医生更要注意眼神交流和身体位置，以保证有效地接诊(Greatbach等1993；Als 1997；Makoul等2001；Frankel等2005；McGrath等2007；Pearce等2008；Shachak和Reis 2009；Shachak等2009；Silverman和Kinnersley 2010；Noordman等2010)。在接诊咨询中配合使用计算机可给沟通带来以下益处。

- 分享信息(比如一个心血管危险因素的表格)。
- 促进讨论("*我看该再测量你的血压了——今天再量一次行吗?*")。
- 记录达成一致的诊疗计划和随访。

但是,Bensing 等(2006)观察到 1986—2002 年荷兰全科医生之间的沟通,以任务为导向的趋势越来越明显。医生较少注意与患者建立伙伴关系,较少表达对患者的关心、较少在诊疗过程中分层进行。Bensing 及其同事认为沟通恶化的可能原因是全科医生增加了计算机的使用。Margalit 等(2006)认为医生在检查室使用计算机会因为减少对话对以患者为中心的实践带来负面影响,特别是在心理及情感方面。似乎注视计算机屏幕更加不利于心理咨询及情感反应,提示目光集中在计算机屏幕,而不是与患者眼神交流可能会降低敏感性或减少对信息的披露。

而在另外一项让人充满希望的研究中,Chan 等(2008)(在爱尔兰进行的一项小型研究)发现,全科医生可以根据患者的主诉分配使用计算机的时间。对非心理问题为主诉的患者使用计算机时间可以占全部时间的 10%～32%,如果是心理问题,使用计算机时间可以减少至 6%～16%。

Duke 等(2013 年供稿)回顾了在诊室使用计算机的文献,发现在诊室使用电子病历时,改善医生沟通技能的主要策略是,将接触时间分为患者为主的阶段及计算机为主的阶段。明确区分这两个阶段,并用言语、身体语言及目光等进行标识。另外一种策略是与患者一起分享屏幕内容或者打字时大声读出内容。这些作者根据 Ventres 等(2006)对医生在诊所如何使用计算机的建议改良为"10 点意见",也设计了一种可以帮助临床医生、住院医师、学生使用电子病历时改善医患沟通的模型。这种模型结合了以患者为中心的门诊技能,目的是让医生使用电子病历时仍然可以保持以患者为中心。

(二)构建融洽的氛围

1. 接受

在第 3 章我们看到了理解患者看法的重要性。我们考查了引出患者的想法(他们的意见、担忧和期望),以及记录他们的感受需要。但是发现了患者的想法和感受之后,我们第一反应应该是什么? Briggs 和 Banahan(1979)提出的接受这一概念很有用。它建议:我们对患者所表述的看法的最初反应不应该是立即安慰、辩驳或甚至同意,而应该是对于患者的贡献给予一个"接受性反应"。

(1)接受性反应:也称为"支持性反应"或者其他文献提到的"认可性反应",接受性反应提供一种实用且特殊的方式。

- 非评判性地接受患者所说的话。
- 承认患者拥有自己想法和感受的合理性。
- 重视患者的作用。

接受性反应承认并接受患者及患者的情绪和想法,无论这些想法或情绪出自何处或是什么。需要注意的是,这里所说的接受并不意味着你必须同意患者的想法,而是让你去倾听并且承认患者的情绪或者观点。这种方法对于建立医患关系很有效,因为它通过对患者看法的共同理解而建立医生和患者之间的共同基础。接受是信任之源,而信任是成功的医患互信关系的基石(Gibb 1961;Briggs 和 Banahan 1979)。

一开始就不加评判地接受患者的想法和感情可能并不容易,特别是当患者的想法和你的认知不一致时。但是通过承认和重视患者的观点,而不是立刻用你自己的意见去反驳,你就可以给患者以支持并增进与患者的关系。在此关键的概念是,承认患者有权力拥有自己的想法和感受。这样有助于患者理解,对患病有自己的想法和情绪不仅是合理的,而且向作为医生的你表达出来也很重要,这样医生就能意识并重视患者的想法和需求。在芬兰的一项量化研究中,Stielhaug 等(2012)表明通过类似于接受性反应技能识别患者的观点,可能也有助于减少潜在冲突,并且患者的价值及观点与医生不同或与最好医疗实践有差异时,也容易接受不一致意见。根据 Schibbye(1993)的研究,Stielhaug 等(2012)有效地将这些技能及行为命名为"认可性互动"或一种"认可性态度"。

(2)接受性反应功能。接受性反应有三个重要功能:①支持性地回应患者对感受或想法的表述。②作为一种辅助性的回应以更好地理解患者的想法和感受。③重视患者和患者的意见,即使他们的感觉或担忧看起来并不正确或者甚至是错误的。

(3)接受性反应的技巧:下列一组技巧可以循序使用,来表明对患者的接受。在这个例子里,患者表达自己的想法说:"我想我可能得癌症了,医生。最近我胃肠胀气得难受。"

- 通过命名、重申或总结,承认患者的想法:*"所以,你担心你胃肠胀气是癌症引起的。"*
- 通过使用一些正当的点评,承认患者有权利这样去感受或思考:*"我能理解你想查清楚是不是这样。"*
- "停顿":使用专心的沉默和恰当的非语言行为,留下空间,让患者讲述更多:*"是的,医生,你看,我母亲在 40 岁时死于肠癌,我记得她经常胃肠胀气,我很害怕也得这个病。"*
- 避免反驳的倾向:*"是的,但是……"*

虽然不是每一个接受性反应都必需的,但也会有助于:

- 承认患者向医生表达他们自己的观点很有价值:*"谢谢你告诉我这些——这对我了解你的担忧非常有帮助。"*

①对公开感受和情绪做出反应:在以上的例子中我们运用接受性反应来回应

患者的观念。接受和我们对感觉和情绪的最初反应同样重要。比如,当一个丧偶患者说起她死去的丈夫:"我对他很生气,他怎么能这样丢下我不管?他甚至没有留下遗嘱。"这时可以考虑这种接受性反应。

> 医生:"所以,你对丈夫丢下你不管并且没立遗嘱而生气。我能明白这肯定让人心烦意乱。"
>
> (暂停,给患者时间和空间继续诉说)
>
> 患者:"是的,是这样。我很孤独,而且很生气他没和我在一起,后来我又为生他的气感到内疚。我是不是疯了,医生?"
>
> 医生:"这些是需要处理的强烈情绪——我很高兴你能提到这些。"
>
> (暂停)

②对非直接表达的感受和情绪的回应:下面两个例子说明,不直接表达患者感受和情绪时,接受性反应也会有用。比如:只是通过非语言行为表达。这里我们可以将提取患者感受的线索(在第3章讨论过)与接受性反应结合起来。

> "我觉得你对不得不来见我感到心神不安(医生是血液病科专家),我说的对吗?……没关系,很多人第一次来这时都有这种感觉。"
>
> (暂停/完全停顿)
>
> 或者
>
> "我看你对这些检查结果很高兴,我也很高兴检查结果这么好。"
>
> (暂停/完全停顿)

接受性反应的一个重要部分,就是在最初承认之后,来一个完全停顿,短暂而专注地在沉默中等待,避免说"是的,但是……",这会自动否定接受。这对我们大多数人来说是下意识的反应。我们都太热衷于帮助而不是等待,因此我们会说"是的,但是……",然后继续提出我们的观点,或者纠正错误想法,或者在给患者机会去感受接受或更进一步说些情况之前就安慰他,让他放心。所有这些都可以过会儿再做,也许放在问诊的相当靠后的时候,在患者有机会对我们接受的表述做出回应之后,再去做这些。当然我们必须去纠正、建议并安慰患者,问题是什么时候。

假如我们等待而不是加上"但是……"句型,情况会怎样?通常患者会报之以简要地和盘托出已经被承认的任何想法或感受,分享他的负担或者愉悦,"回到"一种不太压倒一切的观点,从而使他们可以更多谈一点,或者继续专注于其他事情。

(4)接受不等于同意:区分接受和同意非常重要。承认患者想进一步手术治疗和同意施行手术不是一回事。这是一个两步骤的过程。首先,要确定和承认患者的想法而不是立即予以反驳,这将使你能够理解患者而不会激起最初的抵触。假如患者的想法和你自己的想法不一致,那么在接诊过程的稍后,经过适当的考虑之后,进行第二步——提出你自己的看法,纠正任何误解。

试想例如,如果前面例子中的患者是一个20岁男性。对比下列几种针对他所说的"我想我可能得癌症了,医生,我最近经常胃肠胀气",可能的回答如下。

> 医生:"哦,我们都会有胃肠胀气,但是在你这样的年纪,这不会是癌症的信号,你到底注意到何种不舒服?"
>
> 患者:"好的,我只是感觉饭后肚子比较鼓胀,并且在晚上不停地排气。"
>
> 医生:"这听起来没什么可担心的。"

这种处理方法降低了患者观点的重要性,尽管这种方法极有可能正确,但是这种让患者放心的保证在接诊咨询中给得太早,以至于让患者不能接受,而患者以后也不会被鼓励提出自己对疾病的观点。

我们可以换一种方法,按前面提到的计划。

> 医生:"所以你担心胃肠胀气可能是由于癌症引起的。"
> (暂停)
>
> 患者:"是的,医生,你看我妈妈就是在40岁死于肠癌,我记得她就是经常腹胀。"
>
> 医生:"我明白你的担心了——我们要仔细检查。告诉我你还有哪些症状,然后我会做一些检查来看看你是否正常。"

在此,要强调的是听取患者担忧的重要性,不要去反驳患者的观点,或者过早地给予安慰。你可以过一会儿再解释和纠正错误概念。

事实上,Donovan和Blake(2000)发现,安慰的关键是医生能够洞悉患者对他们困难和担心的观点,即患者只有感觉到他们的问题被洞悉到时才能得到安慰。

在第3章我们介绍了发现患者观念的三步过程,接受是其中的第二步。

• 确定:发现并倾听患者的意见,担忧和期望。

• 接受:承认患者的观点及他们拥有这些观点的权利而不必同意他们的观点;

然后停顿一下,以便患者可以说得更多。

· **解释**:解释你对有关患者问题的理解,并与患者的理解进行比较,以达到双方共同理解的基础。

接受可能使我们对患者保持开放态度,排除了判断性的评论,强化了心中一个假定的框架,防止提前结束或防御性的反应,并代之以建立双方共同理解的基础。正是这点让最终的变化成为可能。

(5)过早安慰问题:接受还能够使我们避免陷入不成熟或无效的安慰。简单的安慰本身并非一种有效的支持性反应(Wasserman 等1984)。但常常在获得足够的信息之前、在患者的担忧被了解之前、在融洽的关系建立之前,就给出了许多安慰。如果我们没有能首先获得足够的信息,那么安慰听起来可能虚假,或者事实上是不太恰当地的乐观。如果我们没有理解患者的恐惧,我们就可能针对错误的担忧做出解释说明。如果我们还没有与患者建立融洽的关系,那么安慰就很可能被解释为无动于衷,或是轻率随意。最后,如果没有合适并且相关的信息支持我们的安慰,患者就不会理解我们断言的基础(Kessel 1979)。接受避免了过早的安慰。通过发现和接受患者的担忧,建立信任,并可在提供意见之前,得到更多有关患者疾病的信息和他们的担忧。那时再谈到安慰则合乎时宜,也会被恰当地解释,并且切合患者的担忧。

在收集进一步的信息或预约检查之前,我们可能还没有到能向患者提供保证"没什么可担心"的地步。但是我们还是可以提供很多其他信息。我们可以接受患者的担忧,并以其他更恰当的方式使用安慰。不是针对患者的疾病给予安慰,而是可以通过向他们表达我们的意愿——可以通过希望和患者一起努力及对他们的担忧给予认真的关注提供支持。

2. 设身处地(同感)

建立医患互信的一个关键技巧就是使用设身处地(同感)(Spiro 1992;Garden 2009)。最近一项文献综述中,Neumann 等(2009)更进一步地建议临床中的同感是医疗质量的基本决定因素,能够使临床医生精确地完成关键医疗任务,由此导致预后的改善。

Goleman(2011)研究集中在情商及社会智力,他将同感称为同情的基本要素。他描述了同感的3个独立参数:第一个是认知同感,也就是理解患者观点,明确其他人对事情看法、从认知上认识他们感觉的能力。显然,这是一种医生必须学习的重要能力。但是,Goleman 也指出了不利的一面:如果不关心您,只有同感的技巧,就会利用这种技能随意摆布您、占您便宜。所以只有认知同感是不够的。另一个参数是情感同感,也就是感觉他人如何反应的能力,与他人一起感受,有一种感情的连接。这种同感非常关键,但也有不利的一面:我们能够将别人的感情内化到一定程度,导致压力过大或情感耗竭和燃灭。化解方法不是停止情感同感,而是学习

Goleman 所谓的"情感自我管理技能"，这项技能能够在情感同感时保持平衡。第三个参数是关怀同感。这种能力不但理解别人的困境，与他们共同感知，而且能够自发地采取行动帮助他们。

在接诊咨询的所有技巧中，这项技巧最经常地被学习者认为是一种个性而不是技巧。

当然，同感的第一步是内在动机及理解患者观点的承诺，同时必须要有沟通技巧（Norfolk 2007）。虽然我们中有些人在表现同感方面可能天生比别人更好，但同感这一技巧是可以学习的。挑战是要找出构建同感反应的各个要件，并且使学习者将同感的各个要素整合成自己的自然风格，使其看起来无论对医生还是患者都是真诚的（Bellet 和 Maloney 1991；Platt 和 Keller 1994；Gazda 等 1995；Coulehan 等 2001；Buckman 2002；Frankel 2009）。

同感分两步：①对另一个人的困境或感受的理解和敏感的体谅；②用一种支持方式，将你的理解再回过来与患者沟通。

同感的关键不只是敏感，而且要公开地向患者表明这种敏感，以便让患者能意识到你的理解和支持。仅仅设身处地地去想是不够的——你还必须表现出来。表现同感能克服个体在疾病时的孤独感，其本身也有很强的治疗功效。它还能强有力地促进开放，使患者吐露更多的想法和担忧。那么同感反应有哪些构成要素呢？

（1）理解患者的困境和感受：我们在本书中讨论的很多技巧，都是向患者表现出我们是真正有兴趣听取他们的想法。这些技巧共同提供了一种气氛，能促使患者吐露心声并使用同感的第一步——理解患者的困境——得以实现。

- **热情欢迎患者。**
- **澄清患者议程和期望。**
- **专心倾听。**
- **辅助**，特别是通过复述患者的内容和感受并重复。
- **鼓励患者表达感受和想法。**
- **提取线索**，核对我们的解释或者推测。
- **内部总结。**
- **接受。**
- **非评判性的反应。**
- **运用沉默。**
- **鼓励患者平等地贡献。**
- **提供选择。**

在建立了一种利于让患者吐露心声的氛围之后，医生就必须提取患者的语言或非语言线索，意识到他们的困境，并考虑他们的感受和情绪。Suchman 等（1997）进行了一项研究，对不同环境下的医学门诊进行描述性定性研究。结果显示，患者很少用语言直接表达他们的情绪。他们反而会在陈述自身处境或者担忧时提供一些线索。医生需要提取这些"潜在的同感机会",通过邀请患者发挥(一个"潜在的同感机会的延续剂"),以便让患者直接表达他们的担忧情绪。只有这时,医生才能以设身处地的沟通来回应。在很多情况下,研究中的医生会使用"潜在的同感机会终结者",用一个不相关的生物医学问题或者评论来重新指引会谈的方向,从而阻止了患者的情绪表达。Levinson 等(2000)研究有相似的发现,外科医生积极回应患者线索的仅有 38%,而在初级卫生保健领域,仅有 21%,剩下的就都错过了回应患者线索并且认可他们感受的机会。Morse 等(2008)在一项肺癌患者及胸外科和肿瘤科医生的研究中发现,医生只利用了 10%同感机会进行同感反应,通常情况下,会转移到生物医学问题及陈述。提供同感时,50%的陈述在最后的 1/3 接诊时间中得以表达,即使患者在问诊过程中就已经提出他的鼓励。按照建立关系的观点考虑承认价值时,无论减少或推迟都是不幸的。

(2)与患者进行同感沟通:上边概括的这些技巧还没有完成同感的第二步,即将你的理解再回过头来与患者沟通,以便他们知道你认识到并敏感于他们的困难。在这一方面,语言和非语言技巧都能帮助我们。

同感的非语言沟通胜过千言万语。在回应患者的感受表达时,面部表情、靠近、触摸、语调或者沉默的运用都能清楚地向患者表明,你对他们的处境很是敏感。但是哪些语言技巧能够让我们显示同感呢?最具同感作用的表述,是那些支持性的评论,特别是将医生的"我"和患者的"你"具体联系起来的评论。他们既点明又体谅患者的情感或者困境(Platt 和 Keller 1994)。

> "我能看出来你丈夫的记忆丧失让你非常难以应付。"
> "我能体会到要你谈论这些有多困难。"
> "我能感觉到你对自己的疾病有多懊恼。"
> "我能看得出你被她的行为弄得非常心烦。"
> "我能理解,知道疼痛还可能不断反复,对你来说一定很可怕。"

没有必要为了同感而去分享一种经历,也没必要亲自去感受那种经历的艰难。然而,有必要从患者的角度看问题,并且将你的理解回过来再与患者沟通。同感不应与同情相混淆,同情是感到可怜或者关心,是要从患者局外的角度去考虑。

Poole 和 Sanson-Fisher(1979)已经清楚地表明,同感是一种能被学习的思维产物。他们使用了 Truax 和 Carkhuff(1967)开发出来的一份九分评估量表。这一量表从第 1 阶段("完全察觉不到客户陈述中最明显的意思;也不能对客户陈述中情绪和内容进行适当反应")到第 9 阶段("准确无误且恰如其分地回应客户全部的情感;识别出每一个情绪的细微差别,并反映在话语和腔调里;将客户的隐含暗示全面展开但又对感受或经历试探性地确立,敏感、准确无误")。Truax 表明,在这一量表里得分很高的精神科医生实现了转变。

Poole 和 Sanson-Fisher 表明,医学生同感的能力在医学院学习期间没有专门训练不会提高——不论是一年级生还是最后一年的学生在这一量表里的得分都低得可怜(平均值 2.1)。然而,在参加了八次 2 小时的音频课件培训后,学生们的成绩显著提高到平均 4.5 的水平(第 5 阶段:对客户所有可辨别的感受做出准确反应,任何误会由于它们试探的性质都不会是破坏性的)。经过培训之后,学生们也能做到如下。

- 更少使用专业术语。
- 做出明确的努力尝试去理解事件、话语和症状对患者而言的独特含义。
- 不再经常陷入情绪压抑的境地。
- 获得患者对问题所在的更多描述。
- 更经常地使他们的语调与患者的语调相配合。
- 更少讲话。
- 更多地以理解的方式进行回应。
- 更少提建议。
- 被患者反映更善解人意、更关心体贴。

Bonvicini 等(2009)最近表明执业医生的沟通培训 6 个月后,互动过程中的同感表达得到显著改善,这一结果已经被外部观察者测量证实。

最近,Bylund 和 Makoul(2002)开发了一种新的方法,用于衡量医生—患者的同感沟通,并且证实,女医生对于回应患者创造的同感机会,倾向于更高程度的同感沟通。让人感兴趣的是,他们证实患者提供同感机会与临床医生熟悉程度及关系密切程度无关(Bylund 和 Makoul 2005)。

Hojat 等(2009)在一项美国医学院 4 年的研究中证明,尽管同感评分在医学院的前 2 年没有增加,在第 3 年末同感评分显著降低,直到毕业。男生与女生降低模式相似。作者呼吁开展有目的性的教育项目,以在大学生、研究生及继续医学教育阶段中增强同感培训。Newton 等(2008)的研究也显示在大学医学教育阶段同感评分显著降低,特别是第 1 年和第 3 年后。选择持续照顾患者专业的学生同感评分较高。

我们试图让学习者还原到表面行为、潜在地防止学习者运用"尝试认真理解患者并与患者的'故事'产生共鸣"所需的固有思维习惯和敏感,通过这种方式来向学习者渗透特定的品质。而基于技能的同感培训和评估是否弱化了这些特定的品质,一直存在争议。也有人认为,还应该教授并评估行为同感的表面化表现,因为这些表现都是与患者产生同感并有效照顾病人必不可少的技能。不具有这些基本沟通技能的学生也很可能在其他深度同感成分等方面存在不足。显然,技术为基础的培训应当通过其他方法补充,加强学生的同情和真正存在能力,使得学生能够更方便确定患者的感觉(Stepien 和 Baernstein 2006;Steele 和 Hulsman 2008;Wear 和 Varley 2008;Teherani 等 2008)。

Blatt 等(2010)使用了在社会心理学及神经生物学领域比较普遍一种观点采集方法,对医学生设计了一种很简短的干预。在针对病史采集、体格检查、患者沟通等临床技能评估评分之前,给予干预组以下额外指示:"当看到你的患者时,假定自己就是患者,想象患者的体验,用患者的眼光观察这个世界,按患者的脚印穿过这个世界",与对照组相比,患者对门诊的模拟满意度增加。

最近,Salmon 等(2011)推断不是所有情况都需要明确的感情投入。在一项乳腺外科及其患者的研究中,尽管在观察性诊疗过程中几乎没有情感性谈话,之后与患者及医生的访谈显示他们都仍然感觉他们的关系是人性化和有感情的,这被"实践者"认真履行他们的角色所调和。Salmon 等推断通过外科医生的专业技能和性格特征可以发展成真正关心关系。

Hsu 等(2012)采用一种不同方法想理解这种重复发生的现象(服务提供者错过 70%~90%的机会表达同感)的原因(Morse 等 2008;Byland 和 Makoul 2005;Levinson 等 2000)。这项针对 HIV 患者的研究,服务提供者同样错过多数机会对患者的情感做出同感反应。而服务提供者常常处理导致患者情感的问题。这样提供者会尽力对患者的线索做出反应,尽管不是一种同感反应。换句话讲,对患者的线索做出反应,医生提供有利的支持(尽力解决基本问题)而不是明确的情感支持(承认)。但服务提供者对患者暗示的初始反应是解决问题,随后的对话中很少出现同感陈述。这项研究发现,服务提供者"很少完全忽略患者的暗示,而是虽然他们注意到并承认患者的暗示,但可能不会做出适当反应"。对临床医生而言,研究者建议认识到两种支持都很重要可能是一种更好的选择。通过提供解决问题和同感反应,服务提供者可能建立更好的互信关系,让患者在容易受到伤害时刻获得更好的治疗结果。

3. 支持

其他的几个支持方法也有助于互信关系建设和融洽氛围的形成(Rogers 1980;Egan 1990)。它们常常被用于完成同理反应。

(1)关心。

> "我担心今天晚上你自己回家,有可能对付不了绷带固定的胳膊。"

(2)理解。

> "我当然理解您对于医院取消了您的手术有多生气。"

(3)愿意帮助。

> "如果还有什么我能为杰克做的事情,请告诉我。"
> 或者
> "虽然我说我们不能治愈癌症,但我可以帮助治疗癌症所引起的症状,所以,如果发生任何事情,请立刻告诉我。"

(4)伙伴关系。

> "我们必须一起努力来战胜疾病,让我们一起来看看有哪些可选择的方法。"

(5)认可患者为克服疾病所做的努力和适当的自我照护。

> "你尽量让他降温做得非常好。"
> 或者
> "我认为你在家里处理得很好,尽管有一些相当大的问题。"

(6)敏感。

> "我很抱歉如果这个检查让您为难,我会让它尽量迅速、温和。"

这里关键的一点是,我们需要将我们的想法用语言表达出来,并要有支持性。沟通必须是公开,达到真正有效且不会被误解。没有显而易见的明确的评论,患者可能不会充分意识到你的支持。

Williamson(Suchman 等 2011)提供了一个首字母缩略词,PEARLS,有助于记忆对我们建立关系有用的词汇:P,partnership(伙伴关系);E,empathy(同感);A,acknowledgment(承认);R,respect(尊重);L,legitimisation(正当化);S,support

(支持)。

4. 建立和谐氛围的技巧会导致医疗诊疗有所不同的研究证据是什么

本章通篇总结显示互信是重要性的研究证据。在此我们选择另外一些有关建立和谐氛围技能对诊疗过程及治疗结果影响的研究。

Buller 和 Buller(1987)描述了医生在医学问诊中所展示的两种普遍风格。第一种,是从属关系,由一系列旨在建立和维持一种积极的医患关系的行为组成,其中有许多行为在前面部分已经讨论过,包括友善、感兴趣、专注、同感、非评判性的态度及社会取向。第二种风格包括建立医生的权力、地位、威信和职业距离的行为。无论是专科医生还是家庭医生,当采用了从属关系风格时,患者的满意度明显提高。

Bertakis 等(1991)在一项对内科医生和家庭医生的研究中表明,患者最满意的问诊,是在医生不加支配、表现出兴趣和友好的气氛中,鼓励患者讲出心理社会方面的问题。

Hall 等(1988)在对 41 个独立研究荟萃分析表明,患者的满意度与医生所给信息的数量、技术和人际沟通效力、更多的伙伴关系建设、更积极的交谈、更积极的非语言行为及更多的社交会话有关。这些在"建立伙伴关系"和"积极的交谈"之下共同用于群体行为的定义,包括上面所讨论到的很多建立和谐氛围的技巧。

Wasserman 等(1984)分析了在儿科接诊时对母亲的支持性陈述的效果。他们发现,同理陈述导致满意度提高和母亲担忧的降低。鼓励(例如认可他们克服疾病的努力和自我照护的恰当)导致满意度上升和对临床医生较高的评价。相反,简单的安慰这一最常见的干预对结果不会有任何改善。这证明,不理解患者的担忧或不提供充足信息的安慰毫无价值。Donovan 及 Blake(2000)进一步证实了这点,他们的研究发现,他们在自身问题得到承认会感到更加欣慰。

Wissow 等(1994)发现,儿科医生使用支持性的表述(问候,赞同,关心,同感,鼓励和安慰)与患儿父母坦露心理社会问题呈正性相关。

Spiegel 等(1989)对患乳腺癌转移的妇女进行了一项纵向研究,比较对照组与试验组的情况,试验组患者安排每周一次的支持性表达治疗,为期一年。试验组的妇女被鼓励互相提供支持、表达并讨论她们对死亡的感受和担忧、对剩余时间作生命规划、考查她们与其他人的关系、解决医—患问题并使用自我催眠辅助疼痛控制。4 年以后,对照组的所有患者都已死亡,而试验组 1/3 的患者仍然生存。在 10 年间,参加支持小组的妇女比对照组平均多活 15 个月。尽管这项研究是观察支持性群组治疗的效果而不是医—患关系本身,但我们在此报道这项研究是因为它凸显了在支持性氛围中表达感受的重要性,以及互信关系在医疗中的力量。它也提醒我们,除了与患者建立可能的最好关系,医生还可以向她们建议支持性群组治疗,以及其他能满足其他关系需求的专家。

Dimoska 等(2008a)的研究显示,当肿瘤科医生被评价为热情,并讨论过很多心理问题时,患者会做出更好地心理调适,诊疗后的焦虑情绪也会减少。

Levinson 等(2008)研究了骨科医生与老年白种人及非裔美国人之间已知决策的知情同意书内容及签订过程。关系建立过程及患者满意度评分的差别非常显著。总体而言,决策知情同意书各项内容实际上并没有体现人种的差别。但是,在应答反应、尊重和倾听方面的互信关系评分中,白种人比非裔美国人高。白种人患者对沟通及总体满意度的评分也显著高于非裔美国人。

在一项对瑞士大学生通过计算机与模拟患者互动的研究中,Cousin 等(2012)发现,无论参与者对关注水平的态度如何,对患者关注程度高的医生沟通类型均可以带来较高的参与者满意度。但医生分享风格不同时,满意度会受参与者对分享态度的影响。考虑到研究本身的局限性,研究者给出的结论是医生可以采纳一种对高度关注患者的沟通方式,所有患者都会受益,但采用何种分享类型,必须仔细根据患者的态度衡量。

Kim 等(2004)在韩国的研究表明患者感受到的医生同理对患者的满意度及依从性有显著影响。

Cox 等(2011)在对一项视频研究的 461 项权重讨论中表明,医生在运用患者导向型的技术表达同理时,患者对权重的评价态度及行为会有所改善。

在一项对 719 名患者随机对照研究中,Rakel 等(2011)发现患者对医生同理的正向感受对普通感冒的病程及患者报告的严重程度有显著影响。这项研究也发现这些主观测量与客观的发现相关,客观标准包括患者白细胞计数及白介素-8 等免疫指标的变化。

Hojat 等(2011)将根据自动完成同感评分系统的医生同感评分与糖化血红蛋白(HbA1c)及低密度脂蛋白胆固醇测量进行相关分析,发现医生的同感评分与患者的临床预后呈正相关。

在一项大型意大利家庭医疗诊所针对 20 961 名患者的回顾性相关性研究中,Canale 等比较了医生同感评分与糖尿病患者的临床预后的关系,发现患者同感评分高的接诊医生,与同感评分低和评分中等的医生相比,其患者糖尿病并发症的发生率显著降低。

自从 2005 年我们完成本书的第 2 版后,越来越多证据指向互信关系及互信关系技能可以影响生理及心理预后。这种影响可能如 Street 等(2009)指出的一样,通过一种非直接通路产生作用。例如,建立互信的技能可能会增加理解和信任的精确程度,从而影响患者的参与程度、临床因果关系的建立、高质量决策及患者依从性,再进一步影响患者的预后,如疼痛控制、功能、治愈或复发、生存率。无论是直接还是间接,影响肯定存在。这些有关互信关系对预后的影响在此佐证了沟通内容、过程、感知技能相互依赖,正如我们在第 1 章中讨论的一样。

(三)使患者参与

我们在第 1 章所提出的有效沟通的原则之一,是减少不必要的不确定性。未解决的不确定性会导致注意力不集中或者焦虑,这反过来又会阻碍有效沟通。与不确定性相关的分心可能特别明显。例如,在一次时间紧张的接诊活动中,患者几乎没有机会问问题,或者在急诊室等特殊环境下(Slade 等 2008),医患接触的干扰因素非常普遍,诊疗过程常常被打断,一次门诊可能会有很多医生与患者互动,患者对正在发生的事理解有限,医生又几乎没有解释的机会。患者在某次门诊中不确定期待什么,不确定一系列提问的意义,不确定团队中某一特定成员的角色或者其他成员的态度、意图或信任度。因此,在问诊过程中建立关系的一个重要方面,就是运用技巧来限制容易阻碍沟通的不确定性因素。

1. 分享思想

通观全书,我们详细讲述了一种医学沟通的体系,就是鼓励医生和患者之间合作性的相互理解。我们已经看到了对患者和医生而言相互理解是何等重要,以及我们可以采取哪些步骤以保证接诊咨询中的沟通是一种互动而不是单向传递。诸如在信息收集中使用内部总结及在信息给予中验证理解等技能,不仅可以保证准确性,还可以通过鼓励真正的互动过程,起到促进开放的作用。

适当与患者分享思想是鼓励患者参与的另一个例子。

> *"现在我在想如何分辨出这只胳膊的疼痛是来自你的肩还是脖子。"*
>
> *或者*
>
> *"有时候很难判断腹痛是由于身体疾病还是与紧张有关。"*

以这种方式分享思想的过程,不仅使患者理解你所提问题的原因,也可以作为辅助探测。

> *"医生,我想关于紧张您可能是对的,最近我和我儿子关系很紧张,我不知道怎么办。"*

这种公开的方式使患者对会谈过程有所领悟,使他们理解你问题的主旨,并提供一种开放的方法引出更多信息。这经常比主观思考困境然后不加解释地列出封闭性问题,更容易让人接受。

> *"你目前处于紧张状态吗?"*

　　封闭式问题常常使患者感到不安,是因为隐藏在医生指向选择背后的不确定性。

> *"医生认为我只不过是神经质?"*

　　Heritage 和 Stivers(1999)研究了"实况转播"技巧的运用。也就是医生查体时将看到的、感觉到的或听到的讲出来,并假定实况转播可能与医生成功拒绝暗示或明示患者需要不适当药物治疗有关。

　　Peräkylä(2002)也用分析对话研究了医生实时解释诊断分析的作用。与诊断前没有解释相比,患者谈论诊断次数将增加,参与程度也将增加。

　　Robins 等(2011)研究了透明度概念,即将门诊的过程和内容明确告诉患者,以便医生和患者都明白门诊进展的程度及原因。他们阐明了增加透明度如何会促进建立关系,减少患者的不确定性,以及如何显著增加诊疗过程合作程度。他们还特别提出了思考过程分享,为患者及时分析医生为什么研究某一特殊项目的重要性提供帮助。Robins 等的研究显示,增加这种过程相关的透明度,可以减少医生接诊时间。

　　2. 提供基本原理

　　解释问题或体格检查部分的基本原理,是减少不确定性原则的另一个具体的例子。如果不加以解释,我们的许多问题和检查对患者而言是神秘的。在采集有关患者胸痛的病史时,我们问

> *"你睡觉的时候枕几个枕头?"*

　　这对于患者来说显然完全不着边际。医生为什么询问睡眠习惯呢? 其实我们完全可以轻松地这样问

> *"你晚上躺平的时候会觉得喘不过气来吗?"*
> *假如有必要就紧跟一句*
> *"你是不是要枕几个枕头才觉得好受一些?"*

　　与此相似,假如我们不向患者解释我们为什么给他做检查,我们就会使患者陷入困惑,甚至可能将我们自己置于法医学攻击的境地。一个因喉咙痛来就医的年轻女患者,如果医生不向她解释她可能患有传染性单核白细胞增多症而需要检查她的淋巴结是否肿大,那么她可能会因男医生开始检查她的腹股沟而感到吃惊。一个坐骨神经痛的男患者,如果医生不向他解释腰椎间盘突出的危险,可能会因医生开始用针检查其会阴而感到担忧。这些例子曾经引起了患者对医生的正式投诉。减少不确定性也能够降低医生焦虑!

　　在检查身体期间,征求患者许可来实施每项任务,不仅是一种通常的礼貌,而且也能向患者表明,你对他们潜在困惑很敏感,因此能促进建立互信关系。

总结

　　在本章中,我们考查了建立关系的技能,这是一项关乎问诊过程成功的中心任务。如果不对我们自己或者患者的非语言沟通加以关注,不努力营造一种和谐的氛围,不在问诊过程中尽力让患者参与进来,那么会产生许多问题。不仅我们和患者的长期关系会受到损害,甚至在短时间内我们的患者也会觉得他们得不到理解和支持,门诊的其他任务也将变得难以继续,患者的满意度和依从性都将降低。

　　问诊整个过程,在完成接诊过程的更连续任务时,医生不得不特别关注建立关系的技巧。时刻牢记 Calgary-Cambridge 指南中这部分章节里概括出的这些技巧,医生将获得的回报是更准确,更高效和更有支持力的诊疗过程,从而为发展一种信任和富有成效的长期关系铺平道路。

(程尉新　杜　今　译)

第6章 解释与方案制定

解释与方案制定在沟通技巧教学中是灰姑娘式的主题。绝大多数的教学项目都把重点集中在会谈的前半部分，并倾向于忽视或淡化接诊中至关重要的下一阶段(Maguire 等 1986b；Sanson-Fisher 等 1991；Elwyn 等 1999)。在某种程度上这种偏颇是可以理解的，因为很多沟通问题都出现在就诊的开始阶段或信息采集阶段。并且，就像我们本章所要阐述的，成功解释与制定方案的许多技巧，与信息采集的技巧紧密相连——有效的解释，既需要基于对患者疾病方面的信息采集，又需要考虑疾病相关的重要信息，如患者对患病的想法、担忧和期待。

然而，解释与方案制定对于一次成功的接诊来说却至关重要。如果不能做出一个让患者感觉良好、能够理解并准备遵从的联合医疗方案，那么我们很难发现患者希望讨论什么、很难采集到有效的病史，具有多么渊博的知识都没有用。诊疗方案如果得不到执行，也就浪费了我们在评估和诊断中的一切努力。

如果接诊的前半部分代表了医患沟通的地基，那么解释与方案制定则代表了屋顶。忽视了这一方面，就可能使我们为查清患者所患疾病而付出的艰苦努力功亏一篑。

沟通中的问题

研究表明，接诊的解释与方案制定阶段存在诸多实际困难。事实上，有关这些问题的统计数字，对我们许多日常工作的价值，提出了令人担忧的质疑。在此，从多年来收集的大量证据中我们只选择了少数几个例子。

1. 医生给予的信息的数量有问题吗

很多研究都表明，总体而言，医生仅给患者提供很少的信息。

(1)Waitzkin(1984)研究表明，美国内科医生在长达 20 分钟的咨询访谈中，平均只用不过 1 分钟为患者提供信息，而他们却把完成此任务的时间高估了 9 倍。

(2)Makoul 等(1995)发现，英国的全科医生过高估计了他们要完成的解释与方案制定中关键任务的程度，包括：与患者讨论用药风险；讨论遵从治疗计划的能力；听取患者对应用药物的意见。

(3)Boreham 和 Gibson(1978)在一项针对澳大利亚全科医学的研究中发现，尽管患者在就诊之前缺乏医疗常识，并强烈表达了获得所患疾病相关信息的愿望，但大多数患者甚至没有得到有关疾病诊断、预后、病因或治疗措施的基本信息。

（4）Svarstad（1974）研究了医生开具处方时对患者的医嘱,结果发现,在20％的病例中医患双方没有进行任何讨论,在30％的病例中医生没有告知患者药品名称和用药目的,在80％的病例中没有提到用药次数,而在90％的病例中没有提到用药的疗程。

（5）最近,Richard和Lussier（2003）研究了加拿大全科医生与患者之间进行的有关用药问题的讨论。他们评估了40位资深全科医生接诊462名患者时的录音带,而其中的某些发现再现并且扩展了之前的研究结论。以处方新药为例,在75.9％的病例中讨论了用药方法,但很少讨论对药品不良反应的警告。只有35.4％的病例讨论了复诊的原因,而有关对新处方遵从问题的讨论仅占5％。

（6）在随后的442位患者1492次有关治疗讨论的研究中,Richard和Lussier（2007）再次发现,全科诊所接诊过程中有关治疗的医患间对话是低水平的。患者很少有机会说起他们的关心和期望。应用医学编码系统,Richard和Lussier（2006a）确定在医生和患者的沟通中由医生发起并以个人独白为主导,缺乏对治疗的相互交流。

（7）近期英国Sibley等（2011）发现,和医生相比,处方护士更能与患者用一种二元的方式讨论治疗,不过大部分讨论仍然是由护士发起,不太经常问起患者的关心和期望,很少能成为倾听者、回应者和参与者。

（8）Tarn等（2006）得出相同结论:当开始新的治疗时,医生常常做不到对药物应用的关键要素进行沟通。

2. 医生所给的信息的种类有问题吗

我们也知道,医生和患者对不同种类医疗信息的相对重要性存在分歧。

（1）Kindelan和Kent（1987）在对英国全科医疗的研究中表明,患者最为重视有关疾病诊断、预后、病因等医疗信息,而医生却大大低估了患者对了解预后和病因信息的期望,反而高估了患者对治疗和药物疗法的期望。患者的个人信息需求未被引导出来。

（2）Jenkin等（2011）发现肿瘤医师在讨论有关一期临床试验参与时,常常忽略疾病预后的讨论。对患者而言,基本的和伦理上的先决条件是能够考虑到如何最好地使用剩余时间。有趣的是,50％的病例中医生讨论了诊断,仅12％的患者确定上述问题被提及,通过编码系统证实问题被提及的比例是20％。

（3）在一项结合患者个人叙述和其他证据的研究中,Anderson和Marlett（2004）观察到医生为卒中患者及家属所提供的信息的性质（而不是信息量）,以及患者如何利用这种沟通重建卒中后的生活。他们认为医患沟通影响卒中的转归——经常因为医生强调患者将不再可能做什么……而使结果更坏。

3. 患者能够理解医生所用的语言吗

许多研究表明,医生不仅使用患者不理解的语言,而且好像还利用它来控制患者在会谈中的参与。

(1)Korsch 等(1968)对 800 名儿科就诊者进行了研究,发现儿科医生使用技术性语言(如"水肿")和医学短语(如"病史"),对于超过一半的就诊者来说是沟通障碍。患儿母亲们对医生的用语感到困惑,但很少要求医生澄清这些陌生的词。

(2)Svarstad(1974)的研究说明,医生和患者共同参与"沟通阴谋"。仅有 15%的被访者承认他们不理解医生所用的陌生词汇。反过来医生侃侃而谈,俨然患者听懂了他们所说的全部。医生故意使用高度技术性的语言来控制沟通,并限制患者的问题——当医生感到时间压力时,这种做法经常会加倍出现。

(3)McKinlay(1975)在一项关于英国的妇产科医生的研究中说明,医生总体上非常清楚患者在理解方面的困难。尽管如此,他们在和患者会谈时,仍继续使用这些他们之前就确定的不期望患者理解的非常词汇。

(4)Castro(2007)研究表明美国的医生与没有多少医学常识的糖尿病患者沟通中使用过多的医学术语,特别是在一些如推荐治疗方案或建议的场景中使用了模糊的术语。

(5)Koch-Weser(2009)对美国风湿病学医师的研究揭示,医生不解释,或者说没有用合适的方式进行说明,对医生使用的 79%的词汇,患者几乎没有任何反馈来表示他们是否正确理解了这些专业词汇。

(6)Bagley(2011),在英国,研究揭示患者对整形医生经常使用的词汇的理解在一个低水平。

4. 患者能记住并理解我们医生提供的信息吗

显然,患者不可能记住医生所给予的全部信息,也不可能理解那些困难信息。我们后面还将看到,早期的研究表明只有 50%～60%的信息能被记住。对全科医疗的进一步研究显示,实际上有更多的信息被记住,但真正的困难在于,患者并不总能理解关键信息的含义,而且并不必然赞同医生的观点。

(1)Dunn 等(1993)发现,癌症患者与肿瘤医师初次会谈后,只能记住医师确定的"要点"中的 45%。

(2)Braddock 等(1997)通过美国全科诊所医患沟通的录音带回放研究表明,仅仅只在 2%的沟通时间内患者能理解医生的话语。

(3)Murphy 等(2004)发现,爱尔兰因急腹症而实施腹腔镜的患者中,有 30%或是没有被给予有关信息,或是没能确定地记住有关病情的基本信息。

5. 患者参与医疗决策制定能达到他们希望的水平吗

(1)Degner 等(1997)研究了到医院肿瘤门诊确诊为乳腺癌的女患者,发现22%的患者希望自己选择治疗方案,44%的患者想跟他们的大夫一起选择治疗方案,34%想把自己的决定权委托给大夫。只有 42%的妇女认为,她们达到了她们想要的控制决策的水平。

（2）Brown 等（2004）针对澳大利亚癌症临床试验知情同意的研究表明,肿瘤医师很少能做到与患者共同进行临床决策,在差不多 1/3 谈话中,无论是标准化治疗还是临床试验性治疗,医生都用含糊的词句说明他的倾向。

（3）Audrey 等（2008）研究侧重于英国肿瘤医师与患者的会谈并做医疗决策时,对于姑息性化疗的生存益处能谈论多少。大部分患者没有被给予明确的姑息化疗后的生存时间,这阻止了他们完全地参与到临床决策中来。

6. 患者遵从我们制定的医疗方案吗

以下的研究结果非常清楚而有益。

（1）研究一致表明,获得医师处方药品的患者中 10％～90％（平均 50％）要么根本不服药,要么不正确服药（Haynes 等 1996）。

（2）许多研究表明患者不遵从医生的建议,其中急性病患者中有 20％～30％不按医嘱服药,预防性用药则有 30％～40％不遵医嘱,长期用药患者有 50％遵从医嘱,节食的患者则有 72％遵从医嘱。

（3）然而,令人吃惊的是,大夫们倾向于忽视将患者不遵医嘱作为预后不良的可能原因。

（4）不遵医嘱的代价特别昂贵。在加拿大,按照每年财政支出 103 亿加元,50％的处方药品没有遵照医嘱合理使用计算,每年因不正确使用或根本不使用处方药而造成的浪费高达 50 亿加元。因不遵医嘱而导致的更多花费（包括额外就诊、化验检查、额外用药、住院或家庭病房治疗、患者丧失劳动能力或提早死亡等）,为 70 亿～90 亿加元（Coambs 等 1995）。而在美国则是 1000 多亿美元（Berg 等 1993）。

（5）然而,近期的一项荟萃分析研究,Zolnierek 等（2009）发现,医患之间的沟通与患者遵从医嘱间有着高相关性,对医生进行医患沟通培训能够提高患者的依从性。

如想获取更多有关不遵医嘱的信息资料,以下论著提供了该领域研究的优秀综述：Haynes 等（1979）, Meichenbaum 和 Turk（1978）, Ley（1988）, Coambs 等（1995）, Haynes 等（1996）, Butler 等（1996）,以及 DiMatteo（2004）。

7. 在现行医学教育中有关解释与方案制定的教与学存在问题吗

Maguire 等（1986a,b）观察了年轻医生提供信息的技巧,这些医生 5 年前在医学院里已经完成了接诊技巧的培训。但是这一培训不包括提供信息的任何特别训练。观察结果令人担忧。医生在提高患者满意度,以及对建议和治疗的遵从度方面的许多特定技能上,表现最差,即：

- 发现患者的看法和期待（70％未尝试）。
- 与患者协商（90％未尝试）。
- 鼓励患者提问（70％未尝试）。

- 重复建议（63%未尝试）。
- 检查核对患者是否真正理解（89%未尝试）。
- 对所提供的信息进行分类（90%未尝试）。

在医学院完成了医患沟通技能培训的医生,在信息给予技巧方面,与对照组没有任何差异。但在关键信息采集技巧方面,这些医生保持了优于对照组的优势。这说明,如果我们希望医生在接诊过程中有效地传达医疗信息,就需要不仅在信息采集技能方面,而且在解释与方案制定的特定技巧方面,加强教学。20年前,Sanson-Fisher等(1991)坚决主张,对执业医生的信息传递培训是医患沟通技巧教学的新挑战。这种挑战而今依然存在,而如我们所见,现在这些技巧除信息传递之外,还包括了医患共同参与决策制定及双方合作等内容。

Campion等(2002)查阅了英国2094名参加皇家学院全科医师资格考试的考生在接诊技巧模块中的考试得分。在这次国家级考试中,即将完成3年住院医师培训的应试者需要提交一份录像带,其中记录由应试者自选的、能代表其最佳表现的7个真实的患者接诊过程。每一个应试者的前五个接诊过程都要被评估。即使是在这套高度选择的接诊中,尽管应试者充分了解评分标准,Campion等仍然发现4个"以患者为中心"能力的重要缺陷与解释和方案制定有关。

(1)在14%的应试者中没有看到其探寻患者对疾病的理解——只有39%应试者在其5次咨询中3次以上达到这个标准。

(2)在31%的应试者中没有看到其运用患者对疾病的理解做好解释工作——只有17%的应试者在其5次咨询中3次以上达到这个标准。

(3)在45%的应试者中没有看到其检查核对患者是否真正理解医生的解释——只有9%的应试者在其5次咨询中3次以上达到这个标准。

(4)在14%的应试者中没有看到其让患者参与决定——只有36%的应试者在其5次咨询中3次以上达到这个标准。

8. 这些问题随着时间推移有所改善吗

不幸的是,这些问题并没有随着时间推移而被解决。Bensing等(2006)比较了在1986年和2002年全科医生与患者的交流模式,与期望的相反,在2002年患者表现得更不活跃,说话更少,问问题更少,更少地表现关注和焦虑。全科医生提供了更多的医疗信息,但是更少地表现出对患者状况的关注。另外,医生更少地进行过程为导向的行为及与患者伙伴关系的建立。总之,研究揭示,与16年前相比2002年的医患会谈更倾向于任务为导向,更商业化,可能是对于循证医学的强调、健保计划及计算机普与应用的综合结果。

9. 这些问题如何与医学读写能力领域相关

有关患者医学方面读写能力的兴趣和研究不断增加。医学读写能力的低下可能会形成医患间交流的鸿沟。读写能力低的患者对于医学概念和术语更加不熟悉,因此问的问题更少。他们也许会因为窘迫和害怕丢脸而隐藏其对医学理解是有限的,而医生通常会高估患者的读写能力。显而易见,在所有的医患会谈中,都需要医生针对每一位患者定制性提供医疗信息,并主动发现对患者有帮助的信息。有趣的是,关于解释与方案制定的研究和关于患者医学读写能力方面的研究得出同样的结论,即医生可以使用相关技能改善他们的医疗接诊。对于患者医学读写能力低下情况的应对策略,Kripalani 和 Weiss(2006)、Sudore 和 Schillinger(2009)与 Coleman(2011)均提供了有用的综述,与我们在本章推荐的能力提高方法惊人地相似。

目标

我们解释与方案制定的目标可以归结为:①评估判定给予每个患者信息的正确的数量和类型;②提供患者能够理解和记忆的解释;③提供与患者的看法有关的解释;④采用互动方法以保证与患者对问题有共同的理解;⑤让患者参与并使合作制定的医疗方案达到患者希望的水平,从而增进患者的承诺和对所制定的计划的遵守;⑥继续建设关系,提供支持性的氛围。

这些目标包含了许多在其他著名咨询指南中所提及的任务和要点。
- Pendleton 等(1984,2003)
—使患者对每个问题都能选择恰当的行动。
—与患者达成对问题的共同理解。
—让患者参与管理,鼓励他们承担适当的责任。
- Neighbour(1987)
—移交医生与患者的咨询议程;协商,影响和制定。
- AAPP 三功能模型(Cohen-Cole 1991)
—教育,协商和激励。
—构建和谐融洽的氛围并对患者的情绪做出回应。
- 拜耳学院的医疗卫生沟通 E4 模型(Keller 和 Carroll 1994)
—教育患者。
—谋取患者对他们自己的医疗保健的支持。
- 讲授和评估沟通技巧的 SEGUE 框架(Makoul 2001)
—给予信息。
- Maastricht Maas Global(van Thiel 和 van Dalen 1995)
—信息共享。
—诊断。
—管理。
- 医学沟通的基本要素:Kalamazoo 共识声明(关于医学教育中的医患沟通,

Bayer-Fetzer 会议的与会者,2001 年)

　—共享信息。

　—就问题和计划达成一致意见。

・四习惯模型(Frankel 和 Stein 1999；Krupat 等 2006)

　—传递诊断信息。

　—提供健康教育。

　—让患者参与医疗方案制定。

・健康沟通 Macy 倡议模式(Kalet 等 2004)

　—患者教育。

　—就医疗计划进行协商并达成一致。

・"以患者为中心"的医疗(Stewart 等 2003)

　—发现共同立场。

　—结合预防和健康促进。

・六功能模式(de Haes 和 Bensing 2009)

　—提供信息。

　—医疗决策制定。

解释与方案制定的内容

在第 3 章,我们描述了 Calgary-Cambridge 指南中所述的采集信息的过程技巧如何与 Calgary-Cambridge 的内容指南相关联,同样,解释与方案制定的过程技巧也对应于内容指南的三个特定领域。表 6-1 显示了这些内容指南要素。

★表 6-1　解释与方案制定的内容

鉴别诊断——假设
・包括疾病和患病问题

医生的诊疗方案
・检查
・治疗选择

向患者解释并制定方案
・患者已经被告知了什么
・协商过的行动计划

注意,这些内容成分既包括医生的内在想法和计划,也包括与患者共同进行的解释与方案制定。通观本章其他有关解释与方案制定的内容,牢记过程和内容技巧如何在接诊这一重要部分协同运作,将大有裨益。

解释与方案制定的过程技巧

具体见表 6-2。

★表 6-2　解释与方案制定的过程技巧

提供正确数量和适合类型的信息

目标:给患者全面而恰当的信息;评估每个患者的信息需求;既不限制,也不
　　过量

- 形成模块并检查核对:提供信息时将信息分成便于吸收的模块,检查核对患
　者是否理解;以患者的回应作为如何向前推进的指南
- 评估患者的起点:在提供信息时询问患者先前的知识,确定患者期望获得信
　息的程度
- 询问患者其他哪些信息会有所帮助,比如:病因,疾病预后
- 适当时候进行解释:避免过早给予建议、信息或安慰

帮助患者准确记住并理解

目标:让信息使患者更容易记忆并理解

- 组织好解释内容:将解释内容分成不同的部分,形成逻辑顺序
- 运用清晰的分类或提示标志(比如,"我有三件重要事情想跟您讨论,首先
　……","现在,我们该转向……")
- 运用重复和总结:强化信息
- 语言:使用简洁易懂的陈述,避免行话或用行话解释
- 运用可视手段传达信息:图表,模型,书面信息和说明
- 检查核对患者对所提供的信息(或制定的计划)是否理解,比如,让患者用其
　自己的语言重述,必要时进行澄清说明

达到共同理解:融合患者的观点

目标:提供与患者对问题的看法相关的解释;发现患者对已经提供的信息的想
　　法和感受;鼓励双向交流,而不是单向传递信息

- 将解释与患者的患病想法相联系:与先前引出的患者的想法、担忧和期望相
　联系
- 提供机会并鼓励患者发挥作用:提出问题,要求患者澄清或表达疑问,作适
　当回应

- 提取并回应语言和非语言暗示：比如：患者提供信息或提问的需求，信息过量、悲痛
- 引出患者的信念、反应和感受：根据患者提供的信息，用过的词汇引出患者的信念和感受；必要之处予以认可和注释说明

方案制定：医患共同决策

目标：提高患者对决策过程的理解

使患者的决策参与达到他们期望的水平

增加患者对既定方案的承诺

- 适当分享患者自己的想法：主张、思想过程和窘境
- 让患者参与决策
  - 给患者提供建议和选择而不是指令
  - 鼓励患者贡献他们的想法、建议
- 探讨治疗选择
- 探知和确定患者希望参与决策制定的程度
- 协商一个医患双方都能接受的方案
  - 在可供选择的方案中，标出自己的平衡点或优先选择
  - 确定患者的优先选择
- 与患者进行核对验证
  - 是否接受该方案
  - 患者的担忧是否得到解释说明

解释与方案的选择（包括内容和过程技巧）

如果提供一种医疗意见并讨论问题的重要性

- 针对正在发生的事情提出诊疗意见，尽可能指名道姓
- 阐明所给予意见的基本原理
- 解释因果关系，严重程度，预期结果，短期或长期后果
- 引出患者的信念、反应、担忧（比如，意见是否符合患者的想法、接受能力、感受）

如果协商一个共同的行动方案

- 讨论选项，例如：不采取行动，检查，药物治疗或手术，非药物治疗（理疗，行
- 提供相关方案或建议的信息防措施
  - 方案名称
  - 治疗步骤，如何进行
  - 益处和优势

（续　表）

 　－可能的不良反应
 ・获知患者对于治疗需要、已知的益处、障碍、动机的观点
 ・接受患者的观点；必要时提出其他看法
 ・引出患者对治疗方案包括可接受度的反应和担忧
 ・充分考虑患者的生活方式、宗教信仰、文化背景和自身能力
 ・鼓励患者参与方案实施，承担责任，自力更生
 ・询问患者的支持系统；探讨其他可能的支持

如果讨论临床检查和治疗程序
 ・提供关于程序的清楚的信息，如，患者可能经历什么，患者将如何得知结果
 ・把治疗程序与治疗方案相联系——价值，目的
 ・鼓励患者对潜在的焦虑或负面结果提问和讨论

沟通过程技巧：依据

现在我们来探讨表 6-2 中列举的关于解释与方案制定的各个技巧，并考察证明其在接诊咨询中应用的理论和研究证据。我们把解释与方案制定的技巧分成五部分，逐一探讨。

（1）提供正确的信息数量和类型。

（2）帮助患者准确记忆和理解。

（3）达到共同理解：融合患者的观点。

（4）方案制定：医患共同决策。

（5）解释与方案制定的选项。

在逐步进行这五部分内容的过程中，我们将参照演讲所需技巧，说明在一对一的情形下的解释与方案制定技巧。我们一生中都参加过许多演讲会，并不是所有演讲都是高质量的。思考那些糟糕的演讲，能给我们提供有关医学访谈所需要的信息给予技巧的许多借鉴。如若演讲包括了下列全部或某些缺陷，那么听众难免会在讲演中煎熬着坐等某些演讲的结束。

 ・演讲没有清晰结构，而作为一个听众，你全然不知方向。
 ・演讲使用了你无法理解的语言或行话。
 ・演讲者让你一开始就听不明白，从一开始你就得奋力跟上。
 ・演讲所给予的信息或者低于或者高于你目前的理解水平。
 ・你被给予太多或太少的新信息。
 ・演讲者对你的个人需求做了错误假定，你希望被解答的问题没有提及。
 ・到最后你也不确定要点是什么。

最糟糕的,以下场景继而发生。演讲者在昏暗的房间里,用劣质幻灯片、不间断地高谈阔论45分钟。你集中了一会儿注意力,然后脑子里出现一个问题,这个问题需要及时厘清,才能使你明白所讲的内容。就在你考虑这个问题的时候,你错过了演讲的下几分钟内容。你开始走神,过了一阵儿你又重新集中精力听讲。当你进入这种状态时,演讲的余下部分对你而言就完全不明白了。最后,当演讲者问大家有没有问题时,你很尴尬,以至于无法提出你先前想到的那个问题,因为你不知道这个问题是不是在你走神儿的时候已经解答过了,所以你什么也没说。

我们可以从上述场景中吸取的教训,不仅是如何发表演讲,而且要懂得如何完成医患会谈时的解释与方案制定。为了优化在这两种情况下的信息提供效果,我们有必要回顾一下在本书的配套篇《医学沟通技巧教与学》(Teaching and Learning Communication Skills in Medicine)第2章中重点概括的两个沟通方法。Barbour(2000)把这两种方法喻为:推铅球法(the shot-put approach)和抛飞盘法(the frisbee approach)。

推铅球法把沟通简单地定义为"好好构思,好好传达信息"。从古希腊时期发源开始,一直到20世纪早期,职业化的正规沟通培训几乎全部集中在"推铅球法"上。有效的沟通意味着内容、传达和说服。只要你好好策划信息,然后传递出去,你的沟通工作就算完成了。早期一个由一家电话公司的沟通模式就反映了这种推铅球法——信息发送者编好一条清晰而有说服力的信息,然后把它传输出去,无论接收者是否收到此信息,都被视为沟通结束。

传统演讲方式可以作为"推铅球法"最基本的例证。有效演讲的技巧也是医患关系中有效沟通的一部分——我们需要知道如何有效地传送信息,如何包装并明确表达我们想要传递给患者的信息,以使它能被患者记住和理解。然而,"推铅球法"只是我们所需要的沟通技巧的一部分。

20世纪40年代,人们对有效沟通的理解开始转向更加交互式的"给与拿"(give-and-take)模式。这种新观点——被贴切地起了一个"抛飞盘法"的绰号——最终在60年代流行开来。在这一方法中,"相互理解的共同基础"被视为建立医患互信和保证信息准确的必要基础,因此达到这种"共同基础"就成为这种方法的核心概念之一。如果相互理解的共同基础对有效沟通至关重要,那么历久而盛誉的单向式的"好好构思,好好传达信息"就凸显不足了。当然在人际的或"抛飞盘法"的观点中,讯息依然非常重要,但是重点转移到互动、反馈和合作。

这把我们带回到早先曾概述过的沟通原则之一:"有效沟通是确保互动而非一个直接传递过程"。如果沟通被视为一个直接传递过程,那么信息发出者就会假定,只要整理好并发送出信息,他作为沟通者的责任就算是完成了。然而,如果沟通被视为一个互动过程,那么只有当信息发出者接收到反馈,知道信息如何被解释、是否被理解,以及对接收者产生了什么影响,互动才算完成。仅仅告知信息并不够——回应有关信息影响的反馈至关重要,而沟通的重点移到发送者和接收者在建立"相互理解的共同基础"中的相互依赖关系(Dance 和 Larson 1972)。

令人高兴的是,这种"抛飞盘法"已经逐渐渗透到演讲风格之中。演讲现代化的第一步是最后留给听众 10 分钟提问。这使得"抛飞盘法"有了一些互动,但仅局限于程序规定部分。现在越来越常见的形式是在演讲过程中,演讲者几次停下来,向听众征求问题。有些演讲者甚至在演讲一开始就探寻听众的需求和期望——所谓以听众为中心的演讲。

在医患面谈时,我们需要采取更加互动的方法。我们将看到,我们需要考虑每个患者个体的独特要求,患者接收信息的不同能力,以及他们的不同需要和担忧。这个患者已经知道什么了?他想要多少信息?什么是他最关心的问题?他愿意参与决策到多少程度?然而,我们必须在不牺牲从"推铅球法"所学到的组织和语言技巧的前提下,做好所有这些工作。

(一)提供正确数量和适合类型的信息

解释与方案制定的关键问题之一就是如何评估和判断与患者分享什么信息。如何在信息不足与信息过量之间协商出精准之径?如何探知每个患者个体化的信息需求,并相应地剪裁我们的信息发布?我们如何发现每个患者需要什么样的信息以了解他们的处境,而不是仅仅基于对患者需求的假定,向患者提供一个预制的演讲?

1. 医生与患者在应当提供的信息数量上存在分歧吗

我们已经看到,在医生提供给患者的信息量方面存在问题。但是,患者希望被告知更多吗?

医生常常错误理解患者想要得到的信息量,一致倾向于低估患者的信息需求。Waitzkin(1984)的研究表明,在 65% 的医患面谈中,内科医生低估了他们的患者的信息需求愿望;只有在 6% 的病例中,医生高估了患者的信息需求愿望。

Faden 等(1981)观察了神经科医生和他们的癫痫患者对信息披露的不同态度。结果发现,患者倾向于接收与药物治疗风险有关的几乎所有详细信息,即使是那些相当罕见的风险;而医生表示只会披露那些发生概率比较高的风险信息。医生觉得,对药品信息过于详细的披露,会降低患者的遵从,而患者却认为,披露会促进他们遵从医嘱。

很多研究结果显示,医生基于好意选择决定不提供某些信息,以免患者产生焦虑。Pinder(1990)发现,在做出帕金森病的诊断时,家庭医生最关心的是患者"保护"问题:怎么样、在什么时候和对谁说明病情;并决定分享多少关于诊断和预后的信息?而另一方面,患者正试图了解并努力适应他们的疾病,心中有许多关于病程和可能的治疗的问题,对疾病和未来也有许多恐惧。医生倾向于积极、过度乐观和保护性。例如,医生回避药物细节,对不良反应采取低调,不探讨抗帕金森药长期使用的问题。患者均希望提供有关医疗信息,不要被保护。绝大多数患者还想了解药品知识,得到药品不良反应的预先警告。

如果研究表明患者总体上想要更多医疗信息(Cassileth 等 1980;Beisecker 和 Beisecker 1990),那么为什么医生坚持提供较少的信息呢？为什么在医生认为患者想要的信息与患者告诉我们他们想要的信息需求之间存在如此巨大的差距？医生如何能判定每个患者在每一种情况下需要多少信息？实际上,医生提供的信息量和患者想要的信息量之间的许多分歧植根于医患关系的传统观念之中。在第3章我们将传统病史采集与西安大略大学的疾病—患病模式相比较。现在我们将类似方法运用于解释与方案制定工作,将提供信息的传统观点与折射出社会整体变化的现代概念相比较。

2. 医患关系的传统观念

(1)无法逾越的能力鸿沟:20世纪上半叶,人们对医患关系的传统看法是,医患之间无法逾越的能力鸿沟,不可能使患者真正理解医疗信息。Parsons(1951)感到,医生接受了大量专业知识和培训,与患者之间形成了巨大差别,因此不可能跟患者恰当地解释复杂的医学问题。患者基于对医生个人和医学专业整体的信任而简单地听从医生的建议。根据这一理论,患者完全依靠医生的智慧,受到医生强大职业道德的保护,这些道德规范迫使医生必须为患者的最大利益而施治。

从下面的分析中可以看到,医疗咨询或多或少有别于专家要向不懂行的客户传递并分享信息的情况——例如专科医师给全科医生提供建议,律师为购房者出具法律意见,科学家与商人合作,或者教师指导学生。在所有这些情况下,不同知识层次和理解水平的人需要达成妥协。要给予充足的信息以便成功沟通,要使客户做出知情选择或计划,而不被过多细节所迷惑。

(2)疾病的情感性质:那么医疗咨询中的何种差异证明 Parsons 的观点不无道理呢？一种论点是,疾病的高情感特征阻碍了理性的沟通和理解。被置于患者的角色而引发的焦虑和恐惧,使患者变得被动,采取一种依赖性的"病态"角色,愿意接受善意的、家长式的医疗建议。通过采取患病和康复的特殊待遇,患者被免除了日常责任。从这一论点类推,因为担心向患者提供关于疾病严重性的信息可能会对他们造成伤害,所以医生最好保护患者免受这种披露可能造成的情绪影响。

(3)职业权威:一种相反的观点(Freidson 1970)则认为,造成医疗会谈与其他信息给予情况迥异的,并非由于咨询过程之中的任何情感困难,而更多是医生想保持较高社会地位的必然结果。这一分析指出了保留信息的一个不太利他主义的原因。如果医生与患者之间社会地位的差别是医生这一职业刻意希望保留的,那么某种程度上就可以通过限制向外行提供医疗信息来达到目的。比之培养见多识广和自治的患者，神化医生的知识和贬低患者的知识可以说是更强大的驱动力。为保持专业人员于客户之间的分水岭，医生不可避免地要掌控一定程度的信息所有权。医生使用拉丁文就可以视为这一复杂迷局的一部分——患者主诉喉咙疼痛，医生的诊断意见就是急性咽炎。这种令人印象深刻的诊断仅仅是把患者的话翻译成不被患者分享的医学语言而已(Bourhis 等 1989)。

总之，已知的能力鸿沟、医患关系中的情感困难，以及医生保持职业威权的需求，都可能促使医生在会谈的解释与方案制定阶段保留医疗信息，使患者继续成为被动的旁观者。

3. 为什么现代研究成果会被误解为肯定了信息给予的传统成见

Tuckett 等(1985)认为，医疗界不正确地解释了某些关于信息给予的研究成果，以肯定其自身的传统偏见。

(1)有关信息记忆的早期研究：在早期的研究中，患者对信息的记忆显示比较差。Ley(1988)引用了不同作者发表的在医院进行的研究数据，约 60% 患者重复就诊中的信息记忆要好于初次就诊。在全科诊所里，Ley 发现患者初次就诊和反复就医后的记忆率分别是 50% 和 56%。Bertakis(1977)报告说初次就医的患者可以记忆 62% 的信息。Hulka(1979)主要对重复就诊的研究显示，糖尿病患者和孕妇记忆的水平较高，记住的信息超过 67%，而患儿母亲记忆的信息则高达 88%。

Ley 还说明了医生提供的信息量与患者记忆的信息量之间的关系。他的研究显示，在实验室环境下，所提供的信息条目越多，被忘记的比例就越高。这一结论在门诊患者中得到了验证，而在全科医疗中则没有证实。

Ley 的研究被广泛引用作为"证据"，证明：

• "患者对于医生所说的话能记住的很少。"
• "医生说的越多，患者能记住的越少。"

于是一个几乎是必然的结论是：

• 从一开始就不值得对患者讲得太多。

然而这些结论正确吗？即使只有 50% 的信息能被记住，难道意味着根本不值得向患者提供信息了吗？还是这恰恰启发我们应该寻找改善这些数据的方法？

(2)最近的研究：最新研究表明，患者实际能够记住比先前报告多得多的信息。Tuckett 等(1985)采用不同的研究方法，更贴近观察被记忆的信息，特别是分析了要点而不是医生提供的每一个信息，结果表明，在初级保健中只有 10% 的患者不能记住他们被告知的所有信息要点。有趣的是，就像先前预测的一样，一般就诊面谈后，在提供的信息更为患者所关切，以及患者潜在地更为焦虑时，记忆效果反而更好。Dunn 等(1993)发现，癌症患者首次接受肿瘤医生询问时，仅能记住由肿瘤医生所确定的 45% 的"要点"。Jason 等（2008）研究了肿瘤患者的记忆效果,年轻和年长患者能够准确记忆信息的比例分别为 49.5% 和 48.4%。尽管年龄增长会降低信息记忆,不过这样的效果只是出现在所有信息一并考虑的情况下。给予年长患者的信息越多,他们记忆的困难越大。此外,有着良好预后的患者其记忆的信息多于预后不良的患者。

事实上,Ley 从未暗示我们不应该努力向患者提供信息。在评论他有关"信息提供量与信息记忆量之间关系"的研究工作时,他指出以下几点:"请注意是被遗忘的比例提高了,这与患者得到信息越多,就比得到信息少的人越了解自己的疾病情况相一致。所以研究发现并不是说应当向患者提供更少信息。"在 Ley 的研究中,虽然被记住的信息比例总体下降,但患者记住的绝对量还是提高了。

（3）偏见的强化:Tuckett 曾有说服力地撰文说明,对 Ley 的研究发现的误解如何强化了医疗界的传统观念,又如何被纳入标准教学之中。Ley 的研究中符合传统模式的部分被发挥到极致,而不符合的部分则被抛弃了。医学生被告知患者不会记住他们所说的大部分话,因此他们要使话语简单。他们被教导说不必过于积极地给予信息,"只有把陈述的数目局限为两个,患者的记忆才刚好"（Horder 等 1972）。医生抓住 Ley 的研究来证明他们的观点,即除了基本信息外不再提供其他什么信息。然而如前所述,这些并非 Ley 本人的研究结论。他的观点是,医生应当运用一些策略来提高给予患者的信息数量,因此要增加患者能够记忆和理解的信息的总量。他希望医生能够提供更多、更清晰、更有条理的信息,从而使患者更好地知情。

4. 什么社会潮流影响了医疗信息的提供

（1）社会变化:近几十年来社会发生了许多变化,瓦解了众多的阶级和社会屏障。言论自由、性别和种族平等,以及信息自由的运动,彻底改变这个世界。随着教育水平的提高和个人财富的增加,人们对包括医疗卫生在内的各种服务的诉求期望逐步增强。从过去仅仅是治疗性医学向预防疾病和保健的转变,增强了人民对健康问题的意识。印刷媒体和大众传媒大量的文章和节目,以及互联网上的信息爆炸,使人们能获得更多有关健康和疾病的信息。而消费者和患者维权组织的出现也改变了患者的意识和医疗会谈中患者的影响力。

Hay 等（2008）的研究显示,87.5% 的患者在到风湿病门诊就诊前已经查询了他们自身的症状或可疑的表现,有 62.5% 的患者是通过互联网查询的。只有 20% 的互联网查询患者会在就诊过程中与医生讨论查询到的信息。Bylund 等（2007）研究了患者与医生讨论互联网健康咨询的经历,结果表明医生对患者努力的肯定,与患者对医生的满意度和肯定,以及患者的担心,相关联。医生认真对待此类信息会获得患者更高的满意度。Bowes 等（2012）研究表明患者利用互联网获取了有关其健康的知识,从而能最有效地利用与全科医生会面的有限时间,也使得医生更认真地对待他们的问题。患者期待医生能够给予医学信息、进行讨论、解释疾病,并且提供专业治疗建议。患者会优先考虑全科医生的意见而不是互联网上的。然而,如果医生表现出不感兴趣、轻蔑或高人一头的样子,这样的医患关系中患者会受到伤害,患者会偶尔地寻求其他医生的意见或者干脆更换医生。

立法重点关注患者在医疗中的权益,就是顺应了这些变化,并强化了患者的影响。社会在变化,医患关系也在变——公众经常质疑医生的知识和动机,不再表现为对医疗行业的盲目信任。现在的患者不接受医患之间存在"无法逾越的能力鸿沟"这样的观点。

Bracci 等(2008)研究揭示,在意大利,与肿瘤患者的沟通中,医生和患者双方的态度都有所改变。虽然在这个国家有明显的地域差异,不过患者对诊断和治疗认识的提高是一个普遍趋势。

Claramita 等(2011)研究了理想的医患交流模式和现实中的在东南亚印度尼西亚的实际情形。患者、医生和医学生表现得喜欢伙伴模式的沟通,但是观察到的截然相反,不尊重患者的教育背景的家长式的交流模式更为普遍。患者没有准备且犹豫是否要参与到讨论中来,尽管他们愿意参与,由此医生得出不需要伙伴式沟通模式的结论。Moore(2009)在尼泊尔的研究得出相似的结论。

Mitchison 等(2012)研究了在澳大利亚的移民及其亲属,有关肿瘤预后的交流方面上表现。在移民和英裔澳大利亚人之间,对信息公开的优先级别是有所差异的。然而,和以前的研究结果相反,移民及非英裔澳大利亚人的父母更渴望详细告知患者所患的疾病,通常包括疾病诊断。另一方面,移民的亲属表现得与父母不同,显得更具传统观念,非西方化的态度对待肿瘤患者护理,包括不公开诊断,在医生和患者间扮演协调者的角色。

(2)医学的变化:虽然一些病入膏肓的患者可能会采取一种依赖性的角色,只对医生的照料心存感激而不必有所承担,但是在现代西方医学实践中,绝大多数咨询都并非有关危及生命的疾病。并且,长期医疗护理和预防的作用正在持续扩大。结果,患者的焦虑程度及随之产生的沟通障碍减弱了——患者认为他们完全能够接受全面告知,并参与对他们的治疗。

(3)患者自主权:患者自主权已经成为医学伦理的一个核心原则,家长式的医患关系越来越被视为时代错误。正如我们以下所见,医患关系存在一种向消费主义关系巨大转变的危险。一种合作和共同参与的方法被认为是更适当的发展路径。

医生已经看到这些变化逐渐反映于他们的实际工作中。患者非常频繁地来寻求有关疾病预防措施的信息(如:预防骨质疏松的钙剂),期望自己能根据眼前的争论提前做出一个精明的决定。过去,医生可能只是简单推荐一下,并期望患者遵从。医生查房时并不经常进行病床边的讨论,而患者通常被认为对他们自己的治疗过程没有想法、没有感受，也不参与。也许现在最大的变化是在对严重疾病或坏消息的保留方面。不久前，不向患者提供癌症之类的消息以免患者受到信息伤害的做法还是一种规范。医生挡住了患者可能不能应付的信息。决定保守秘密还是与患者亲属一起说出真相，成了医生的责任。现在，西方医疗实践的钟摆摇到了患者的信息权上，医生要提供机会向患者告知有关他们疾病的信息，而只有当患者发出信号表示不想了解时，医生才可以不提供有关信息（Buckman 1994）。在平衡患者自主权和亲属参与决定的问题上，世界各国依然存在着重大的文化差异。例如在日本，医生在向患者本讲疾病预后时会说得很乐观，而向患者家属交代病情时说的则比较悲观（Akabayashi 等 1999；Elwyn 等 2002）。

5. 哪些研究证据表明提供更多信息会有帮助

患者希望得到比常规更多的信息。但是，我们能够证明信息的提供实际影响了他们的治疗结果吗？

很多证据都能证明信息提供的价值。Hall 等（1988）进行了一项荟萃分析研究，分析了可能改变医患之间关系的各种不同的"提供行为"的影响。他们查阅了1966—1985 年的文献资料，发现有 41 项独立研究将医生所用的沟通变量与患者的满意度、信息记忆或遵守医嘱的提高相关联。他们把所有可能变量分成 6 组，结论是：在所有类别中，医生给予患者的信息量，是患者满意度、遵从性、记忆和理解信息的最有力的"预报器"。这种患者满意度与信息量之间的正性关系，在研究沟通的文献中，是高度一致的发现（Bertakis 1977；Stiles 等 1970；Deyo 和 Diehl 1986）。

许多研究把信息提供与治疗结果的实际益处相联系，比如症状减轻，生理状态好转等（Kaplan 等 1989；Steward 1995）。Egbert 等（1964）的研究显示，麻醉师术前对患者进行的关于术后疼痛控制的教育，不仅可以导致少用止痛药，而且会使住院时间缩短。Mumford 等（1982）回顾了许多类似发现，说明信息提供或心理干预可以加快疾病康复，改善患者的手术之后或心肌梗死之后的治疗转归。

6. 是不是所有患者都需要更多信息

然而，是所有患者都需要更多信息吗？如果不是，我们怎样才能使信息提供个体化从而适应患者的需要呢？

在 Pinder（1990）对向帕金森病患者提供信息的研究中发现，尽管各个患者在希望获得的信息量方面差别很大，但医生却以一成不变的方式对待所有患者。绝大多数患者希望听到更多有关他们的疾病和药物治疗的信息，但并不是所有患者都如此。Jenkins 等（2001）对 2331 名癌症患者进行的一项大型研究表明，87% 的患者想要尽可能多的信息，而 13% 的患者更愿意把细节披露留给医生。众多其他的研究也表明，患者可以分成对信息的"探求者"（约 80%）和"回避者"（约占 20%）。其中"探求者"能够更好地应付更多信息，而"回避者"则能应付的信息较少(Miller 和 Mangan 1983;Deber 1994)。Steptoe 等(1991)研究表明,信息"回避者"显示出比信息"寻求者"对医患沟通有更好的理解和满意,但自相矛盾的是,他们的理解比较差。另一方面,信息"探求者"们尽管已经对信息有了比较好的理解,但他们对医患沟通并不满意,并希望获得更多信息。Tuckett 等(1985)发现,19%的患者不向医生提问,因为他们对了解更多医疗问题不感兴趣。Broyles 等(1992)的研究表明,只有 50%的有呼吸衰竭风险的新生儿母亲,在医生提供了关于机械通气的简要信息并询问是否需要更多细节性信息时,才会要求更多信息。

虽然大多数患者确实想要医生提供更多信息,但还有少部分患者却希望信息量少点。但是预测患者属于哪一类却不太容易。正如 Waitzkin(1985)所说:"研究已经清楚表明,有一种普遍表述的假定,工薪阶层患者并不想要医生对其疾病进行全面解释,这更像是因为他们对提问犹豫不决,而不是真正对信息不感兴趣。"Barsevich 和 Johnson(1990)的研究表明,进行阴道镜检查的妇女对信息的愿望,与她们探求信息的行为之间,只存在中等的关联性。一些重复性的研究报告也表明,假定老年患者不想获得有关病情信息的推论是没有理由的。虽然在轻微的程度上,老年患者比年轻患者偏于接受少量信息,但到目前为止,绝大多数的老年患者想要详细了解他们的病情(Davis 等 1999;Stewart 等 2000b)。

Hagerty 等 2004 年的研究表明,大多数代谢性癌症患者希望得到诊断方面的详细信息,而对信息告知程度、形式和时间安排不太在意。超过 95%的患者想从医生那里知道不良反应、并发症和治疗建议,85%的患者想了解治疗后最长生存期,80%的患者希望知道 5 年生存率,81%的患者想知道平均生存时间。

Alhalt 等进行了一项对多种族老年人的研究,在给予特定情境下,在医生估计他们的寿命不超过 5 年的情况下,65%老人想讨论疾病的预后,如果预估寿命不超过 1 年的话,这个比例是 75%。明显的比例差异说明老年人并不是什么时候都愿意讨论预后。尽管在不同的种族实验组间有显著差异,几乎所有的参试者都说医生不该基于不同种族进行假设。

7. 学习者可以运用哪些技巧帮助估计给予每个患者的正确信息量和信息类型

我们已经知道,以前医生一般会低估患者的信息需求,而且也确实有少数患者不愿意接受很多信息。因此,在信息提供中的一个关键挑战,是弄清楚而不是假定在特定环境下患者想要多少信息,然后再根据每个患者的需求裁剪信息量。以前我们倾向于对所有患者保留信息,以保护少数不愿知道太多的患者。现在的挑战是,如何告知大多数患者同时对少数患者的需求保持敏感性。我们还必须考虑,剪裁不仅要考虑提供"多少"信息,还要考虑告诉患者"什么"信息。我们应该考虑患者的既有知识,同时发现他们想要我们回答的问题。

回到与演讲的比较,你怎样才能根据听众的需要使你的演讲个性化,而不是基于对听众需要的假设而发表一个预先制定的演讲？首先,你可以按照原来计划的方式开始演讲,但要化整为零,分成若干节段,然后请听众就你所讲过的每一部分的内容发问。这将使你边回答问题边讲,并且同样重要的是,使你能够评估听众的理解水平和他们进一步的要求。其次,你可以有意地在一开始就询问听众他们对讲座题目有什么了解,他们对这一领域有什么问题,并希望能回答什么特别的问题。在整个演讲过程中,你可以重复这样的过程,不断询问有哪些进一步的信息会有帮助。换言之,你可以通过增加互动性,而由"推铅球法"转向"抛飞盘法"。这正是我们在医学访谈中最有帮助的技巧。

(1)分段与检查:分段与检查是医学访谈中解释与方案制定阶段的重要技巧,不仅可以评估给予患者信息的正确数量,而且还有助于患者准确记忆信息,达成医患双方的共同理解。

所谓分段和检查,就是医生把信息分成小块儿传达给患者,在推进过程中要停顿下来检查一下患者是否理解,并以患者的反应为指南来看下一步需要什么信息。这种技术对于评估患者总体信息需求是很重要的组成部分。如果你一小段一小段地提供信息,给患者充分的机会发挥作用,他们就会发出清晰的信号,表明他们还需要多少信息及什么类型的信息。

> 医生:"真的,根据你描述的症状,以及你活动以后和晚上喘息加重的典型表现,我有理由相信你所描述的是哮喘病,我们应该考虑给你一些治疗。"(暂停)"你现在清楚了吗？"
> 患者:"是的——我想是的。但是我不敢肯定是否真正理解什么是哮喘。它是家庭遗传的病吗？"

(2)评估患者的出发点:给予患者信息的一个关键性互动步骤就是"评估患者先前所掌握的知识"。如果不主动弄清患者的出发点,你怎么能确定在什么水平上提供医疗信息？你又怎么估计你对问题的看法与患者看法的差异度？如果不早点儿发现患者对自身问题的理解,你怎么知道采取什么方法达到共同理解？

向一个大学讲师和向一个手工匠解释糖尿病的一个新诊断显然不是一回事儿,因为他们的理解水平和处理信息的潜在能力非常不同。但是,不直接询问患者的既有知识而做出这种假定却很危险。这个天文学讲师可能很不了解糖尿病,只知道糖尿病会导致失明,从而威胁其职业生涯。而这个手工匠可能从小随患糖尿病的父母长大,对糖尿病有高度的了解。因此,在进一步详细解释之前,不妨先询问

> 医生:"我不知道你对糖尿病了解多少?"
>
> 患者:"哦,我知道的不多——我在大学里最好的朋友得了这个病。"
>
> 医生:"如果我能了解一点你都知道哪些,肯定会有帮助,这样我可以帮你查漏补缺。"

同样的,探知每个患者对信息的总体愿望也非常重要。我们已经看到,虽然大多数患者希望医生能提供更多信息,但还有相当可观的少部分患者希望少点信息。我们如何发现某一特定的患者究竟是信息"探求者"还是"回避者"呢?将信息分段和检查,以及向患者提问等,都是评估患者总体信息需求的间接方法。更直接的方法是在会谈的过程一开始就询问患者

> 医生:"关于帕金森病及其治疗的用药问题,我有许多信息乐意与你分享。有的患者愿意知道很多这类事情,而有的则宁愿最低程度地了解。那么,您本人希望了解多少呢?"
>
> 患者:"喔,医生,我不敢肯定今天能听进去很多。或许,我们可以只安排一下治疗,几星期以后我带我妻子一起来。"

记住,患者对信息的偏好和需求可能随时随地变化。例如,一位临终患者可能因为生命即将终结,而从回避和否认,转向接受和更公开地谈论病情。我们应该意识到这种转变的可能性,而不能假定任何个人对医生以上问题的回答都一成不变。

(3)询问患者其他什么信息会有帮助:如前所见,医生常常误解患者所需信息的类型。他们经常不解释说明"发生什么了,为什么会发生?为什么是我?为什么是现在?如果什么也不做会怎么样?"之类的问题,而比起有关治疗的信息,患者更想要这一类的信息(Helman 1978)。猜测每个患者的个人需要极其困难,直接询问是防止遗漏重要信息的一个明摆着的方法。

> 医生:"您还有哪些问题需要我解答吗?或者,还有哪些要点我没有说到吗?"
>
> 患者:"您认为我会传染别人吗?我的意思是——这病传染吗?"

(4)在恰当的时间进行解释:在医疗咨询过程中一个常见的困难发生在过早地给患者提供建议、信息或安慰。举个例子,在信息收集阶段,一个哮喘患儿的母亲

可能会提出以下问题。

> 患者母亲："索菲这次感冒后情况相当不好——她能用些抗生素吗？"
>
> 医生："我敢肯定答案不是抗生素，她的感冒诱发了哮喘，她没有肺部感染，我们 实际要做的是治疗她的哮喘。"
>
> 你发送了一个标准的演讲，然后继续采集更多病史，并且发现索菲夜里发热和不舒服。检查显示单侧肺部出现了阳性体征。你开始往回找话，并且感到索菲母亲已经对你失去信心。
>
> 医生："啊，尽管刚才我那样说，但这儿的确有点问题，需要抗生素治疗。"

如果换个做法，你可以简单表示听到了她的问题，等你掌握了你需要的所有事实后再行处理。

> 医生："这个问题问得很好。如果你不介意的话，先把这个问题放一会儿，等我检查完了索菲之后，再来回答你。那时我就能给你一个更好的解答。"
>
> 等你把检查所见解释完之后
>
> 医生："回到你刚才的那个问题——很明显今天索菲的肺部有问题，需要用抗生素治疗。你愿意估计一下，她的哮喘什么时候加重了，并且肺部感染从什么时候开始的吗？"
>
> 患者母亲："是的，我愿意，但并不容易。"
>
> 医生："噢，多数情况下，感冒只诱发哮喘，但不引起肺部感染。"

（二）帮助患者准确记忆和理解

解释与方案制定的另一个重要方面，就是如何给予让患者更容易记忆和理解的信息。在之前关于正确的信息数量和类型的部分里，我们探讨了在信息给予中需要转向高度交互式的"抛飞盘法"，以便根据患者需要剪裁信息。但这并不意味着我们要舍弃从"推铅球法"中学到的教训。提供信息的方法要么会让患者获得很好的记忆和理解，要么会让患者经历一次极不满意的学习过程。

那么，如何才能达到"好好构思，好好传达信息"呢？如何给予信息而使患者能理解和记住你说的是什么？有一条关于演讲的古老谚语："说出你将要说的，说，然后说你已经说了什么。"此谚语认为，一些组织和结构技巧能使信息给予更加有效。

在此之上,我们还需要加上对语言措辞的恰当运用、视觉辅助,以及检查理解程度的技巧。这些就是我们现在所探讨的在医学访谈过程中的特定技巧。

1. Ley 对患者记忆的研究

在 20 世纪 70 年代和 80 年代,Ley(1988)开展了综合性研究,旨在了解哪些沟通技巧会增进患者对信息的记忆。他的研究最初以心理实验室里的试验为基础。后来他把研究转到临床环境下——医院和全科诊所的医生都被传授了多种技术,以观察早期的实验室结果能否在诊室里复制。下面是我们对 Ley 的研究发现进行解释。

(1)信息分类:设置语言标志的例子。

在这一技术中,临床医生预先告知将要向患者提供哪些类别的信息,然后按类提供信息。

> "有三件重要事情我要跟您解释。第一,我要告诉您我想错了。第二,我们应该做什么检查。第三,可能的治疗是什么。首先,我想您已经……"

Ley 的研究证明,采用这种方法,无论是在实验室还是在临床试验上,患者的记忆水平都提高了,记忆率从 50% 提高到 64%。

在此有两个处理过程。第一是信息给予的有组织化。分类使要传达的信息被分成若干部分,并使各部分之间遵循一个逻辑顺序。第二是把信息分类情况明白无误地告诉患者。这实际是语言提示标志的进一步例证,语言标志技巧已经在第 3 章里介绍过了。它是一个过程,是向患者解释会谈下一步内容是什么及为什么。向患者提供一个公开的接诊咨询结构,可以减少不确定性和焦虑,而不确定性和焦虑会阻碍医生与患者之间的有效沟通,并降低患者的记忆和理解。这就类似于一个有效的演讲者有一个计划,在演讲开始时就向听众说清楚他的计划。

(2)为重要信息加上标注:另一个语言标志的例子。

Ley 在他的研究报告里,再三强调了"首次效应"问题——人们对听到的第一个信息记忆最深。他的实验室试验显示,医疗信息按先后顺序提供给志愿者,结果早给的信息比后给的信息更多被记住。然后他在临床环境下继续试验。他以前的一项研究曾显示,患者对诊断信息的记忆要比对指示和建议的信息记忆得更好,因为患者认为关于疾病诊断的信息比关于疾病治疗的信息更重要。人们通常更能记住他们认为最重要的东西。为观察患者对指导和建议的记忆是否能提高,Ley 在医院门诊环境中以不同的先后顺序为患者提供信息。结果发现,首先被给予有关治疗意见信息的患者能够记住其中 86% 的信息,而稍后被给予治疗意见信息的患者则可以记住其中的 50%。有意思的是,患者所记忆的信息总量没有增加,因此对指导和建议的信息记忆多了，对疾病诊断信息的记忆就减少了。

虽然"首次效应"在信息给予中的重要性显而易见，但对于 Ley 关于先提供"重要"信息的结论，我们却有所保留。Ley 建议，为增强患者的遵从性，医生应该在提供诊断信息及其原理之前，先提供治疗信息与建议。这一观点的前提是患者对治疗信息记忆不好，因此如果记忆不能最大化，那么对治疗计划的遵从就会受到影响。然而，如果总的记忆量不变，那么对治疗信息的记忆增强，对诊断信息及其原理的记忆就会下降。尽管记住治疗计划是患者遵从医嘱的必要条件，但在实践中此举果真能够提高患者对医疗计划的遵从，还是会有其他影响因素？Ley 已经说过，患者认为诊断信息比治疗信息更重要，因此看来，减少患者对疾病诊断信息的理解就不会对他们遵从医嘱产生不利影响吗？如果患者完全记住了医生关于治疗的信息，但因为对自身病情或者医生的观点不太了解而不想遵从医嘱，那该怎么办？

> "他告诉我一直要一天两次使用这种类固醇吸入剂。但我现在很好，不需要使用任何药物"

显然，记忆不是一切。应该由谁来说明什么才是最"重要"的信息？医生和患者在这个问题上看法可能大相径庭。Ley 的方法是"以医生为中心"的，即由医生来决定什么是患者要理解的最重要的信息。这与 Tuckett 等（1985）的研究工作相反。Tuckett 强调发现和满足患者个体化信息需求的重要性，具体内容我们将在下一节介绍。

另一个更有价值的信息是，Ley 发现，医生如果把某项特定信息贴上"重要"的标签，会有助于提升患者对医生观点的认识。这是语言提示标志的另个一例子。

> "非常重要的是，你记住这个……"

（3）分段和检查：我们可能会争辩说，这里的关键问题不是如何使信息有序，而是如何避免把大量信息一股脑儿地灌输给患者。一个冗长的独白会产生强烈的"首次效应"——患者还在思考第一点，而医生已经讲到以下三点了，因此患者注意力分散而无法听清楚以后的信息。如果目标是提高患者记忆、理解和遵从诊疗计划，那么我们建议首先应该降低"首次效应"发生的可能性。

这可以通过分段和检查得以实现——就是说，把信息分成若干小片段传达给患者，每段之后停顿，检查患者是否已经理解，并以患者的反应为指南判断下一步需要什么信息。只有这样患者才有可能记住和理解医生提供的信息。当他们消化吸收了每一段信息后,就会准备接受下一段信息。这种技巧对于评估患者的总体信息需求量也是至关重要的。如果逐段提供信息,而患者有充足机会发挥作用,那么医生就能接收到关于患者还需要的信息数量和类型的清晰的信号。

(4)重复:"重复"技巧有两个要素,可使患者记忆信息的水平大有不同:医生对重要要点的重复;患者复述信息。

医生对重要要点的重复能帮助患者加强记忆,无论在实验室环境下(Ley 1988)还是在诊室里(Kupst 等 1975)都得到证明。Kupst 的研究显示,患者对单次提供的信息的即刻记忆率为 76％,而当医生重复后,患者的记忆率为 90％。

> 医生:"好,我重复一下。我们已经决定用药膏治疗你的真菌感染,你每天涂抹两次,连续使用两周。如果不见好,你再来见我……"

患者的复述也是一种高度有效的技巧。通过要求患者用自己的语言复述他们的理解,医生可以检查患者对信息的理解,必要时医生予以澄清。在 Kupst 的研究中,患者的复述结合医生的重复,可使患者的即刻记忆达到 91％。而对于一个月之后的记忆,患者复述结合反馈被显示是最有效的方法。患者复述给医生和患者都带来了好处,使他们能够尽早了解患者理解了什么。

Bertakis(1977)进行了一项研究,以评价患者复述信息和医生澄清问题的用途。研究证明,当家庭医生接受了这些技巧的训练时,患者对医疗咨询更加满意,对信息的记忆也由 61％提高到 83％。

要求患者复述的困难在于医生需要把握的措辞和语调。如果暗示患者能力有限,不一定能理解聪明医生所说的话,医生的复述要求很容易听起来像是施惠于患者。因此,练习好措辞对个人来说非常重要。

> 医生:"我知道今天给了你很多信息,我担心我可能没有表达清楚——如果你能把我们目前一致同意的部分复述一下,对我会很有帮助,以便保证我们之间保持同步。"

Kemp 等在 2008 年通过患者观察事先准备的记录医生行为的录像带,以期揭示何种方式是评估患者理解并最有成效地接受信息的方法。观察到三种谈话方式。

①是-否方式:我已经告诉了你很多信息,你理解了吗?

②协商方式:我能想象你对这个斑块有多焦虑。我已经告诉了你很多信息,如果能听到你说确实理解了斑块以及相关治疗,那对我很有帮助。

③直截了当方式：你严格按照我所说的去做很重要，你听懂了吗？

协商方式，需要患者的复述和以患者为中心的谈话方式，是最被推荐的。

Bravo 等 2010 年针对全科医生的观测研究再次表明，患者在接诊室中被医生要求复述一遍的话，他离开诊室后记住的信息会更多。

Frink 等 2010 年研究在手术知情同意谈话中患者复述的价值。随机分组实验表明，复述明显提升患者的理解力。

（5）语言：我们已经看到，使用专业术语是沟通中的一个主要问题，患者由于担心自己显得无知而很少要求医生澄清。问题不在于技术语言（Hadlow 和 Pitts 1991），在医疗环境下即使简单的日常用语也可能语意模糊不清。Mazzullo 等（1974）的研究显示，52％的患者把"治疗（for）"液体潴留（水肿）的药片误解成"导致（cause）"液体潴留的原因。因此 Ley 建议医生尽量简化信息，帮助患者记忆和理解。这可以通过以下方法获得：

- 减少专业术语的使用。
- 若非要用行话不可，应加以解释。
- 使用更短的词汇。
- 使用更短的句子。

最近的研究再次证明，无论患者的医学读写能力如何，医生给予明确和简洁的信息的必要性，以及对于医务人员最有价值的信息传递方式就是与患者面对面的讨论（Shaw 等 2009）。

（6）保证解释或建议足够特别从而使患者理解和遵从：Ley 引用 Bradshaw 等（1975）的研究结果来说明，特定的陈述比泛泛而论等容易记忆。女性肥胖症患者可以记住 16％的一般性节食建议，但对特殊的建议，则能记忆 51％。

在某些情况下，医生提供更为特定的建议会使患者更容易理解，如告诉患者如何服用药片。但是，我们对在任何情况下都用这种方法持保留态度，因为提供特定的建议可能会跟教条式说辞混为一谈。

后面我们会看到，许多研究证据支持一种合作模式，其中患者参与选择，医生提供治疗选择和建议而不是指令。当医生主动寻求患者对医疗建议的反应并进行恰当协商时，患者对医疗计划的依从性提高了。Ley 建议，告诉患者要减 30 磅，比笼统地告诉他们要减肥，能导致更好的记忆。但是，这会导致更好的遵从吗？如果患者记住的全部变成了以下内容该怎么办呢？

> "30 磅？我一辈子都没减过那么重——不行！"

所以，这里又有一种方法。提出建议、引发反应并进行协商。然后，在过程的最后，特别澄清明确达成一致的计划。如何做到"特别"，取决于任务的复杂性，在简单的指示中,要想特别相对容易,但是在像健康促进或者预防医学等复杂领域,没有动机而策动患者的良好记忆是没有意义的。做到特别需要权衡谈判的技巧和有动机的面谈。

(7)运用视觉手段传达信息:很多研究都表明,使用图表、模型、书面信息和指导说明书能够增加患者的知识和增强遵从性。有大量文献证明印刷资料的有效设计能够增进患者的使用、理解和记忆,这些都在 Ley(1988)的报告中得到很好总结。

Tattersall 等(1997)、McConnell 等(1999)、Sowden 等(2001)和 Scott 等(2001)回顾了向患者提供经过编辑的有关疾病信息的更现代的方法,包括:提供真实的就诊录音或录像带,以及在就诊结束后写信给患者,结果表明这两种方法都提高了患者的记忆、理解、满意度和能动性。相反,关于病情的一般性的录像带,不但没有提高,反而降低了患者对特定会谈的记忆和满意度。Tattersall 等(1994)研究发现,比之信函和与肿瘤护理专家谈话,患者更重视录像带。Hack 等(2007)研究发现前列腺癌患者对录像带评价很高,因为这些录像带帮助患者增强了对这种危险性疾病及治疗相关信息的理解。

Van der Meulen 等(2008)系统回顾了通过干预从而提高癌症患者医疗信息记忆能力的文章。他们的结论是,患者自己就诊的录像带比口头信息更具有价值,但是给予关于疾病的一般性录像带并没有提高记忆,反而会抑制患者的记忆。

关于录像材料和录音带的使用有几点应当注意的问题。

· 书面或视听材料单独使用,或者作为与患者互动的替代物作用不佳。为发挥其最大效益,医务人员需要:

—介绍这些材料,追访使用情况,根据个体患者的需要对材料进行个性化处理。

—当患者看过材料之后,要创造机会让他们提问。

· 如果患者对材料中所使用的语言不熟练,那么材料可能不适合患者。

· 如果患者是文盲,那么书面材料(包括书面说明书和图表)就不适合该患者。即使在教育普及的国家,文盲的人口比例也要远高于医务人员的认识。

对有助于患者记忆和理解医生解释的各种技巧所做的总结在表 6-2。

(三)达到共同理解——融合患者的观点

在以上分析中,我们详细考察了各种可用于提高患者记忆的技巧。这一方法主要关注的是对医生认为重要的信息的记忆。然而,我们从 Kindelan 和 Kent(1987)以及 Ley 自己的分析中已经看到,患者和医生认为的重要事情并非总是一致的。因此,只关注医生认为他们的患者应该被告知的内容及给予这些信息的最好的方法,仅仅是故事的一半。来自患者角度的信息需求是什么呢(Grol 等 1991)?

提出这个问题,并不是要否定 Ley 及其他学者的发现,他们提出了能够使医生更清楚地给予信息及使患者更多记忆信息的重要技巧。但是,我们需要进一步分析如何使信息提供与患者的真正需要相匹配? 医生如何对患者提出的问题做出相关解释? 如何探知患者对所提供信息的看法? 如何与患者达到共同理解?

1. Tuckett 及其同事关于患者理解的研究

Tuckett 等(1985)在《专家相遇:在医疗咨询中共享意见的方法》(*Meetings Between Experts:an Approach to Sharing Ideas in the Medical Consultation*)一书中所描述的他与同事的研究,是我们理解信息给予中共享方法的核心。他们的发现,以及对另一种方法学的使用,极大地扩展了我们的理解并挑战了以前的认识。

(1)Tuckett 及其同事的方法学:Tuckett 等深入研究了英国 16 位全科医生所做的 1302 次医疗咨询,提出要牢记的以下三个原则。

①不是所有信息都同等重要。以前评价信息给予时,要数出患者记住医生陈述的总数。但是也许某些信息比其他信息更重要。如果患者记住了最重要的几点却遗忘了一部分信息,有关系吗? 如果患者虽然记住了更多的医生陈述,但这并不是他们理解病情所需要的信息,对其理解会有帮助吗? 我们需要考虑的是什么信息被传达了,而不仅仅是多少。因此 Tuckett 的团队设计出一个办法,来确定什么是医生陈述的"关键"点。这个方法使得对患者记忆的分析,不仅与医生的全部陈述联系起来,而且也和患者理解病情和治疗所必需的陈述联系起来。

②记忆并不必然意味着理解和承诺。仅仅提高患者对信息的记忆并不必然导致更好的医疗结果。如果患者能够记住医生所说的话,却不能理解其中含义怎么办? 我们要超越记忆看理解——记忆固然重要,但其本身并不是信息给予研究的圆满终点。因此 Tuckett 等看到以下三个衡量医疗结果的指标。

• 患者记忆。

• 患者理解——患者是否正确理解了被告知的信息?

• 患者承诺——患者是否同意医生的主要观点? 这些观点是否与他们自己的解释模式相冲突?

③对信息给予的需要既要从患者的角度也要从医生的角度来看。信息给予的问题并非简单的是医生如何给予他们希望传达的信息,它还包括患者如何发现他们自己想要的信息,以及医生如何在这一过程中帮助他们。Tuckett 等因此考察了信息给予的两种方法。首先,他们考察了 Ley 关于信息给予中"澄清"的概念。医生运用 Ley 建议的能力(清楚的信息分类,合乎文法的陈述,措辞连贯一致,避免使用行话,避免不加解释的假设推定、注意语速节奏和声音的能听度)对患者记忆、理解和承诺有什么影响? 其次,他们从一个全然不同的观点,即"交换看法以求共识"来考察,这一观点是以社会人类学家如 Helman(1978)等的研究为基础的,它非常类似于我们在第 3 章探讨过的"疾病－患病"模式,并向"相互理解的共同基础"这

样的重要概念转变。那么,了解患者的信念体系并考虑患者自己对疾病的看法有助于信息给予吗?为了回答这个问题,Tuckett 的团队考察了医生如何鼓励患者自愿表达并详细阐述他们的看法;医生如何对证明患者有所看法的任何证据做出回应;医生的思维和推断在多大程度上直接影响了患者看法;医生在什么程度上检查了患者的理解水平。

(2)Tuckett 及其同事关于医生提供信息的研究说明了什么?

- 正如所料,医生给予的信息更多着重于在诊断的重要性和治疗行动上,而非疾病预防措施或疾病所涉及的问题。
- 只在少数情况下,医生的观点能被清晰地表达。
- 只在 50% 的场合下,医生用基本原理来证明他们的观点。
- 即使解释了基本原理,医生也很吝啬于内容,而且缺乏清晰度。
- 医生几乎从不把他们的解释与患者的观点或信念联系起来。在 405 例医疗咨询中只有 12 例,医生的解释与他们患者的信念相关。
- 只在 6% 的咨询中,医生首先引发出患者的意见和解释性信念。
- 即使患者自愿地或暗示或直言他们的意见,医生仍然只在 7% 咨询中请求患者详细阐述他们的意见。
- 医生不仅不要求患者详细阐述意见,而且常常回避它们,打断患者陈述或者故意阻止他们的表达。
- 只在 7% 的咨询里,医生以某种方式检查患者是否理解了医生所说的话。

总之,Tuckett 等的研究显示,医生很少能表现出必要的组织技巧和其他沟通技巧,从而使患者清楚他们的努力。研究还显示,医生对患者的理论、假设或理解不感兴趣。不幸的是,更新点儿如 Campion 等(2002)的研究,情况依然如此。所以,与两个“如何”给予信息的研究模式——Ley 模式和“疾病-患病”模式——相关,别指望医生在努力提供信息方面特别有效!

(3)Tuckett 及其同事的研究,表明患者会对医生的信息提供产生什么影响?

患者试图影响医生的信息给予吗?是公开地还是隐蔽地? 为了评估患者如何经常地试图在咨询中扮演积极角色,Tuckett 等研究了患者所使用的以便影响从医生那里获得信息的一些策略。

- 表明他们自己的解释模式。
- 寻求明确医生的观点和指示。
- 询问医生原因和原理。
- 表达疑问。

他们这样做的方式可以是公开的也可以是隐蔽的。

研究显示出患者非常高的参与水平。实际上,85% 的患者至少参与过上述四种行为中的一种。但是,这种参与绝大多数都以隐蔽的方式进行,运用暗示和隐晦

the problem,而不是公开地、用清晰的陈述或提问来进行。这一研究结论与其他研究结论非常吻合，显示出公开提问的患者比例很小（Svarstad 1974；Roter 1977；Stimson 和 Webb 1975；Beisecker 和 Beisecker 1990），而患者想让医生听到他们的看法和问题的各种间接尝试也非常重要（Levinson 等 2000）。Hudak 等（2008）研究表明患者仅将53%关注的问题告知了骨科医生。骨科医生积极回应了患者提出的66%的关注点。仅有两个关注点被直接的医生询问回应了。

患者的参与对医生的信息给予有什么影响？ 当患者公开参与时，他们很可能获得更多的信息。隐蔽式参与的影响效果小多了。Svarstad（1974）、Boreham 和 Gibson（1978），以及 Roter（1977）等人的研究，也说明当患者公开提问时，医生予以解答，于是患者得到更详细的解释。

所以，患者能对医生的行为施加相当大的控制，而如果他们想获得更多信息，那么聪明的做法就是公开而非隐蔽地提问。然而，也可能有不尽人意的结果。如果医生没有积极回应患者关于病因病理的提问或者患者所表达的疑问，那么患者就很可能在咨询中体会到医生的回避态度和行为，医生和患者间的关系紧张也会增加。Roter（1977）和 Kaplan 等（1989）也发现，患者提问越多，就越会增加医生的焦虑和愤怒，尽管这种现象被解释成一种患者参与的指征，而不被认为是一个负面的研究发现。

患者觉得他们想向医生提问吗？如果是，他们为什么不公开提问？ 在 Tuckett 等的研究中，76%的患者事后说，在面谈过程中他们有一些特定的疑惑和问题，但没有向医生提及。为什么踌躇于提问呢？为什么当他们终于鼓起勇气时，又常常是隐晦地提问，对他们的信息需求只给出一些间接的暗示？研究中的患者对他们的行为提出如下理由。

- 并不取决于他们来提问、表达疑惑，或者觉得这些行为好像他们的看法非常重要（36%）。
- 担心被医生看不起（22%）。
- 被医生的负面反应所吓到（14%）。
- 太慌张或匆忙，以至于不能提出连贯一致的问题（27%）。
- 怀疑医生当时是否会再多告诉他们些信息（22%）。
- 忘记提问或者等下次确定他们的问题比较合理之后再提问（36%）。
- 害怕知道病情真相（9%）。

只有19%的患者在会谈中显出他们的知识差距，并说明他们不提问是因为他们对答案不感兴趣。

澳大利亚的一个大急救部门的沟通研究中，联合使用录音带和记录来分析观察，Slade 等（2008）研究表明，绝大多数的沟通模式是医生提问、患者回答。这种问诊模式不仅在问病史阶段使用，而是贯穿于整个问诊过程中。很少有机会偏离这

164

种问答结构,患者和他们的家人很少问任何问题,表明他们认为在这种模式下他们不适合问问题或感到太害怕。

(4)患者和医生的方法对患者参与信息给予的综合影响是什么?

将 Tuckett 等对医疗咨询中患者行为和医生行为的研究结果结合起来,导致的却是令人沮丧的结论。双方显然都采纳了医患关系的传统观念中所预言的各自角色。患者感到理解与否与己无关,提问也不取决于他们。他们害怕医生对他们所提问题的反应。总体而言,85%的患者试图参与意见、提问或表达疑惑,但大多数都使用暗示和含糊的提问而不是公开提问。医生在提取暗示或隐晦信息方面表现不足,不鼓励甚至积极阻碍患者表达意见,当患者大胆表达意见或提出问题时,经常反映出更加的紧张。因此,医生的行为与患者的认识共同作用,加强了患者的被动角色,从而使医患之间的共同理解难以发生。

医生控制信息的传统显得非常强——患者接受被动角色,并且假定掌握主动权的医生是公正无私的。不幸的是,医生和患者的行为自身能永远存在——患者和医生的以往经历强化了笼罩着医患关系的对权威的态度和顺从。

(5)医生和患者能否在信息给予过程中更积极地相互影响,走向共同理解?

我们已经看到,患者在医疗咨询中越积极主动,就越能得到他们想要的信息。同时,如果医生愿意,他们毫无疑问能够影响患者,使他们发挥更积极的作用。Svarstad(1974)的研究表明,避免使用某些抑制行为的医生能使患者有更多提问。抑制性情况包括:看钟表,使用行话、不可理解地咕哝、打断患者的话、忽视患者的评论、表现不友好,以及仓促结束咨询等。医生似乎能够根据不同情况变换他们的行为,迫于时间压力,他们会运用更多的沟通限制策略。因此,医生和患者都能影响咨询中信息分享的程度。

(6)Tuckett 等关于患者信息记忆的研究与以前的研究相符吗?

Tuckett 及其同事的研究中的一个非常重要的发现是,患者能够记忆的信息远远多于以前研究所透露的数量。他们发现只有10%的信息被遗忘,不同于 Ley 的研究中所说的30%～50%。鉴于过去医生曾用患者的记忆差来证明给予患者有限信息的合理性,这一新的发现极为重要。那么造成这一重大差别的原因何在呢?

虽然有可能是因为所研究的会谈发生的场合不同,但目前看来最有可能的原因是 Tuckett 团队用于评估患者记忆的方法学不同。第一,他们只评价患者是否记住了医生说过的"关键"点。这就非常不同于看患者记住了医生全部谈话中的多少陈述。第二,以前的研究采用"自由回忆"法,研究人员询问患者一般性问题,如"关于你来就医的原因,医生说了些什么?"然后不允许探询。Tuckett 等则采用了"探询式回忆"法,研究人员使用一种标准的面谈方式,但是允许去发现患者的真实意思并澄清他们的回答。

(7)医生的解释被正确理解了吗？

大约90％由医生所提供的信息要点能被患者记住，但它们能被理解吗？Tuckett和他的同事们通过第三方评估，将患者对所接收的信息的理解与医生的真实意思进行对比，结果再次发现患者相对较高的理解水平——73％的患者对他们被告知的信息要点有正确的理解。

Tuckett等观察到两种关于"如何"给予信息的概念(即信息清晰度和通过交换观点获得共同分享)对患者理解的效果。令人吃惊的是，在医生解释的清楚与否和患者能否正确理解医生意见之间完全没有关联性！

但是，如果尝试将共同分享的价值与患者的理解相关联，则产生出两者之间存在关系的证据。如果在咨询中医生抑制或规避患者的意见，那么比起医生在咨询中不压抑或规避患者的意见来，就更可能导致患者记忆和理解的失败。患者的理解率由40％下降到29％。这一点提醒我们，重视患者的解释框架确实可以提高患者的理解。由于医生极少表现出所需要的恰当技巧，因此不可能评估共同分享的其他方面。患者的理解难得被医生检查和澄清，患者的意见和信念也不常被发现，而所给的基本原理更难得与患者的解释性信念相联系，因此它们对患者理解的影响效果难以确定！

为了获得有关医患之间彼此交流看法重要性的进一步信息，Tuckett等进行了一次对咨询的小样本的定性分析。对这些医疗咨询音像的进一步考察及咨询后的会谈都表明，当医生提供的信息不符合患者自己的解释框架时，患者在记忆和理解信息方面都会有一些特别的问题。理解问题的关键看来是患者加诸医生解释上的自己的详细看法。如果与医生的解释相匹配，那么就产生好的理解，即使医生解释的既不清晰也不够多。但是，如果医生和患者的解释框架不相符合，那么患者的理解就很糟糕。不足为奇的是，吸收那些不熟悉的、不期望的或者威胁性的信息更加困难。因此，医生提供的模糊和杂乱无序的信息，很可能毫无帮助。

不好的信息给予显然会导致相当范围的误解。如果医生与患者的观点存在分歧，患者就可能在医患双方都意识不到情况下，得出一个与医生想要表达的内容完全不同的版本。由于医生既没有发现患者的观点，也没有清楚地转达与患者观点不同的意见，也没有在给予信息之后检查核对患者的理解，因此患者非常可能曲解了医生的信息，甚至错误地假定医生是在肯定他们的观点。相反，如果医生与患者的观点非常接近，那么医生就更容易逃避杂乱无序和模棱两可的后果，因为医患之间业已存在了共同点，不太可能发生误解。

(8)患者遵从医生的观点吗？

绝大多数(75％)记住并且理解了所提供的信息的患者也会遵从医生的观点。研究再次证明，如果医生在咨询过程中抑制或规避患者意见，比之在咨询过程中不抑制或规避患者意见，更可能导致对医生的观点缺乏遵从。

定性分析显示了遵从医生观点的患者与不遵从医生观点的患者之间所存在的较大差异。遵从者通常期盼他们所听到的并且已经同意了的信息。然而,如果患者一开始就跟医生看法不一,那么咨询本身好像难以改变他们。患者拒绝接受医生的观点而热衷于自己的观点。由于医生很少关注患者的意见,因此一直不清楚患者的想法,无法针对患者观点进行解释。Tuckett 等坚信,不先确定患者的真实想法,就不可能彼此交换双方的意见,也就不可能提高患者的遵从。

如前所述,许多患者表达了疑问或者要求医生进一步解释其原理。Tuckett 等研究表明,以这些方式向医生表明提问证据的患者,在咨询结束后,更有可能不遵从医生的观点。患者似乎更强烈地警告我们需要认真对待他们的观点和思想。然而,总体上讲,医生还是忽视了患者共同探求彼此观点的努力。

(9)Tuckett 及其同事的主要结论是什么?

Tuckett 等结论是,需要采取两种合作方法以鼓励在患者记忆、理解和遵从方面的成功。

- 澄清,以便患者能够理解医生所说的话,了解医生的观点与自己的观点之间是否存在分歧。
- 结合检查患者对所给信息的诠释和反应,探知患者的信念和意见。医生需要有意愿地探寻医患之间的观点分歧,并与患者协商一个共享的解释模式。

Tuckett 等建议,我们需要改变解释与方案制定的方法,使其成为“专家的会议”——,即在拥有不同专门技术的双方之间,开诚布公地分享我们的解释模式,其中一方是医学专家,另一方则是具有独特经验的个体。

虽然 Tuckett 等研究清楚表明,医患间解释框架的差异导致了患者更糟糕的理解和遵从,但没有直接证据证明他们所建议的方法的有效性。很少有咨询显示医生对患者意见的主动探寻,或者显示与患者的解释性框架相联系的包容性解释,所以统计分析证明不可能。这就留下了个一知半解的问题:如果我们确实引发出患者的互相矛盾的意见,予以充分考虑,并联系它们来解释我们的发现,那么我们能增进患者的理解和遵从吗?幸运的是,还有许多其他人的研究,不但肯定了 Tuckett 等的工作,而且对这些问题加入了进一步的见解。

2. 支持共同理解的其他研究工作

Tuckett 及其同事关于“坦率分享解释模式”的概念,非常符合我们在第3章里讨论过的“疾病－患病”模式和“双方相互理解的共同基础”的概念。当时我们倡议用一个“三阶段”计划去发现患者的想法和其他方面。

- 确认。
- 接受。
- 解释。

这一计划结合医生和患者两者对问题的理解结合,而达到双方相互理解的共同基础就是最终目标。那么,除了牢记 Tuckett 关于澄清和共享解释模式之外,还有其他什么证据支持这种方法呢?

Eisenthal 和 Lazare(1976)(参见第 3 章)的研究表明,如果精神病门诊的医生发现了患者的期望,那么患者更可能感到满意并遵从治疗计划,而无论其要求是否得到满足。换句话说,我们之所以要探知患者的期望,不仅是为了提供患者想要的信息,而且是为了在公开理解各自立场的基础上进行协商。引出患者的期望可以促使医生考虑与患者处境相关的问题,得出支持或反对不同方法的证据。这不是发现患者是否想做一次 CT 检查,然后顺应他们的心愿,这很重要,但是要发现患者对整个疾病的期望,联系他们的观点来解释医生的立场,并且达成一个双方都能接受的协商的计划。

Arborelius 和 Bremberg(1992)在一项对全科医生的研究中表明,在那些医患双方都给予正面评价的咨询里,医生加倍努力探知患者的意见和担忧,投入了更多时间实现共同理解的任务,并让患者参与对自身的管理。

Maynard(1990)使用一种定性研究方法,调查了在医生向患儿父母提供有关患儿发育迟缓信息的情况下,发现患儿父母既有知识及感受的重要性。在这种"宣布坏消息"的场景里,Maynard 确认"互动性结盟"是决定父母如何接受患儿发育迟缓诊断的关键因素。如果医生没有探知父母的既有知识和对患儿病情的感受就给予这一消息,患儿父母很有可能直接拒绝这个诊断。如果临床医生首先发现了患儿父母的理解水平,就会有更多机会以患儿父母能接受诊断的方法给予消息。因此 Maynard 推荐一种互动方式传达困难的信息,此时医生将他或她自己与患者"结盟",从而在问题发生之前就有所预料。医生传达的信息一旦遭到拒绝或否认,结果将很难补救。

Maynard 的研究可能某种程度上有助于医生克服其他一些研究所发现的难题。研究文献(Starfield 等 1981;Bass 和 Cohen 1982)的一致发现是,在咨询结束时,对问题的性质或随访的需求缺乏一致的意见,从而导致患者疾病症状改善的降低。改进这种状况的途径之一可能就是采取 Maynard 的"互动性结盟"的方法。

Inui 等(1976)观察了一项单次培训课程的效果,该课程针对负责门诊高血压患者的医生进行有关帮助患者遵从医嘱的面谈技巧的培训。在这次历时两个小时的培训辅导中,医生所看到的是:

- 不遵从医嘱在患者中很普遍。
- 患者血压控制的不佳很大的可能是由于遵从医嘱较差(90%关联)。
- 医生应当讨论患者对高血压及其治疗的态度和信念的知识,而不只是探寻高血压的并发症。
- 医生应当由纯粹的诊断师转变成患者的教育者;作为医生,他们应该把患者的信念、态度和理解与对他们的解释工作相联系,分享疾病的基本原理,并帮助患者克服遵从医嘱的障碍。

研究结果显示,与对照组的医生相比,受过培训的医生不仅花费更多时间考虑患者的意见和教育患者,从而使患者对病情的理解提高,对医嘱的遵从度也提高,而且甚至直到辅导完6个月之后患者的血压得到更好的控制。这是共同理解的概念产生良好转归的一个证据。

同样的,一项针对负责儿科门诊的中耳炎患者的医生的有关帮助患者遵从医嘱的面谈技巧的单项培训课程的研究,结果也显示增强了患者对医嘱的遵从性(Maiman等1988)。

为进一步了解建立相互理解的共同基础的原理和方法,我们需要再回顾一下第3章所谈到的"西安大略大学的头痛患者研究小组"的研究(1986)。在这个为期1年的前瞻性研究里,解决头痛问题的最佳预测指标不是诊断、干预、转诊或处方,而是患者的认识,即他们想有机会在首次就诊时就能诉说他们的故事,并与他们的医生充分讨论他们对头痛的担忧。显然,即便是共同理解的认识——当患者有机会与人分享他们的故事和担忧时,达成共同理解基础是可能的——是影响医疗结果的一个有力的变量。

在本章下一节里,我们将更详细地介绍另一项转归研究。Kaplan等(1989)辅导患者在医学访谈时说出他们的问题和担忧,结果发现,患者行为的改变不仅导致了会谈本身发生了戏剧性变化,而且导致了糖尿病和高血压的生理转归的改善。

Smith等(2011)仔细梳理了肿瘤学家和乳腺癌患者之间在认知和情感方面的共同决策。通过与共享决策的选项评分量表和对情绪线索和关注系统响应的评分量表,发现在认知和情感方面的共享决策对患者的结果有不同的影响。在这个选择量表中,能与医生共享决策能力和处理决定会达到满意效果、情感阻断时可出现决策冲突、错过线索会引起就诊后焦虑。

3. 我们能够推荐什么技巧来帮助学习者与患者达成共同理解

怎样才能使我们从上述研究中所学到的课程发挥活力?如何把这些课程运用到医疗咨询的实践中?模拟演讲再次帮助我们回答这些问题。最具交互式的演讲方法就是"以听众为中心的演讲",如:

• 通过分段和检查,评估学习者的起点,剪裁演讲内容以适应学习者的需求("抛飞盘法")。

• 重视演讲的结构和组织、语言以及视觉辅助("推铅球法")。

演讲者也可以有意地在演讲进程开始阶段鼓励听众集体讨论他们的疑惑、担忧和期望。随着演讲的继续,演讲者反复地:

• 在演讲进程中提到学习者的疑惑。

• 通过解读听众的语言和非语言线索,检查听众对所讲内容的反应。

• 故意询问听众对所讲内容的反应。

注意,演讲者在这里必须更加灵活,以适应听众的不同需求,同时必须非常谨慎地适时使用演讲的组织和结构工具,以免演讲内容显得太随意和散乱。换言之,我们要在追求高度交互性的同时,不要丢弃"推铅球法"的课程的根本内容。

到现在为止,一切还都不错。但是,"抛飞盘法"最大的力量不仅在演讲者对全体听众进行大范围演讲的情况下得到发挥,而且在两三个人彼此作为同伴或合作者时的人际沟通情况下也可以发挥。因此"抛飞盘法"意味着更大可能的互动和人际关系。在医学访谈的情况下,不仅医生说,患者也同样要说。我们从"以学习者为中心"的演讲模拟中学到了所有功课,都可以应用到医患沟通中去,并且甚至有了更大灵活性和互动的机会,因为医生和患者彼此在倾听、彼此回应,达成更多共同理解,以建立一个清晰的"相互理解的共同基础"。

(1)把医生的解释与患者的看法联系起来:在第3章,我们讨论了信息采集,并明白了发现患者看法对有效的医学访谈是何等重要。我们明白,发现患者的意见、担忧、期望和感受的优势,不仅更有支持性和理解力,而且有助于医生做出正确诊断,使咨询面谈更加有效果和有效率。

然而,发现患者的患病框架最重要的益处,可能是它对解释与方案制定的效果,这一点我们在前面引述的研究中已经看到。如果医生的解释没有提及患者的个人意见、期望和担忧,那么,他们的记忆、理解、满意度和遵从性都可能受到影响。

在会谈这一阶段的早期,我们就需要开始把我们的解释工作,与在先前收集患者信息的时候所发现的患者的患病框架联系起来。

> "您刚才提到,您担心自己可能发生了心绞痛……我知道您为什么这么想,但实际上我认为更像是肌肉痛……让我来解释为什么。"

(2)提供机会并鼓励患者参与意见:如果达成相互理解的第一阶段,是医生结合之前引发出的患者的看法,向患者提供解释,那么第二阶段就是要发现并提到患者对你现在正在给予的信息的想法和感受。其中的核心要素是给患者提供机会来提问,寻求澄清或表达疑惑。医生在此必须非常明确——因为我们已经看到,许多患者不愿意表达自己的想法,常常欲言又止,向医生提问也是非常犹豫不决。除非医生积极地邀请他们这么做,否则他们就会带着没有得到解答的问题,有折扣的理解和对医疗计划的承诺而离开。

> "您还有什么问题吗?还有什么事情我没有谈到或者没有解释的吗?"

然后,医生当然必须做出恰当的反应——如果没有医生的确认和兴趣,患者就不会受到鼓励,认为他们自己的意见对医生而言非常重要,而是将回到比原来更加被动的角色。

> *"是的,那是一个重要问题。我很高兴您能提出这个问题——我会努力为您解答……"*

(3)提取语言和非语言暗示:另一种发现患者想法和感受的方法是尽量提取他们的语言和非语言暗示。要记住大部分患者采用间接含蓄的暗示表达他们的疑问或问题,而不是公开陈述或提问。因此医生必须寻找那些比较细微的线索,弄明白患者希望提供什么样的信息或提问什么样的问题,或者是不是因信息过多而不知所措,或者正为疾病而苦恼。

> *"您好像不高兴——是因为可能要做手术吗?"*

(4)引出患者的信念、反应和担忧:除了提取暗示外,重要的是主动寻求患者对已经讨论过的内容有什么反应,在讨论中我们要明确而详细地询问患者的感受和担忧,必要时认可这些问题并加以解释说明。

> *"我不知道,您知道消息之后的感受如何……"*
> 或者
> *"那个消息让您有什么担忧或疑惑吗?"*

(四)方案制定——共同决策

讨论了"解释"之后,我们接着讨论"方案制定"。近些年来,不仅关于信息给予的概念有了长足发展,对计划和决策制定的医学职业方法也有了很大的转变。医学研究者、教育者、伦理学家及患者群体越来越倡导"共同决策"模式,把伙伴关系、共同协商和双方相互合作等理念纳入其中(Coulter 1999)。那么,这些倡议背后的理论和科研证据是什么呢?

1. 共同决策背后的理论概念

30多年来,很多作者为医疗计划的合作式方法的概念提供了理论支持。Becker在《健康信念模式》(*Health Belief Model*)(Becker 1974)一书中探讨指出,患者对一整套治疗方案的遵从,或者健康行为的改变,受到一种平衡的影响,也就是患者对可能由此得到的潜在益处的理解和评价，与执行医生建议的代价及个人或社会障碍之间的平衡。根据这个模式，医生不仅应当教育患者了解治疗的性质和效果，而且需要发现患者对代价和障碍问题的看法，以便解决这些问题。只有当医生愿意在医疗咨询中采取协商方法的时候，这一过程才会实现。Slack（1977）认为，患者应该被鼓励在医生的帮助下做出自己的决定，而不是由医生帮他们做出选择。这样，医生就可以从感觉要对患者发生的所有问题负责中解脱出来，也摆脱了伴随医疗家长制的责任和义务。Brody（1980）建议采取四个必要的步骤，鼓励患者在医疗决策中发挥积极作用。这些提议汇集了本书倡导的很多观点：①营造一个有益于患者参与的氛围，欢迎患者的贡献，积极探知患者的想法和问题；②确定患者就医的理由，目标和期望；③提供有关疾病性质的恰当的信息，包括医生对病因病理的解释，可供选择的治疗方案，各种方案的优缺点，以及医生的建议和推荐等（而不是指示）；④引出患者知情后的意见和优先选择，对任何分歧进行协商。

Quill（1983）探讨了协商和约定在双方认同的医患关系中发挥的作用。Herman（1985）强调了医生与患者分享可能的治疗方案、引出患者优先选择的重要性，以便患者理解医生对疾病的病理解释，参与决策制定，并与医生分享医疗咨询的主导权。Deber（1994）提出，选择最乐观的治疗方案常常是一个边缘性的决策——"正确"的决策，极受特定患者赋予不同诊疗结果的价值和对某种措施的认识的影响。只有了解了患者对这些问题的独特的看法，医生和患者才能一起做出知情的恰当选择。Steward 等（1997）在他们"以患者为中心"的医疗模式中，支持相互性、合作和伙伴关系。Pew-Fetzer 任务小组的文献在"以关系为中心"的医疗方面也同样支持这种理念（Tresolini 和 Pew-Fetzer 任务小组 1994）。

（1）相互依存模式：Roter 和 hall（1992）在他们的《医生跟患者谈话，患者跟医生谈话》（*Doctors Talking with Patients*，*Patients Talking with Doctors*）一书里，描述了医患关系的四种可能模式，即家长主义式、消费主义式、疏于职责式和相互依存式。

家长主义式医患关系的特点是医生高度/患者低度控制。医生制定出自认为对患者最有利的决策——患者合作的方式就是接受医生建议，按医生所说的做。在特定情况下，这种医患关系模式受到患者青睐——比如患者病情严重、容易被劝说，以及无法参加与更平等的关系时。这种模式也为某些特定患者所偏爱，特别可能的是年纪较大、文化水平不高的患者（Haug 和 Lavin 1983）。然而，即使医生和患者看上去一致同意，这种医患关系模式的恰当性还是存在问题。医生和患者经常处在不平等的地位，很少有患者能在塑造医患关系时真正发挥有效作用。患者的被动角色，可能是没有充分理解治疗选项而形成的差异的多年积存的自然结果（Deber 1994）。在家长主义式的关系里，关于不同决策立场的开诚布公的仔细讨论不太可能发生。因此有学者建议，医生的部分职责应当是，教育和鼓励患者参与到与医生的"成人对成人"的关系中来。

消费主义式医患关系是另一个极端,是患者高度/医生低度控制。一个更年轻、受过更好教育的患者可能发挥一种更自信的作用,而医生只是以同意患者请求的方式与患者简单合作,如检查或药物治疗。这种模式也会产生诸多问题。比如,如果患者的请求超出了医疗常规,如果他们的请求并不符合患者的最佳利益,或者如果他们的请求是在浪费宝贵的医疗资源,那么医生应该如何应对?在现行医疗体系里,患者作为消费者,他们可以尽力选择,更换医生,直至找到一个能满足他们要求的人。而且医生的收入取决于吸引更多患者,完成更多诊疗任务,所以优良的医疗实践就成了消费主义和金钱刺激的牺牲品。在这一模式中,医生和患者之间的信任受到侵蚀,医生的专业技术被弱化,就像在家长主义式医患关系里患者被弱化一样。

疏于职责式或放任式医患关系描述了一种无人负责的模式,其中医生和患者的控制都很弱,医患关系对双方来说都变得没有目标也没有效果。

在相互依存式医患关系中,存在着高度的医生控制和患者控制。医生主动探知患者的倾向性意见,并与自己的想法进行明确对比——医生结合患者的意见解释他们的推理和判断。于是,开诚布公的协商导致了更为平等的双方的思想交会,结果产生出相互同意的合作性计划。患者可以坦率说明他们比较喜欢的选择,或者解释为什么他们不能遵从某个特定医疗计划。同样,医生也可以公开讨论他们自己的两难选择,解释为什么患者的建议不具优势,以及为什么医生感到难以满足。医生和患者的观点经常略加调整就能相互适应,而在咨询过程中可以发现双方潜在的分歧进而当场解决。而在一个更加"以医生为中心"制定医疗计划的方法中,这些疑惑就不会在面谈时表露出来,而等患者离开门诊之后,心里就会萌生不遵从医嘱的念头。

(2)共同参与决策制定之模式:Charles 和他的同事们(Charles 等 1997,1999a,1999b)倡导了一种医患共同参与决策制定的模式。他们比较了三种可能的情况:医生家长主义式、患者知情后做出选择、医患共同参与决策制定。

前面我们已经讲述过家长主义式医患关系。有趣的是,作者们指出,即使在这样的关系里,医生仍然可能发现患者的优先选择,并将其纳入决策制定过程。这被描述成医生相当于患者的全权代理而行动——医生尽力做出患者自己也会做出的决定,犹如患者像医生一样式临床专家(Gafni 等 1998)。虽然医生可能觉得这是一种制定决策的合作性方式,但最后还是医生代表患者做出决定,医生支配了整个决策过程。因此从定义上讲,真正的制定计划中的医患伙伴关系并不存在。

在患者知情后做出选择的情况下,医患之间伙伴关系确实存在,但是基于一种严格的分工。医生的作用只是提供信息。医生先行一步,为患者提供所有有关治疗选项的信息,说明各种治疗的益处和风险。传达给患者的信息必须是充足的,以便患者做出知情后的选择。然后就该轮到患者了。这时候,患者既掌握了必要的信息,又有制定决策所需要的个人的倾向性意见。患者自己深思熟虑之后做出选择。医生没有责任或请求参与患者的决策,也不应表达任何支持或建议去影响患者,以免产生否定患者决策支配权之嫌疑(Eddy 1990)。然而,这里的一个潜在问题是:当患者面对一个困难的独自抉择而得不到医生的支持时,他们可能会倍感焦虑,甚至有一种被抛弃的感觉。另外,这种方式也否认了医生在决策过程中的任何输入,并迫使他们采取某些他们认为本身或社会都不能接受的行动。所以,虽然患者被赋予全权,但对有关各方都有重大代价的风险(Quill 和 Brody 1996)。

相反,医患共同参与决策制定模式本质上更具交互性,医生和患者共同参与决策制定过程中的所有阶段。我们认识到,所有信息从一个见多识广的医生向一个能力强且独立的患者有效传递,这样的模式对很多医疗咨询而言是有缺陷的。医生沟通技巧和知识不足,患者的情感因素及对科学理解水平的不同,都会妨碍患者自己做出一种知情的决策。在共同参与决策制定的模式里,取而代之的是一个双向的信息交换(包括医患双方各自带入会谈中的技术信息,患者的意见、担忧和期望等)。医患双方各自展示他们关于治疗的倾向性意见或优先选择,并都赞同对将要实施的决策或医疗计划要达成一致意见。这好比医生和患者正在对决策进行合法投资,为达成一个共识而共同经营。在患者知情性选择的方法中,完全的信息共享至关重要,但是现在却要进一步到达共同决策的阶段——这些是会谈中解释与方案制定阶段的独立构成部分,需要各自的技巧。

在共同参与决策制定模式里,只要医生明确表示患者享有与医生一样重要的地位,且共同决策需要名副其实地共同达成,他就完全可以表达自己的倾向性意见或优先选择。但是,医生同样可能处于一种"相持不下"的状态(Elwyn 等 2000),而对患者可以选择的几种治疗选项真的没有一种倾向性意见。无论医生是处于僵持状态还是有自己的优先选择,医生都不应该"不赞成"患者的最终决定——最为重要的是讨论。

现在,共同参与决策制定模式受到广泛支持(Elwyn 等 1999a、2001a;Coulter 等 1999;Schofield 等 2003;Holmes-Rovner 等 2000)。大量的同义词也在广泛使用,因此可能会让人产生混淆,比如:基于证据的患者选择(Hope 1996;Edwards 和 Elwyn 2001;Ford 等 2003),知情的共同决策(Towle 和 Godolphin 1999;Godolphin 等 2001),以及一体化决策制定(Trevena 和 Barratt 2003)及参与式决策(Epstein 等 2004)。Makoul 和 Clayman(2006)试图提供一个共同参与决策制定模式的定义来帮助研究及教学。他们把共同参与决策制定模式的组件分为基本和理想元素。

- 基本元素——患者及决策提供者在一起
—定义/解释问题。

—提供选择。

—讨论优缺点(利益、风险、花费)。

—讨论患者能力/自我效能。

—讨论医生的知识/推荐。

—核查每个人的理解。

—制定或推迟决策。

—安排随访。

• **理想元素**

—无偏见的信息。

—定义角色(渴望参与)。

—提供证据。

—共同协商。

但是医生会常规性使用这些方法吗? 令人痛心的是,研究证据显示,当前的医疗实践并没有采纳共同参与决策制定这一概念(Makoul 等 1995;Stevenson 等 2000;Elwyn 等 2003b;Campion 等 2002;Richard 和 Lussier 2003;Cohen 和 Britten 等 2003;Ford 等 2006;Edwards 等 2005;Young 等 2008;Hanson2008;Karnielli-Miller 和 Eisikovits 等 2009;Coulter 2009;Godolphin 2009;Sonntag 等 2012),或者尽管有适当的意图来拥抱这个概念,临床医生在某些情况下无意交流的方式仍然适得其反。例如,基于一个主题的文献和自己的临床和教学经验,Wiener 和 Roth(2006)指出,在与患者及家属对于生命末期的护理目标的讨论过程中,一些普通医师的沟通行为可能会无意中损害共同决策的制定。

鼓励患者参与意见的进一步方法都集中在患者而不是医生的作用上,并通过推进下列策略促使患者为咨询面谈或参与咨询面谈做好准备(Tuckett 等 1985;Kaplan 等 1989;Middleton 1995;Health Canada 1996;Korsch 和 Harding 1997;拜耳医学沟通研究院 1999;Fleissig 等 2000;Cegala 2003;Dimoska 等 2008b),比如:

• 要求患者在面谈之前准备好需要讨论的问题清单。

• 为患者提供一些有用问题的提示卡片或备忘录。

• 为患者提供有关信息,告诉他们怎样才能达到最佳就医效果。

(3)从遵从到和谐:与共同参与决策制定紧密联系的一个概念是"和谐"(Marinker 等 1997;Marinker 和 Shaw 2003;Britten 2003;Stevenson 和 Scambler 2005)。实际上,和谐是从用药的角度看待共同参与决策制定(Elwyn 等 2003a)。Marinker 等(1997)把和谐定义为:

"患者与医生之间达成的一种协议,在决定是否、何时以及如何用药时充分尊重患者的信念和愿望。虽然是相互的,但是一种联盟,在其中医生认识到,在使用医生所推荐的药物上,患者的决定是第一位的。"

　　这一定义接受了一个显而易见的事实，那就是，从各方面来看，是患者在自己的家里决定是否或怎样服用药物。我们知道有50％的长期药物治疗，患者要么不服用药物，要么不正确用药（Haynes等1996）。如此大量的不遵从医嘱，造成了严重的健康问题和医疗成本问题。Coambs等（1995）在有关不遵守医嘱的文献综述中，总结了那些演变而成的模式，以解释不遵医嘱问题，结果发现，那些结合了患者态度、健康信念和遵从意愿的模式，而不是只关注患者的生物或社会特性的模式，能够成功预测不遵医嘱现象。他们还总结道，"当医患关系是一个协商过程，而对所建议治疗的理解不断增强并认同时，患者遵从治疗方案的程度就会很高，其健康状况就能得以改善。"

　　医生越来越多地避免使用"遵从"一词，因为该词暗含被动、服从和"听从医生命令"的意思。"遵从"一词不符合共同参与决策制定的现代理念。有关遵从医嘱的文献会让人认为医学是理性的，而患者不遵医嘱就是非理性的。医生被视为在用药决策上的主要贡献者，而患者被视为被动、服从、不问就里的医疗建议接受者。不遵医嘱者是某种"淘气"，因此应主要归咎于患者。

　　当然实际上，患者是根据他们的信念、经验和当时可以获得的信息来做出自己的决定。他们有自己的理性话语，与较狭隘的医学理性观点不同，并且含义更宽泛。当然医生处方本身不是精确的或中立的科学——医生之间存在分歧，还有许多来自医疗系统和药品公司的对处方者的商业和其他压力，而医生的个人经验也会不适当地影响其处方行为（Donovan 1995）。

　　向和谐转移就是试图重新调整这种平衡。一个患者可能不遵医嘱，但只有面谈或讨论才可能不和谐（Britten 2003）。和谐是指两方之间的关系——作为医生我们需要了解患者决策时的困境和偏好，并且公开讨论这些问题，而不是仅仅以医疗需要为据为患者决定一个最佳治疗方案。和谐意味着医生要从只考虑最有效地控制病情（即发作），转向从患者的角度所看到的最好的治疗结果（也就是要在控制疾病发作和药品不良反应最小化之间达到一个平衡）。疾病的健康转归应当次于患者所感知到的整个生活质量。和谐的目标就是把这些分歧和困难公开而不是秘而不宣——因为它们无论如何总要发生，只不过按照传统的方法，医生并不知道患者没有遵从医嘱。

　　因此和谐是指在尊重患者信念和愿望的前提下，医生和患者之间，就药物治疗而不是就遵从医嘱所达成的协议（Britten 1994；Dowell等2002）。正如Marinker等（2003）令人信服地说道：

　　"医生和患者的意见不可能永远一致。和谐的含义就是，当分歧发生时，患者的意见优先。这就引出了关于选择和责任的挑战性问题。如果患者同意采用的唯一的治疗手段远非现代医学所能达到，那么就留给医生在感情上、伦理上和法律上都难以解决的责任。医生的困难在于必须承认，是患者的议程而不是他们自己的议程决定了患者是否用药。患者对他们的用药和整个医学有自己的信念。他们有自己的优先考虑,以及自己关于健康和保健、风险和益处的理性话语。这些可能不同于,有时甚至对立于医生的观点。但是它们不乏说服力,一致性和重要性。"

如果所有医生都应用和谐模式会怎么样呢? 它会对患者个人和整个群体产生什么影响呢? 我们至今尚不清楚。有一种结果可能是,如果医生公开考虑患者的意见,不开那些患者可能不服用的药物,那么买药的钱数可能会减少。但这会改善人群的健康状况吗? 答案是不一定——,在此我们看到公共医疗卫生(对人群整体而言是"好的"事情)与患者个人自主权之间可能发生冲突。

2. 支持共同参与决策制定的研究证据

我们有什么研究可以证明医患合作的方法能改善患者的治疗结果呢?

通过进一步研究医生引导患者表达期望与患者因此而产生的满意度之间的关系,Eisenthal 等(1979)证明,在决策过程中较高程度的协商和患者参与,与增强的依从性和较高的满意度相关。通过一种"协商性方法",作者引出患者的治疗预期和医疗需求,积极协商治疗计划,并检查所协商的计划以了解患者是否同意。

Schulman(1979)发现,更积极参与治疗计划的高血压患者,有更高的遵从度,治疗结果也更好。"积极参与"被定义为,患者把自己看作医生的合作伙伴,参与双向沟通和共同决策,被告知疾病治疗原理,被鼓励表达他们自己的意见和报告药品不良反应。结果,"积极"的高血压患者表现出对自身疾病更好的理解,更少的药品不良反应,更好地遵从医嘱,更多采取健康促进的行为,而最为重要的是,能更好地控制血压。

Brody 等(1989)的研究显示,报告在就医时发挥积极作用的患者,比被动的患者更满意于他们的医生,对疾病的担忧更少,对疾病的控制意识更强。

Kaplan 等(1989,1996)在初级医疗保健门诊和专家门诊两种场合下的慢性病(高血压,胰岛素依赖型糖尿病和风湿性关节炎)研究结果显示,医生控制较少、个人参与较多的患者,会形成较好的功能状态和生理结果。医生表现出越多的鼓励参与风格,就越能令患者满意,更换医生的频率也越低。Kaplan 等的研究还表明,在咨询中越积极主动的患者,报告因疾病引起的健康问题和功能受限就越少,对自我健康状况的评价就越高。积极的患者也能够更好地控制他们的高血压和糖尿病。但是上述发现是由于患者内在人格差异? 还是由于患者的积极性本身是这些生理状况改善的关键,如果是,那么这种咨询中的参与,能否通过教育来提高呢?

为了回答这些问题,Kaplan 等(1996)进行了一系列随机对照试验,分别观察患有高血压、糖尿病、乳腺癌和溃疡病的患者。他们先教这些患者掌握一些行为策略,使患者在医疗咨询中成为更加积极主动的参与者,然后调查这种教学辅导的效果。患者被指导如何改善他们的提问,如何提高谈判技巧,如何减轻紧张窘迫和害怕自感蠢笨的方法。患者还看到自己的病历记录,通过一些图表使他们理解自己的治疗方案。这些教学干预手段导致了咨询面谈及其后果的显著差异。患者在咨询面谈中更加积极主动，在讨论中的贡献更大，从医生那里得到更多信息，而且最重要的是，患者实现了既更好地自我监测身体健康，又在生理上更好地控制了疾病（包括更低的舒张压，更低的糖化血红蛋白）。这种生理转归的改善证明了早期Rost 等（1991）关于糖尿病的研究结论。通过如此众多的各类慢性病患者的研究，足以让人相信这一项更有普遍应用性的发现。

还有一项有趣的附加结果是，与更好的健康结果相关的，是医生和患者所表达的比较负面的影响。在这里，负面影响被定义为一些较为宽泛的行为，包括紧张、焦虑、傻笑、自觉，以及不耐心或愤怒。这可能恰好代表了因正常医患关系变化而导致的角色紧张的增强，Kaplan 称之为"健康的摩擦"，或者可能医生越是跟患者沟通，越会显得焦虑或担忧。但无论是什么病例，患者在咨询过后都表达了对积极参与医疗决策更强烈的偏好。Hall 等（1981）也表明，医生负面影响的升高与患者的满意度提高相关。

这些发现证明了 Roter（1977）早期的研究结论。他发现，在初级医疗保健门诊中，如果在患者的咨询开始前，进行一个简单的 10 分钟干预，帮助患者如何向医生提问，可以使患者在咨询中的提问成倍增加，使患者感到增强了对自身健康的控制和责任，并很少退出随访。Butow 等（1994）的研究表明，在肿瘤门诊前 10 分钟，向患者分发一页问题提示卡，会增强患者对疾病预后问题的提问，但没有增加提问的总数。Brown 等（2001）研究了在患者就诊于肿瘤专家之前应用问题提示板、主动提问及使用系统评价提示板的联合作用。被给予问题提示板的患者能够在预后方面提出更多问题，且肿瘤专家会给予更多的关于预后方面的信息。为患者提供问题提示板会延长就诊时间、增加患者的焦虑情绪，然而，当肿瘤专家特别强调了提示板的作用后，患者的焦虑情况会减轻、就诊时间会减少且患者关于就诊的记忆会增加。在肿瘤终末期患者讨论生命终结问题时同样也是这个情况（Clayton 等 2007）。他们还发现，医生在没有提示清单的情况下询问问题时并没有增加姑息治疗的问题。Dimoska 等（2008b）回顾问题提示板证据时发现：问题提示板可增加患者提问预后问题的可能性，而预后问题在就诊过程中往往被患者及医生所忽略。之后这个工作小组证实了问题提示板可在常规问诊过程中同时被肿瘤患者及医生所接受（Dimoska 等 2012）。

Little 等（2004）研究了英国常规问诊中单单鼓励患者对症状的关注及讨论的影响。在一项随机对照研究中，单纯鼓励患者列出他们想问的问题，虽然会增加就诊次数，但可以在更短的问诊时间内提高满意度。

Shepherd 等（2011）测试了三个简单的问题，这些问题由轻度/中度抑郁症表现的患者在问诊中向医生提出。这些问题是：我的选择是什么？这是选择可能的利处及害处是什么？这些选择后可能出现利处及害处的可能性是多少？

他们证实提出这三个问题可以给家庭医生提供更多的信息、增加医生参与患者的便利，且不增加就诊时间。

Svarstad(1974)和Tuckett等(1985)也表明，患者提问或表达疑惑的意愿，通过提醒医生关注患者的需求，而导致医生提供更多信息。

Fallowfield等(1990)发现，对于女性乳腺癌患者，如果医生提供两种手术方案，而由患者选择是乳房切除术还是乳房肿瘤切除术，那么相比于医生直接决定选择两种手术方案之一，患者较少感到焦虑和担忧。乍看上去，这好像强烈支持了通过让患者选择从而使患者能参与决策的原则，但是技术上的考虑，却使得愿意提供选择的医生在实际操作中只能对50％的患者采用选择的术式。尽管如此，这些没有得到选择机会的患者也跟实际上被允许做出真正选择的患者一样，减轻了焦虑和担忧。就像Stewart(1995)所说："我认为，不是患者的决策权力有效，而是在一个关怀、尊重和授权的环境中女性患者能在支持和安慰下做出重要决定。"这个结论可能依然只是推测，但是外科医生的某些与患者联系与沟通的能力确实能造成生理转归的显著差异。或许共同决策的愿望正是医生转向相互依存而不是家长主义模式的反映。

Stewart等(1997)的研究显示，在咨询面谈过程中，如果患者能感到自己与医生在决策制定时找到了共同基础(参与对治疗方案的选择和治疗目标的共同讨论，明确各自在疾病处理当中的角色，医生检查核对患者的反馈等)，那么，在咨询面谈后2个月患者的转诊和检查都明显减少。这说明，合作式方法可以降低对医疗系统的需求。

虽然上文中提到的大多数患者参与的研究已经完成，一项术前谈话的研究(Cegala等2012)结果表明，外科医生也可能给予积极参与的患者提供更详细的信息。在对一所三级医院就诊录音的评估研究中，Langseth等(2012)表明，共享决策更可能使接受高侵入性电生理治疗的患者选择接受低侵入性的治疗选择。这些就诊咨询往往会改变预期治疗。

在回顾医患沟通证据时，Stewart等(1999)发现以下几方面有关治疗计划的沟通会显著影响患者健康转归。

- **患者被鼓励提问。**
- **提供清楚的信息。**
- **医生愿意与患者共同决策。**
- **医生和患者就问题和计划达成一致意见。**

Heisler等(2007)在老年糖尿病患者中发现，医生在共享决策中积极的建议及努力都会使糖尿病患者有良好的自我管理。

这些医患沟通与健康结果之间的正向关系需要系统评价提供证据。Griffin等(2004)提出还缺乏严格设定好的试验来明确其良好效果。尽管他们发现在接近 3/4 研究中干预措施有效,但结果往往未能达到统计学意义。他们发现干预措施对患者的积极作用大于医生,其相关的困难不断改变医生的行为。Harrington 等(2004)单纯研究干预措施对患者的影响。虽然他们得出很多结果,但是仍能证明增加患者参与可得到好的临床结果。虽然结果鼓舞人心,但缺乏长期观察数据。Kinnersley 等(2008)认为就诊前对患者的干预措施只能起到很少的作用,只能增加提问数量而没有其他好处。

在近期更多的关于患者参与的回顾研究中,包括共享决策方面,Coulter(2012)描述了 24 个干预措施支持共享决策的案例,证实了干预措施的作用。在她的论述中得出结论:①与流行的看法相反,有大量的证据表明患者参与决策的有效性;②有一个引人注目的情况,卫生保健供给和模式可使患者积极参与到他们卫生保健模式的策划和形成。

3. 是否所有患者都想参与共同决策呢

在讨论信息提供技巧的时候,有一部分患者不愿主动参与,而更偏向于由医生决定。假定所有患者都希望以合作性方式参与制定医疗计划,那也是错误的(Cassileth 等 1980;Strull 等 1984;Blanchard 等 1988;Ende 等 1989;Sutherland 等 1989;Beisecker 和 Beisecker 1990;Hack 等 1994;Guadagnoli 和 Ward 1998;Levinson 等 2005)。例如,在 Strull 等(1984)对高血压门诊患者的研究中,只有 53% 患者希望积极参与决策。在 Blanchard 等(2005)对癌症患者的研究中,92% 患者想要信息,但只有 69% 患者想参与决策。在想要全部信息的患者中有 25% 仍然希望由医生做决定。

Deber 等(1996)质疑以前有关患者对参与决策愿望不高的研究结果。他们认为,这些研究没有区分解决患病问题(需要专业知识和技能,以及医生必要的投入)和制定医疗决策(其中真正的选择是为患者权衡利弊)这两种不同的任务。在他们自己的研究里,患者不希望参与前者,但大都希望参与后者。

Degner 等(1997)研究了 1012 名被确诊为乳腺癌,而在肿瘤门诊就诊的女性患者。22% 患者想要自行选择治疗方案,44% 患者想与医生合作来选择治疗方案,而 34% 患者希望由医生代为决定。只有 42% 患者认为她们达到了所希望的对决策的控制水平。这种患者对参与决策所希望的和她们实际获得的程度之间的显著差别,提醒我们应当更加认真地审视我们是如何处理沟通和医疗这一重要方面的。

在 Gattellari 等(2001)对癌症患者的研究中,患者所期望的与他们实际上在决策中的角色不匹配,从而增强了患者的焦虑。然而,不管患者在会谈前的倾向性意见是什么,那些报告自己是共同参与角色的患者,对咨询的满意度、获得的信息量和受到的情感支持都明显提高。这就支持了一种概念,即除了尊重患者在偏向性选择方面的个体差异外,医生的部分职责也许还包括不断地温和鼓励患者参与共同决策,患者可能不理解通过向医生清楚说明倾向性意见而所获得的好处。我们知道医生也不擅长引出患者对治疗的倾向性意见,而很多患者过去从来没有经历过这种类型的医患关系(Coulter 等 1994;Robinson 和 Thomson 2001;Kiesler 和 Auerbach 2006;Burton 等 2010)。

Beach 等(2007)进一步研究了艾滋病患者治疗决策共享及治疗结果之间的关系。他们发现那些积极参与治疗决策共享的艾滋病患者预后比单纯让医生制定决策和单纯自己制定方案的患者预后要好。倾向于自己单独制定方案的艾滋病患者往往接受大剂量的抗艾滋病治疗或是不监测 HIV-RNA。研究者建议临床医生应该鼓励患者积极进行决策共享,不是刺激患者脱离共享,而是使那些独立性强的患者建立对医生的信任。

Chewning 等(2012)的一项 115 例患者的研究中发现在过去 30 年中,参与治疗决策共享的患者数量在增加,2000 年之前只有 50%的患者愿意参与治疗决策制定,2000 年之后这一比例增加到 71%。这个趋势在 27 项肿瘤患者的研究中更是显著,2000 年之前愿意参与决策制定的患者是 62.5%,而 2000 年之后这一比例达到 85%。这篇综述中所有的研究都证实还是有一部分患者愿意将治疗方案制定权委派给医生。然而大多数患者还是想要与医生共同制定治疗方案的,虽然他们不愿意最终制定方案。

基于美国一项 1068 例患者的讨论及调查研究,Novelli 等(2012)发现 90%的患者认为他们想要知道所有的治疗选择;几乎 50%的患者表示他们想讨论选择什么都不做。然而,几乎没有患者表示他们想要被动接受选择还不参与讨论。积极参与治疗方案制定的患者都有很好的体验。

我们在这里提倡的方法不是去假定患者如何如何,而是公开征询患者对参与共同决策过程的偏好。即使患者此刻不想参与决策,这种讨论也会提醒患者,这是一个将来也可以进行的选择,并且不会受到医生的指责。我们需要说明的问题是"如何"发现每个患者的个人愿望,而不是凭空假设。虽然年长一些的患者、受教育水平低的患者,以及那些病情较严重的患者,更可能偏好一个非参与性角色(Degner 和 Sloan 1992;Belcher 等 2006),但他们其中很多人还是愿意选择被告知和参与。Bastiaens 等(2007)进行了一项欧洲 11 个国家的研究,他们发现老年患者更愿意参与,但是他们参与的理解是"关爱的关系","个人为中心的方案"和"接受信息",而不是共同参与治疗决策制定。老年患者认为参与就是花时间来发现他们的喜好、需要,使他们能够照顾自己的健康。然而作者仍然提到,老年患者希望参与治疗决策共享呈现异质性,所以需要个体化方案。Ekdahl 等(2010)的研究也得出同样结论。在 Price 等(2012)的研究中发现大多数参与者都支持治疗决策共享的两个额外元素:使得参与者信任别人,发现治疗决策共享对患者生活的影响。

Strull 等(1984)和 Ende 等(1989)的研究显示,猜测而不直接询问每一个患者参与决策的愿望是多么的困难。医生的任务是明确每一个患者对参与决策的个体偏好,并相应地调整与患者沟通的方式,而不是凭空猜测或迫使所有患者都采取合作的角色。

Muller-Engelmann 等(2011)探索患者是否愿意参与治疗共享决策的因素。比起急症,严重的疾病、慢性病、多种治疗选择、生命终点治疗决策更适合共享治疗决策。van den Brink-Muinen 等在一项荷兰的自我报告调查中发现,长期需护理及瘫痪的患者关于护理方面的共享治疗决策不同,且患者的实际参与也不同。有时截然相反。研究发现需长期护理的患者,医生需要更加关注患者每次治疗决定中的不同的治疗决策偏好。

既然患者对参与和信息的偏好可能随时发生变化,比如会依疾病不同发展阶段的性质而变(Beaver 等 1996;Chewning 等 2012),那么就需要随着时间的推移和情况的变化,周期性地对患者的这些偏好进行讨论。因此,发现患者对参与决策的偏好应当被定义为一项进行状态下的任务,而不是单次会面所做的一次性评价。

Mulley 等(2012)的一篇专题论著名叫《停止静谧的误诊》(*Stop the slient Misdiagnosis*):患者偏好问题得出的证据对于患者治疗决策制定非常重要。

Ziebland 等(2006)指出患者在参与治疗决策制定中需要细心支持。在一系列女性卵巢癌患者的研究中,他们指出提供给患者选择方案的方式有时会使患者困惑和担忧,特别是当患者觉得医生不愿意表达自己的真实想法时。他们建议医生将临床不确定性及治疗个体差异性告知患者。他们让医生考虑到患者会觉得惊讶或震惊。

Politi 等(2007,2011b)探索患者在交流临床干预利弊时固有的困难。一项女性乳腺癌患者选择治疗方案的研究中,交流治疗不确定性与治疗满意度呈负相关。作者认为这种结果是治疗决策选择中必然的结果,且患者参与治疗决策制定能够使他们更好地耐受治疗不确定性。

有趣的是,Gordon 等(2000)报道指出不同的观点,他们认为在就诊过程中医生公开表达治疗的不确定性会让患者更满意。

4. 我们能推荐什么技巧给学生,以帮助他们在制定计划中实现共同决策

合作式的制定医疗计划方式,需要在整个咨询过程中使用很多技巧(Towle 和 Godolphin 1999;Elwyn 等 2003b;Fallowfield 2008)。对医生而言,关键性的挑战是首先创造一个环境,让患者在合作过程中感觉舒适。因此,我们在第 5 章所探讨的伙伴关系的建设和发展等技巧在此都至关重要。但是在咨询的这一阶段,我们还能使用哪些其他的特殊技巧,能把关于共同决策的理论和研究转化成临床实践呢?

(1)适当分享医生自己的意见、思维过程和困境:对医生来说,一种有助于更具合作性制定计划的特别技巧,是适当地与患者分享他们自己的思维过程、想法和所面临的困境。这一技巧对医生和患者都有好处。

①降低不确定性,建立相互理解的共同基础。患者开始理解医生建议背后所

依据的原理,明白了特定情况下所面临的困境。患者不再被冷落一旁,独自猜想为什么医生正在沿着一条特定的路径走下去。

②鼓励患者贡献他们的意见。当医生公开了所面临的困境后,患者往往会陈述他们的倾向,或者提供有助于医生决策的进一步的信息。医生分享自己的观点是一个信号,说明医生可能有兴趣听取患者的观点,从而鼓励更开放的沟通。

③迫使医生在提供信息时条理分明、清楚有序。医生经常跳过疾病诊断、病因说明和疾病预后等问题,而直接探讨治疗安排——医生分享思想的做法有助于防止遗漏某些逻辑步骤,或者有效参与决策的患者所需要的信息。

> *"有两种可能解释您的症状——溃疡或者胆结石。但根据目前对您的检查还不能确定是哪一种。我打算从两种方法中选定一种——或者就把它当成溃疡治疗;或者可能先做一些化验检查,进一步明确诊断……"*

(2)让患者参与

①向患者提供建议和选择而不是指令:为让患者参与到决策过程中,医生需要列举出他们认为患者可以得到的治疗选项,而不要建议某一特定的行动方案。

> *"根据您刚才所说的,我想我们有两个选择需要一起考虑——一是马上使用激素替代治疗;二是暂时坚持这种治疗,过几个月再看看您的症状有什么变化。"*

②鼓励患者提出他们的意见和建议:医生也可以积极鼓励患者提出他们的意见和建议。患者心中可能已经有了其他选择而医生没有考虑到。要记住许多患者不愿意直接向医生表达他们的看法,因此需要公开要求他们克服犹豫。如果医生明确表示对患者的意见感兴趣,那么将来患者就更有信心自发回应医生的建议。

> *"您可能也想了很多。您现在看到的这些治疗选择跟您想的一样吗? 您自己的想法是什么呢?"*
> *"噢,我真的最担心骨质疏松,所以我也在考虑不采用激素替代治疗(HRT)了。我的朋友在使用一种叫作双膦酸盐(Biphosphonate)的药物——您觉得对我合适吗?"*

(3)与患者一起探讨治疗方案:对医生来说,接下来重要的事情是跟患者一起更深层次地探讨各种现有的治疗选择,并提供有关每一种选择的风险和益处的信息,也包括不治疗。

> "我简要重述一下。我们现有三种您可以选择的治疗方法:首先考虑使用激素替代治疗;其次是暂时不用药物治疗,看病情随事件变化的情况,以后针对有关问题再定治疗方案;最后是看看使用双膦酸盐的情况。现在我如果把每一种治疗的风险和好处串讲一遍,您觉得会有帮助吗?"

患者被提供选择方案的频率大大不同。Fowler 等(2012)发现比起冠状动脉支架植入的患者,前列腺疾病患者更积极参与治疗决策制定:64％的前列腺疾病患者被给予至少一次的治疗选择,而支架植入患者仅约 10％被给予治疗选择;63％的前列腺疾病患者说他们的医生会与他们讨论治疗缺点,而仅有 19％的支架植入患者被告知治疗缺点。在与患者一起探讨治疗选择时,有两个极其重要的领域一直是过去 10 年大量研究的课题。一是用一种真正客观的方式解释治疗风险的问题,以便患者能够理解并运用于他们的决策。二是使用书面信息和决策辅助材料,来帮助患者了解他们可获得的治疗方案,并从中选择。深入探讨这些复杂问题已经超出了这本书的范围,在此我们仅仅是突出强调一下。

①风险沟通:在与患者进行有关风险的沟通时(Gigerenzer 2002;Edwards 等 2000;Mazur 2000;Edwards 等 2002;Gigerenzer 和 Edwards 2003;Halvorsen 等 2007;Apter 等 2008;Gaissmaier 和 Gigerenzer 2008;Longman 等 2012),使用以下方法需要非常谨慎。

- 对风险的统计学表示:绝对风险和相对风险的使用,治疗需要的病例数及自然频率。
- "框架"效应:"框架"被定义为用不同方法表示逻辑上意义相同的信息——例如,"手术有 98％的存活率"相当于"2％的死亡率"。

最容易给患者风险信息的方法是通过使用固有频率而不是百分比。举个例子:如果 100 个患者现在什么都不做,10 年后有 6 个患者会有心脏病或者卒中。如果这 100 个患者进行血压治疗,10 年后有 4 个患者会有心脏病或者卒中(Gigerenzer 2002)。

通过有选择地使用统计数字和表现信息的方法(框架效应),有很大可能向患者提供有偏差的信息。Hudak 等(2011)在加拿大骨科就诊的患者中发现,虽然外科医生巧妙地适应他们患者的看法和期望,但这些努力被传统的医生支配一切的制度偏见所抵消。这种偏见不仅是在第一时间交流手术建议时,而且扩展到医生面对患者抵抗时采用的不同方法。

　　这些偏差可能是无意的,也可以是故意的。如果在共同决策的情况下看待风险沟通,信息偏差问题就特别重要(Edwards 和 Elwyn 2001b)。过去,风险沟通的结果常常是通过筛查程序或医生认为的最佳治疗方案的采纳来测量。统计数字虽然真实,但很容易被引用来夸大个体采用某一特别治疗方案的益处,并将风险估计最小化。在这种情况下,相对风险被用于夸大治疗效果,而绝对风险被用于降低治疗效果。虽然这种方法从公共健康的全民角度来看是合理的,因为其所考察的是整个国家的健康状况,但从个体的角度来说,对风险沟通唯一可以接受的衡量结果的方法,是医生提供没有偏差的信息,从而增强患者的能力,做出知情决定(Thornton 等 2003)。否则,我们就又回到了遵从性问题而不是和谐问题,以及影响而不是参与共同决策问题。

　　另外,用什么方式展示治疗风险的统计数据,也需要考虑:语言还是数字展示;视觉和图表展示格式。

　　此处一个特别的问题是,不同的患者在接受复杂信息时,每人偏爱的表示方式有很大不同,因此很难设计出适合每个患者的格式。在此我们再次强调开发一整套技巧和方法的重要价值,有了这些技巧和方法,我们在与个体的患者互动沟通时,就能更加灵活。

　　向患者解释复杂概念并不是个简单的问题。Thornton(2009)认为,如果进行有意义的对话,医生和患者都需要理解数据,而且在医学领域有相当多的证据显示大家都对统计数据没有概念。Collins 和 Street(2009)描述了一个医生和患者之间共享风险感知的对话,来确保制定决策的质量。Janssen 等(2009)的研究强调患者通常希望被告知手术并发症风险低和患者有不同的信息偏好之间的平衡。作者推荐一个分段式方法,首先医生告知患者可能出现的并发症,其次确定患者想被告知什么程度的信息。基于患者的信息偏好最后讨论患者可耐受风险的治疗决策。

　　Longman 等(2012)他收集了一些关于如何提出风险评估的额外关注。在一组大学生的研究中,他们指出交流不确定的风险可能对理解有些负面影响,增加风险认知、降低可信度。

　　②决策辅助:决策辅助所关注的,是如何补充既有的医患沟通,以提高患者决策的质量(O'Connor 和 Edwards 2001;Robinson 和 Thomson 2001;Sepucha 和 Mulley 2003;O'Brien 等 2009;Bunge 等 2010;Elwyn 2011;Myers 等 2011)。有些决策辅助被设计成一个讨论平台,供患者自己在进一步的咨询中使用,有些决策辅助则设计为在咨询中使用。决策辅助提供有关各种可能的选择和不同治疗转归可能性的信息,但是比单纯的信息散页传单更进一步,有助于明确患者自己的价值观念,并为如何决策提供指导,尽管可能性受争议(Nelson 等 2007;Kaner 等 2007)。它们还有助于患者在已知的利害之间找到平衡点,所谓的利与害之比取决于循证

医学、科学的不确定性、个人价值观和偏好。决策辅助已被证实能够：

- 促进患者了解自己的疾病、治疗选项以及治疗转归。
- 减少不知所措的患者的人数。
- 创造对治疗结果更现实的期望。
- 减少抉择冲突（不确定性）。
- 激发患者在决策中更积极而不增加他们的焦虑。

但是决策辅助似乎对患者满意度没有影响，而对最终所做的决策，其影响效果也变化不定。然而值得注意的是，在大的手术决策中，决策辅助可减少超过 20％的手术偏好（O'Connor 等，1999,2001,2003）。我们在上面提到的有关书面信息，以及那些不识字或视力受损的患者的警告性文字，也适用于此。

（4）设立患者愿意参与的水平：在咨询的这一部分，关键目标之一应该是让患者在他们所希望的水平上参与决策的制定。我们已经看到大多数患者希望参与选择，但少数患者更愿意将决策权留给医生。因此，对医生而言，重要的是查明每一个个体患者参与选择的意愿，并相应地剪裁合适的方法，而不是不加验证地进行假设。我们也还看到，每个患者的这种意愿可能随时间而变化，因此，有必要定期地重复这一过程。

有两种途径可以实现这一目标。当存在真正的选择时（经常如此），医生可以委婉地鼓励患者参与其中。

> "有几件事情我们可以尝试，每一件事情如我所说的，各有其利弊。您有什么清楚的优先选择吗？"

患者可能回答

> "好的，大体上我不是一个常吃药的人，既然您已经说了这些，我想我宁愿克服喉咙痛，顺其自然吧。"

或者回答

> "我不知道——您有什么可推荐的吗，医生？"

在此，患者可能不直接表达他们是否愿意参与决策。更直接地发现患者对他们的治疗进行选择的意愿的方式是明确地询问。

> 医生:"在治疗帕金森病时有几种选择——什么时候开始治疗,使用什么药物进行治疗,是否看专科医生。一些患者愿意参与这些决定,我也欢迎这样做。也有些患者偏爱让医生做主。此刻您希望自己怎样做呢?"
>
> 患者:"那么,我真的希望指导我有哪些选择,然后再与您讨论什么是最好的选择。"

(1)商议一个双方共同接受的计划:接下来医生和患者需要做出一个双方都能同意的决定。

①标示出平衡的位置或医生自己的选择:如我们所述,在共同参与决策模式中,对医生而言,探讨了各种可能性,陈述优先选择,只要他/她清楚地标示这一点并且指出患者的地位与医生一样重要,就完全可以接受。同样可能的是,医生处于一种"平衡"的位置,而且对患者在几种治疗中选择什么的确没有偏向。

> "在这种特定的情况下,从纯粹的医学立场出发,我个人更支持一方。我认为,鉴于您的家族非常强的缺血性心脏病史,及其您患病的风险因素,您最好服用药物来降低血压。但是这里我们也需要考虑你的观点——还是一个风险和收益的平衡。"
>
> 或者
>
> "总而言之,我认为我的位置极其均衡,对于您是否应该服用降血压药,我并没有强烈感受。我想这归结而言还是在于您对我们讨论的各种事情相对重要性的权衡。"

②设立患者的优先选择:要注意,与患者制定计划的方式也分各种层次,从家长式的指示和命令("你必须做下列……")到消费主义式的将所有的决策制定权都交给患者("你想怎么做都行")。在本章所主张的共同参与决策模式中,医生和患者双方的观点都能被表达得恰到好处,但医生既要小心地提供意见建议以供患者参考,又要仔细地倾听患者自己的意见和反映。

> "您总体上怎么想?您的优先选择是什么?"

Epstein 和 Peters(2009)写出了确定患者偏好的困难且探索认知、情感等因素对患者偏好的影响,特别是当患者面对复杂及不熟悉的环境时。当患者面对困难

187

的环境时,认知及情感因素在治疗决策制定中非常重要。作者认为通过交流,医生可以在复杂、无法预见的、有时甚至是令人恐惧的环境下更有效地让患者直面不确定性。Weiner 和 Roth(2006)在关于与患者及家属讨论临终问题的专题报道中不仅强调了认知的重要性,同时也强调了情感和社会元素的重要性。

③协商分歧:医生可以让患者明白他/她希望共同决策,解决分歧并协商一个双方共同接受的计划。

> "我的建议我清楚……但对您是不是合适? 我们需要再想想……告诉我您怎么想。"
>
> 或者
>
> "我对采取您所建议的方法有些保留。我能向您解释一下吗?
> 然后或许我们两人可以找出一个解决办法。"

④向患者进行核对验证:在制定计划阶段的末尾进行的最后验证,是一种很好的习惯,以证实患者对已做出的治疗决策是否满意,是否接受计划以及她的担忧是否都已经被提及。

> "现在,我可以核对一下您对这个计划还满意吗?"

(五)解释与方案制定的选择

以上所讨论的四个部分对所有以解释与方案制定为特征的咨询都通用。现在我们来讨论三个可选择的要素,它们或许会被应用于任何一个会谈:①如果提供意见并讨论问题的重要性;②如果商议共同的行动计划;③如果讨论系统的检查及治疗程序。

当我们着眼于与每一个选项相关的技巧时,我们既包括过程又包括内容条目。

1. 如果提供意见并讨论问题的重要性

我们已经讨论过,研究证据表明医生倾向于讨论治疗和药物疗法,而患者却对诊断、预后及患病原因更感兴趣(Kindelan 和 Kent 1987;Helman 1981)。患者常常甚至没有掌握有关病情的基本信息就结束会谈而离去(Boreham 与 Gibson 1978;Svarstad 1974)。Tuckett 等(1985)的研究表明,患者对治疗方案的理解和遵从常常很差,因为医生很少详细解释治疗方案中的基本原理,或者提供与患者患病的框架相关的解释。

那么我们能够推荐什么特定的技巧来帮助医生解释对问题的意见? 下述四个关键技巧可能对会谈的这个部分有所帮助:①对正在发生的事情提供意见观点,如果可能指名道姓；②揭示意见中的基本原理；③解释疾病的原因、严重程度、预期的转归，以及短期和长期的后果；④引出患者的信念，反应和担忧（就是说，医生的意见是否与患者的想法相符，可接受性、和感受相一致）。

有一个常见的例子可以说明这些技巧的运用。

> "您已经告诉我很多关于您肘部疼痛的事，我想问题可能是网球肘……之所以这么诊断是因为……这和您想的一致吗？我认为导致目前这种情况的原因可能是……恐怕这可能得让您觉得难受好几个月。我认为情况并不严重，而且从您和我说的来看，您不用担心可能是关节炎。您觉得怎么样？"

2. 如果商议共同的行动计划

我们可以使用下列特定技巧。

- 讨论选择——例如：什么都不做、进行系统的检查、药物治疗或手术、非药物治疗（理疗、助行器、流质、咨询）、预防措施。
- 提供有关行动或所施行的治疗的信息。
- 名称。
- 所涉及的步骤，如何进行。
- 益处和优点。
- 可能的不良反应或不利之处。
- 获取患者对行动需求的看法，所认识到的益处、阻碍、动机。
- 接受患者的观点，必要时提出其他观点。
- 引出患者对计划和治疗的反应及担忧，包括接受程度。
- 综合考虑患者的生活方式、信仰、文化背景和能力。
- 鼓励患者参与计划的贯彻实施、承担责任并自力更生。
- 询问患者的支持体系，讨论其他可行的支持。

(1)讨论并提供处理和治疗的选择：提供选择是让患者选择的第一步。如果不先向患者清楚地解释可能的选项，又怎么可能让一个腰背痛的患者选择是否尝试理疗、正骨疗法、镇痛药物、休息或不做任何治疗呢？

(2)提供行动或治疗的信息：向患者提供建议处理或治疗计划的信息是一个高度技巧性的任务。例如试想以下场景：一位男性患者正在就改变他服药治疗轻度升高的血压问题向医生寻求建议，此时医生不仅仅需要向患者清楚地解释治疗如何起效，并使他们的解释适合于患者的理解和需要，而且他们还必须准确地描述风险，以及治疗可能出现的不良反应、考虑患者的担忧。医生必须描述和讨论治疗潜在的不良反应，介绍可供选择的各种药物剂型，并解释如果患者选择某种剂型，如何服用这一药物。

(3)获取患者对行动需求的看法，认识到的益处、阻碍和动机：与医生在咨询中所提供的信息相抗衡的，是患者的知识、态度、价值观、优先权及信仰。这些对于以最恰当的方式达到决策是同等重要且有效的。要想达到共同决策，必须把患者对已知的益处、阻碍和动机的看法引出来。

这对于任何医疗决策都是实实在在的。不过，在健康促进领域要特别强调考虑阻碍和动机。预防和健康促进正成为医疗领域中越来越重要的部分。在药物和酒精成瘾、戒烟和减肥领域的健康工作者，采用大量有用的关于心理和沟通的模式，可使他们最大限度地改变客户与健康相关的行为。

Greene 和 Hibbard(2012)提供了患者参与与健康结果联系的证据(比如知识、技能、信念和健康管理的信心)。在明尼苏达州一项 25 047 例患者健康服务的横断面研究中发现，患者参与度越高、他们越可能更多的接受预防保健、更少地吸烟、身高体重指数降低、临床指标更好。他们很少住院或者住急诊室。他们的研究中没有发现社会经济地位对患者参与度的影响证据。

Priest 和 Speller(1991)引证了三套技巧，执业者需要使用这些技巧，以便更有效地帮助者转向更健康的生活方式：①有关危险因素的知识；②认识并理解患者对影响其健康的问题的态度；③帮助他人改变所需要的知识和技巧的应用。

动机性访谈

动机性访谈(Miller 和 Rollnick 1991)使用这三套技巧，激发个体改变行为的愿望。在动机性访谈中，执业者的当前任务是首先了解患者的健康信念，其次是他们对改变的准备。只有到这时，执业者才能够决定如何采取最好的行动帮助个体的患者。

动机性访谈基于"改变的阶段"模式(图 6-1)。它最初由 Prochaska 和 Di-Clemente (1986)设计，进而由 Miller(1983)、van Bilson 和 van Emst(1989)在实践中发展。这一模式描述了人们在考虑改变时一系列自然发展阶段。它认识到，在每一个阶段，人们的心目中都有不同的框架。专业的干预如果能更紧密地契合个体当前所处的阶段，就更可能获得成功。执业者的作用就是发现患者在自我动力过程中所处的位置，并且鼓励和支持他们的努力。患者的信心(他们实现改变的能力)和信念(如何坚信改变非常重要)会影响他们的成功(Keller 和 Kemp-White 1997;Rollnick 等 1997)。动机性访谈试图通过增强患者的自尊和自我效验，通过尊重他们的意见和担忧，通过协商合适的目标，来使患者能够对他们自己的决定负起责任。

需要注意的是，动机性访谈使用了很多本书已经讨论过的核心技巧，包括倾听、探求患者的信仰、使用开放式问题、回应、总结、提供选择、协商、接受和支持。有关动机性访谈和控制位点的有用教材包括 Miller 和 Rollnick(2002)，Dye 和 Di-

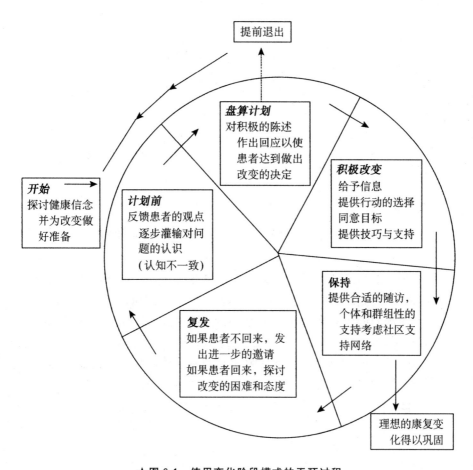

★图 6-1　使用变化阶段模式的干预过程

改编自 Prochaska 和 DiClemente(1986)的著作

Matteo(1995),以及 Butler 等(1996)的著作。

　　相对于大多数其他那些复杂且基于 50 分钟咨询时间的行为改变模式,Keller 和 Kemp-White(2001)创立了一种影响患者行为的模式,使临床医生能够在一次简短的办公室会面后就对患者的行为产生影响。

　　在这一模式中,临床医生从两个方面评价患者对改变的准备情况,称为信念("我相信做这种改变能提高我的健康吗?")和信心("我相信我能实现这种改变吗?")。可以通过干预来增强患者的信心、信念或两者兼为,从而帮助患者进入一种高信念和高信心的状态(图 6-2)。对于在两方面都处于低分状态或一方面高分而另一方面低分的患者,建议采用特定的策略。这一模式广泛应用于各种各样的患者健康行为,从遵从药物治疗方案到探讨健康风险行为,如吸烟或肥胖等。

　　Rollnick 等(1999,2010)提供了另一种称为"健康行为改变"的方法,尝试将以

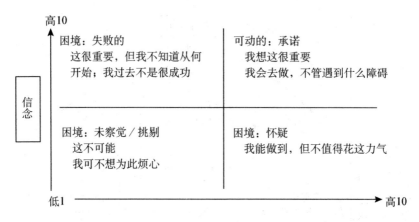

高10

困境:失败的
  这很重要,但我不知道从何
  开始;我过去不是很成功

可动的:承诺
  我想这很重要
  我会去做,不管遇到什么障碍

信念

困境:未察觉/挑剔
  这不可能
  我可不想为此烦心

困境:怀疑
  我能做到,但不值得花这力气

低1 ———————————————————→ 高10

★图 6-2　信心与信念坐标(Keller 和 Kemp-White 1997)

患者为中心的方法与动机性访谈的课程结合起来,同时将动机性访谈的范围从成瘾、健康促进,扩大到许多更常见的临床问题。这一发展有助于转变一种对动机性和行为改变访谈的批评。这种批评认为,在试图帮助人们以特定方式改变的方法中,一定有一种"医生知道最好"的因素、一种影响和操纵,试图实现一种预先设定的结果,而这一结果是由所谓"正确"的执业者日程所主导。换句话说,它听来让人怀疑试图让患者顺从医生的建议,其中"正确"的后果清晰可见。在健康行为改变的方法中,Rollnick 及其同事更清楚地确定,通过以患者为中心的咨询和共同决策的帮助,患者必须首先被允许决定他们想做什么。因此,执业者的主要作用是帮助患者在他们自己的参考框架内做决定。只有到那时候,当患者确认了一个他或她希望实现的结果,执业者才能使患者来评价问题的重要性、患者对实现最终目标的信心水平,以及患者是否已准备就绪。

(4)接受患者的观点并且必要时主张其他的观点:在第 5 章我们讨论了一个核心概念,即在一开始就接受并认可患者想法的合法性,但不必去同意他们的想法。非评判性的接受使医生在后来可以根据患者的信念,提出自己对问题的看法,讨论误解,必要时主张不同的方法并协商一个一致同意的计划。但是,如果我们感到,患者的态度严重影响了他们的健康,而他们却漠视医生的建议,怎么办呢? 我们怎样才能挑战一个根深蒂固的信念却不贬低患者呢?

挑战和对抗患者

对医生而言,在医学访谈中的诚实可能会造成困难,特别是当他们面对一个不想正视重要问题的患者时。与患者冲突通常是徒劳的,而且还可能会让患者感觉愤怒和不被支持。

对比如下：

> *"您必须立刻停止吸烟。不停止就是傻瓜。如果不停止,我可不能对发生的事负责任"。*

与

> *"我知道此刻让您停止吸烟很困难……您正在经历一个困难的时期……但去年您的胸部变糟了许多,而且我担心如果您不停止吸烟,那么今年冬天情况会继续恶化。我们怎么都您呢?"*

诚实和以一种建设性的方式挑战信仰的能力,是使患者改变的一个重要部分。

3. 如果讨论检查及其程序

在医学访谈中,我们经常需要给予患者有关进一步检查或治疗程序的信息。切记,对医生而言似乎微不足道的事,却可能使患者高度恐慌。一项简单的血液化验可能非常可怕。对于一个担心患乳腺癌的患者来说,对乳房 X 线片结果的 2 周等待时间可能就像一辈子。倾听、设身处地(移情)并实现共同的理解,都是非常重要的。在咨询的领域,有三个关键的技巧:①就有关程序提供清楚的信息,包括患者可能经历的事情及他们如何被告知结果;②将程序与治疗计划相联系——检查的价值和目的;③鼓励患者提出问题并讨论潜在的焦虑或负面结果。

总结

在本章的大部分内容里,我们倡导了一种互动式的解释与方案制定的方法——仅仅给予信息并制定计划显然不够。在第 3 章我们讨论了直接传递的局限性。如果沟通被视为一种直接传递的过程,信息的发送者会假定他们的职责如同一个被填满的发报机,一旦被格式化就送出信息。但是,如果将沟通视为互动的过程,则只有发送者接受信息如何被解读、是否被理解,以及对接收者造成什么影响的反馈之后,这种交互作用才得以完成(Dance 和 Larson 1972)。

我们认为,总结与检查核对是核心的技巧,它们通过向患者反馈我们的所想、所听和理解,而使这种互动方法在医疗咨询的信息采集阶段付诸实际。现在我们已经看到,在解释与方案制定阶段如何需要进一步的技巧,以保证类似程度的互动性。当在会谈早期已经发展起来的患者与医生之间的关系有益于合作与伙伴关系时,在咨询的解释与方案制定阶段的共同决策,以及其他互动过程,得以增强。

在解释与方案制定阶段,我们不做单方讲演。为了准确地给予信息,在向前推进到下一个信息模块之前，我们需要反复核对，我们是否已使患者清楚，并且使患者理解我们的想法。我们已经明白：

- 双向的互动如何使我们发现哪些信息还没有向患者提供。
- 请患者复述刚刚被告知的信息极大地增强了记忆和理解。
- 如果我们想实现共同的理解并避免不依从，我们需要鼓励患者提问，表达疑惑并寻求澄清。
- 如果我们想让我们的解释适合患者的需求，我们就需要理解患者的想法。
- 我们需要通过让患者成为决策制定过程的一部分，说出他们的优先选择，让患者参与。

我们希望这一章能说服你继续这种趋势，摆脱仅仅"给予"患者信息，走向"共同"理解和决策。这种转变不仅会带来使患者与医生都更满意的咨询，而且还会带来更好的长期健康结果。这种分享理解及共同制定治疗决策的趋势随着人口年龄的增长在未来25年中可能更重要。

（续 岩 杨 滨 译）

第7章 结束接诊过程

在会谈末尾遇到的沟通问题,往往是与时间有关的问题。正当你认为你已经圆满地完成了会谈,正准备要给会谈画上句号的时候,患者却提出了另一个主要议题。正当你要开始安排接下来的随诊事项时,患者却提出了一个问题,清楚表明他对你上面的解释全然没有听懂。医生想结束此次会谈,转入下一个预约患者,而患者却似乎希望再次打开话题。这些议程安排上的不匹配很容易导致冲突和挫折感。

我们能够推荐哪些沟通技巧来帮助解决这些问题呢? 造成难于结束会谈这种局面的沟通问题其实在接诊咨询的初期就已经形成。如果我们从会谈的一开始,到信息采集、病情解释和制定诊疗方案的过程中就注意运用沟通技巧,就可以避免这些问题。一旦注意到这些问题,结束会谈这一部分的问题就会迎刃而解。

不过,在会谈结束阶段也还是有一些特定的沟通技巧。总结和理清医患双方已经制订好的诊疗计划及双方接下来的步骤,告诉患者如果事情没有按计划进展,应该做什么,检查核对患者对下一步的随诊安排是否满意,继续构建良好的医患关系——所有这些都是会谈的重要因素,都有助于提高患者对医嘱的遵从性、满意度和健康转归。

本章将重点探讨以下两个独立而又相关的问题:①在会谈的其他阶段应用哪些技巧能更有效地结束会谈? ②结束会谈过程本身有哪些技巧可以圆满结束会谈?

目标

结束会谈这一部分的目标可以总结为以下几点。

- 确定已经制定的医疗方案。
- 使医生和患者都明确接下来的步骤。
- 制定应急预案。
- 使患者对医嘱的遵从性及健康转归最大化。
- 有效利用会谈的时间。
- 继续鼓励患者积极参与到诊疗过程,使其感受到成为合作性诊疗过程的一部分,从而便于日后建立良好的医患关系。

当然,这些目标也包括其他著名的就诊指南中所提及的一些任务和检查要点。

- Pendleton 等（1984，2003）
—恰当利用时间和资源。
- Neighbour（1987）
—安全网络："如果……该怎么办？"——考虑在每一种情况下医生可以做什么。
- AAPP 三功能模型（Cohen-Cole 1991）
—教育、协商和激励。
—构建和谐氛围，并回应患者的情绪。
- 拜耳学院的医疗卫生沟通 E4 模型（Keller 和 Carroll 1994）
—对患者进行健康教育。
—引导患者向医师传递与自身疾病有关的信息。
- 四习惯模型（Frankel 和 Stein 1999；Krupat 等 2006）
—最后投入。
- 沟通技巧教学与评估的 SEGUE 框架（Makoul 2001）
—结束会谈。
- The Maastricht Maas Global（van Thiel and van Dalen 1995）
—管理：决定谁将做什么，以及何时做。
- 医学沟通的基本要素：Kalamazoo 共识声明（关于医学教育中的医患沟通，Bayer-Fetzer 会议的与会者，2001 年）
—为结束做好准备。
- 以患者为中心的诊疗策略（Stewart 等 2003）
—时间和时机的把握。
- 健康沟通 Macy 倡议模式（Kalet 等 2004）
—结束会谈。

结束接诊的过程技巧

同时运用表 7-1 中的技巧有助于实现结束会谈这一部分的目标。

★ 表 7-1　结束会谈的技巧

前期计划

- 约定：与患者约定下一步的计划
- 安全网络：适当的安全网络——告知患者可能发生的意外结果、如果计划不能奏效应该做什么，何时寻求帮助，以及如何寻求帮助

（续　表）

保证合适的结束点

- 结尾总结：对会谈进行简要总结，并明确诊疗方案
- 最终核对：检查核对以确定患者同意并且对计划感觉良好，询问患者是否还有任何修改、疑问或者其他问题

结束接诊需要教和学"什么"：技巧的依据

在我们关注有助于有效结束会谈的特定技巧之前，需要先考虑一下在结束会谈时的常见问题，并回顾一下，在会谈的早期，有哪些行为和技巧有助于避免这些问题并提高会谈效果。

1. 会谈结束阶段实际发生了什么

White 等（1994）特别研究了会谈的结束阶段，并试图将结束会谈与病情解释和诊疗计划分开。在收听美国俄勒冈州初级卫生保健医生的接诊录音时，通过寻找一些句子来确认会谈结束，这些句子表明了从教育阶段到结束阶段的转换。比如，"好吧，那你5个月后再来看"，或者是"我们就看看未来发展吧"。他们的分析结果如下。

- 就诊时长：平均 16.8 分钟。
- 结束时长：平均 1.6 分钟（1～9 分钟）。
- 由医生启动结束过程：占所有咨询的 86%。
- 讨论在就诊早期没提出的新问题：见于 21% 的结束过程。
- 在结束阶段医生的行为

——明确诊疗计划（75%）。

——为患者安排接下来的步骤（56%）。

——提供关于病情和治疗方面的信息（53%）。

——检查核对患者是否理解（34%）。

——询问患者是否还有其他疑问（25%）。

Bronshtein 等（2006）在一项对以色列专科医生和家庭医生的研究中显示，在调研的 320 次会谈中没有患者打断会谈，平均咨询长度为 9 分钟。

Rhodes 等（2004）对美国学术医疗中心急诊科的一项研究中显示，结束会谈的提示语平均为 76 秒。关于诊断、预期病程、自我护理、药物使用、指定时间的随访，以及出现哪些症状应当立刻回急诊科就诊方面的信息，每项占不到 65% 的时间。只有 16% 的患者被问及是否尚有疑问，没有医生确认患者是否理解。

2. 接诊早期中哪些行为能够避免在结束阶段产生新问题

White 等（1994）发现，在接诊早期阶段，以下行为可以防止在结束过程中产生新问题。

- 医生使用提示语将患者引入就诊流程（"现在我要给您查体，然后我们讨论病情"）。
- 医生为患者提供更多的关于治疗方案的信息。
- 让患者多谈一些有关治疗的问题。
- 医生询问患者的意见，并对患者有更多回应。

Barsky(1981)使用"隐藏的议程"这一术语来描述只在会谈结束时出现的问题。这些问题往往是情绪上的或是心理社会方面的问题，他认为这么晚才提出这些问题很可能与医生在会谈早期没能引导患者透露更多的情况有关。患者等待在"最恰当"的时间提出他们"真正的"问题，如果在早些时候不能从容不迫地提出，那么可能直到会谈的最后才有机会提出。

在第2章中，我们已经讲述了Beckman和Frankel(1984)的关键研究，这一研究表明，我们的语言和问题如何很容易在无意之中就会引导患者偏离讲述他们就诊的真正原因。医生的过早打断，以及在会谈早期没能成功地筛选问题，都可能导致后期凸现的主诉的增加。

Ruiz Moral等(2006)对第三年家庭医生住院医师的一项研究中表明，在会谈早期患者完成最初陈述之前，如果医生改变了会谈的重点，患者就更容易在会谈结束阶段提出新问题(哦，另外……)。一半以上的医生在患者完成最初陈述之前改变了会谈的重点。早期改变方向没有节省整体咨询时间，相反由于患者在结束会谈时提出新问题而延长时间、产生更多功能性障碍。

3. 在接诊咨询的早期阶段哪些沟通技巧（表7-2）能够帮助有效圆满地结束会谈

★表 7-2　接诊咨询早期阶段的沟通技巧

开始阶段
- 专心倾听
- 对问题进行筛选
- 议程安排

信息采集阶段
- 提示语探求患者的想法和担忧
- 满足患者的感受、思想和情绪需求
- 讨论心理社会方面的问题

解释与方案制定阶段
- 给予信息

（续　表）

·让患者参与病情的解释和方案制定
·检查核对患者的理解
·让患者提问

---

4. 哪些行为会导致无效的结束

White 等(1994)发现以下行为会导致结束时间的延长。

·医生提问开放式的问题。

·医生发笑，或对患者表现出情感、关心或回应。

·患者以友好、主导、回应或者陷入苦恼的状态参与心理社会方面问题的讨论。

但是，我们是在努力缩短结束会谈的时间吗？很显然在结束就诊的效率和圆满性之间存在着矛盾。如果医生希望更有效地结束会谈，就必须选择一种更封闭的方式。然而，如果患者有其他疑问或隐藏的问题需要讨论，结束会谈将不能使会谈达到最佳效果(Robinson 2001)。相反，还有可能增加下一次会谈和日后会谈的时间。

在结束会谈阶段，我们不应该放弃开放、合作和以患者为中心的策略。之前我们在接诊咨询过程中的所有行为，都希望能使患者在这时说："是的，我认为您已经回答了我的所有问题。"或者是"不，我已经没有任何别的问题了。"然而，尽管会谈进展顺利，还是有患者将他们最感烦恼或最为焦虑的问题放在最后，因为直到最后患者才能鼓起勇气开口说出这些问题，因此我们绝不可以仅仅为了短时的效率而简单地把他们拒之门外。

在一项进一步的定性研究中，White 等(1997)清楚论述了这一问题。他们指出，有 36% 结束会谈被打断，而 23% 的结束会谈中会出现新问题。甚至在开放式结尾问题的开始及在医生询问患者担忧的早期就开始打断了。他们认为打断式结束从而产生新议题的情况，比其他的结束方式更低效，而且会增加医生的挫折感并降低患者对治疗的满意度。鉴于接诊咨询过程的复杂性，无论是医生还是患者都有可能无意间忘记一些事情，直到就诊结束时才想起来，或者医生在会谈的后期会更体谅患者，本文作者对打断式结束进行了三项观察，有助于提高医生就诊效率。

(1)只有当医患双方都准备好可以结束时，双方才可以成功地结束——在接诊早期倾听并探知患者的想法和担忧，能够为后期顺利地结束就诊做好准备。

(2)医生应该注意，如果太晚询问患者"您还有其他问题吗?"或者"您还有其他担忧吗?"就别期望得到积极的回答。医生应该在结束过程开始之前就询问患者最后有什么担忧，而不是临到结束再问，这样最后提出的问题才能得到有意义的解答。因此，对未完成的事情进行筛查应当在启动结束咨询之前。

（3）会谈不同阶段的清晰提示语有助于患者了解会谈的进程,以及每一阶段的内容。这样一来,双方都清楚提出未及陈述的担忧的最佳时间。在我们看来,提示语应该贯穿全部诊疗过程,包括移向结束就诊的信号。比如可以说:"我想我们的会谈快要结束了……您还有没有其他的问题希望讨论?"

Tai-Seale 等(2007)探讨了花精力在会谈结束阶段的重要性,以确保患者理解医嘱。研究发现,患者讲话的时间量是患者明确医嘱的一项重要决定因素。研究建议加强患者表达、明确医嘱、为既定医嘱开出"最后的处方"。

5. 什么是结束会谈本身的特殊要素(表 7-1)

（1）前期计划

①约定:医患双方共同协商约定接下来的步骤,明确双方角色和责任(Stewart 等 1997)。医生可能需要详尽明确地说明将如何告知患者诊断结果,同时还要告知患者应该做什么。患者也需要确认他们愿意遵从认同的治疗计划。

> "下面,我将口授一封信,向医生解释这个问题,今天过会儿就传真过去。如果血液检查有任何不正常,我会在您下次预约就诊前电话通知您。您能在预约就诊后电话告诉我 Dr Jones 怎么说吗?"

②安全网络:建立应急预案是结束会谈过程中关键的一步,告诉患者如果事情没有按计划进展应该做什么,如何与你联系,以及哪些特定的新情况可能意味着提供重要的备选方案。正如 Neighbour(1987)所说,向患者解释可能料想不到的结果,以及在什么时间如何寻求帮助,不仅对于安全医疗,而且对于医患关系建设,都是非常重要的步骤。如果医生告诉你,你的嗓子痛是扁桃体炎,用青霉素会奏效。而实际上治疗没有如期起效,你可能去看另一位医生,结果被诊断为传染性单核白细胞增多症,这时你就会对第一位医生的诊断不满意。但是如果第一位医生在结束就诊时,就提到传染性单核白细胞增多的可能性,并建议你一旦青霉素治疗无效,应及时复诊检查血象,这样一来你对第一位医生的看法就会因为他对未来的预测大大改观。

（2）确保恰当的结束时间点

①结束总结:在第 3、4、6 章中,我们已经看到了在信息采集和组织会谈结构时内部总结的重要性。总结在会谈结束部分也是十分必要的工具。简要地对会谈进行总结并明确诊疗计划,不仅能使医患双方有机会确认他们的商议内容,而且是患者提问和修正医生认识的非常有价值的便利工具。总结是提高治疗准确性的重要辅助,也有助于医嘱的遵从。切记总是要给患者足够的修改或补充空间。

> 医生:"那么概述一下,我觉得与去年相比这一年来您的糖尿病
> 有点失控,很可能是因为您的体重增加了。但是如果您能
> 将体重减到以前的水平,我们就有希望使您的血糖恢复到
> 满意程度。我要为您找到刚才提到过的减肥食谱,2个月
> 之后我们再来看看您控制得怎么样了。您同意这一总结
> 吗?"
> 患者:"好的,医生。就像我说的,我认为是因为我丈夫心脏病发
> 作之后给我打击太大,疏于锻炼身体了,但是我丈夫的病
> 情现在好些了,我应该可以多出去走走。"

②最后的核对:如上所述,最终检查核对患者对所制定的治疗计划是否赞同及是否还要做修改或者是否还有疑问,这很重要(Robinson 2001)。希望得到如下回答。

> "没(问题)了,这样很好。感谢您对我的帮助——您已经回答了
> 我的所有问题。"

总结

本章我们探讨了结束会谈所涉及的沟通技巧。我们已经看到,会谈的有效结束不仅与接诊初期阶段适当运用沟通技巧有关,而且也与 Calgary-Cambridge 指南里提到的,在会谈结束这个阶段所需应用的特定技巧有关。总结、约定、安全网络及最后的检查核对,都有助于安全地结束会谈,建立相互理解的共同基础,并减少医患双方对于病情和未来的不确定性;完成本书所始终倡导的医患间分享、合作及伙伴关系的建立过程。

结束会谈的技巧能够使患者对双方认同的诊疗方案感到满意,清楚下一步会发生什么,并且更有信心地向前走。同样的技巧也能够使医生更加有效地完成会谈过程,少一些后顾之忧、集中精力接诊下一位患者。我们已经提到,接诊咨询的开头通常是结束会谈阶段很多问题的根源。在这里我们可以看出,如果不认真注意,这一次就诊过程的结束,就会成为下一次会诊开头的困难的根源。暂时撇开上一个患者而全心专注于下一个患者,才是下一个会谈顺利进行的重要先决条件。

(林燕丽 陈喆 译)

第8章　与核心沟通技巧相关的特殊问题

在本书最后一章,我们讨论医学访谈中特殊的沟通问题。医生与患者在彼此的互动中要面临许多的问题和沟通挑战。这些问题和挑战的范围从死亡和濒于死亡到涉及不同年龄、不同文化的人群;需要处理愤怒、攻击,以及电话沟通中的困难。在此我们从这些重要问题中选取一些议题进行讨论,特别是通过一些例子来探讨,如何将 Calgary-Cambridge 指南中的一些沟通过程技巧应用于差异较大的沟通情境中。

许多关于医学沟通的书籍投入大量篇幅阐述特殊沟通问题的内容,却相对较少地关注核心沟通技巧。在这本书中,我们改变了以往的局面。为什么我们首要关注可被医生用于所有咨询的核心技巧呢? 因为几乎所有处理具体沟通问题和挑战所需要的技巧,都已经包含在第 2~7 章所讲述的一整套技巧之中。学习和讲授每一类沟通问题是很重要的,但并不是说在每种处境下都需要使用不同种类的技巧。Calgary-Cambridge 指南中的技巧仍然是一个必不可少的工具包,可以有选择地、巧妙并从容地应用于不同的场景中。

在每一个高度个性化的环境中,必须牢记的关键概念是:

• 互动的语境发生改变。

• 沟通的内容各不相同。

• 但是固有的过程技巧仍然是相同的。

当然,在每一种特殊情形下,沟通的内容会改变。当你准备告诉某人坏消息时,你要说的肯定与你要告诉他们只是患了流感那样的疾病所需说的话不一样。互动的语境也会发生改变。例如,在宣布坏消息时,情绪的水平波动,以及你所说的内容对患者及其家庭成员的影响,从实质上也会改变会谈的语境。

但是,在所有这些情况下所需的过程技巧并没有改变。没有必要去为每一个问题创造一套新的技巧。但我们需要注意:指南中的大多数技巧虽依然适用,但根据内容和特定的场景,一些技巧的使用可能需要有更大的目的性、强度及意识。我们需要在深入理解和掌握的基础上运用这些技巧。例如,在宣布坏消息时,我们需要特别巧妙和有意识地运用沉默和其他非语言行为,并运用认可的回应技巧。

在此,举个体育运动的例子有助于我们的理解。如果你在理想的条件下学会滑雪,然后突然发现自己在冰上,陌生的环境让你觉得似乎需要一整套全新的技巧。事实上,你必须做的是强化对已经掌握的那些技巧的熟练程度,并且使用其中的某些技能,如贴边技巧,要用更大的强度和集中注意力来应用这些技巧。

本章中我们选择了一套具体问题，来论证如何在更苛求的情况下运用 Calgary-Cambridge 指南中的技巧。

我们解释前两个问题——宣布坏消息和文化多样性——并进行一定深度的探讨。与年龄有关的问题(老年患者，以及与儿童及其父母沟通)、电话咨询、精神卫生问题(精神病和隐匿性抑郁症)，以及医学无法解释的症状等，随后将进行更简要的论述。在本章的结尾处，我们列出了一些其他的沟通问题和挑战，包括对这些问题更详述的有价值的参考文献。在我们教学和课程设置的配套用书中——《医学沟通技巧教与学》，我们讨论了如何将这些特殊问题的教学纳入到主要是以技巧为基础的课程中。

特殊问题

(一)宣布坏消息

Calgary-Cambridge 指南的结构和技巧为宣布坏消息提供了一个安全的平台。几乎所有处理这种困难处境所需要的过程技巧都涵盖在指南中。例如，我们在本书中所倡导的解释与方案制定的方法，包括与患者及在场的重要关系人建立支持和信任的关系;根据患者所需剪裁提供信息;尝试理解患者的观点并以合作伙伴的关系来工作。所有这些技巧对于宣布坏消息都很重要。Tuckett 等(1985)的研究表明，当医生和患者的观点存在分歧时，用细致入微的语调给予信息的技巧最为需要。宣布坏消息就是这种情况的一个典型例子。此时，患者走进诊室，他的希望集中在收到好消息的可能性上(尽管可能微乎其微)，而医生却不得不逐渐把患者的注意力转移到他现在必须要沟通的、令人担忧的事实上。

宣布坏消息是一个绝大多数医生都觉得很难开口且交流起来也很困难的事情。如以一种生硬、唐突而且漠不关心的方式宣布坏消息，它所造成的心理后果可能会是毁灭性和持久性的(Finlay 和 Dallimore 1991)。多年来，在大西洋两岸的医学和非医学类出版物中有许多文章都指出了医生在这一方面的不足之处。英国最近的一项研究(Brown 等 2011)表明，有 60% 诊断出癌症的患者对于获知病情的方式表示满意。尽管疾病诊断的内容(病情本身)被认为才是最重要的，然而如果医生没有展现出温和、同情的态度，患者便会产生不满情绪并且很难接受医生的消极态度。大多数患者希望在治疗决策和预后意见中扮演医生的合作者的角色。作者意识到，对于医生来说满足每位患者的个体需求具有相当的难度，例如，(恰如其分地)给予患者希望而非不切实际的期待。在 Vail 等(2011)最近的一项研究中，研究者请到了英国 46 位来自不同专业领域的、经验丰富的医院顾问，让他们向虚拟患者告知最新确诊癌症或者癌症复发的糟糕消息。他们发现专家们会主要专注于提供生物医学方面的信息，而非频繁地探讨生活方式和社会心理学问题。

Back 等(2011)在一项有关癌症复发的定性研究中总结出:

肿瘤学家对患者做出癌症复发诊断时会思考如何与患者进行沟通并且在确诊和引导中反复进行,他们会问自己:"我是否展现出,我已经意识到患者获知病情后的状况?",以及"我是否为患者接下来的治疗提供了指导?"

在澳大利亚,Shaw 等(2012)提出,医生在宣布坏消息时,即使是细微的差别也会意义非凡。他们的研究旨在识别和描述医生在面对患者家属时,告知患者意外猝死这一消息时常用的传达方式。研究者用录像记录下来初级和高级医生在处理同样的两份虚拟病例时的表现。对录像的分析显示出,有三种方式是医生在各个病例中贯穿始终使用的:①直率式风格,在交谈的前 30 秒内直截了当告知病情;②预测式,特征是在前 30～120 秒分段传达病情;③停顿式,在这种方式中,医生对病情描述非常详细,特别着重描述导致病情恶化的缘由,但是会拖延至少 2 分钟的时间告知真实病情或者避免确切描述病情的本质。不同的信息传达方式带来不同的结果。尽管预测式可提供更多的信息内容,但是直率式和预测式都会诱发和引起坏消息接收者的下意识反应,并且这两种方式都带来其对于病情的确切理解。相反,停顿式导致了困惑、焦虑和悲痛的情绪表达,通过语言和非语言表达的形式作用在信息接受者身上。

激动人心的是,有关宣布坏消息的文章不仅在癌症治疗领域得以发表,并且在神经学领域(Storstein 2011)和痴呆治疗领域(Zaleta 和 Carpenter 2010)也有涉及,而这些领域要么缺乏必要的治疗,要么预后很差。

尽管这一问题已经得到关注,但是,特别在大学本科阶段、新上岗的医生、住院医师及医学生,在向患者及其家属传达坏消息时仍然感到十分困难(Makoul 1998;Dosanjh 等 2001)。振奋人心的是,Field(1995)发现,1983－1994 年,在英国医学院校里对于死亡和濒于死亡的相关教学内容的数量和种类都明显增加。同样的情况还有澳大利亚,北美,以及欧洲的其他地区。有越来越多关于传授如何宣布坏消息的文献在主流医学教育领域问世,这反映出其对于学习者和教师双方的重要意义(Garg 等 1997;Vetto 等 1999;Baile 等 1999,2000;Colletti 等 2001;Elwyn 等 2001b;Orlander 等 2002)。近期一项关于教授宣布坏消息的文献回顾显示,这个领域已经在大学教育阶段得到了相当大的关注,并且根据学生的满意度和技能获得情况可以看出其已经取得了不错的成果。尽管如此,仍然有一些领域并未很好地涉及(Harrison 和 Walling 2010)。英国一项针对准住院医师的电话调查显示,初级医生经常会面临宣布坏消息,值得欣慰的是,他们在大学期间曾接受过有关应对这一艰巨任务的相关教学内容(Schildmann 等 2005)。美国一项针对医学生的有趣研究表明,心理障碍和对自我认知的缺失对于医务人员传达不幸消息的行为和能力具有直接的消极影响(Meitar 等 2009)。

在医院和家庭医疗中,医生可能不得不告诉患者有严重的或是终末期疾病。例如:患者患有癌症,或者 HIV 检测阳性,或者告诉一位母亲她所怀的孩子患有

Down 综合征(唐氏综合征)的高危风险。更常见的是,医生不得不告诉患者一些在医生看来并不特别重要或"坏"的消息,但患者却认为很重要或很"不好的消息"。例如医生做出类风湿关节炎或甲状腺功能减退的诊断;告诉患者患有贫血,或者宫颈刮片结果轻度异常,再或者甚至告诉一个第二天想去度假的患者,他得了流感样疾病并且不可能及时康复去旅行。所以很多时候,我们没有意识到我们所给予的信息对每一位患者的重要性,以及信息可能造成的影响。

对于来自世界各地的患者,听到消极或不幸病情的反应也会因文化不同而不同?中国的一项研究(Tse 等 2003)表明,很多家属反对向患者告以实情,然而患者本身意愿强烈要求自己承担并且不同意医生对实际病情有所隐瞒。作者建议,对病情是否如实相告应当取决于患者的诉求,而不是家属的意愿。意大利的两部文献也给出了相似的结论。随着国家日渐发展、大众受到良好的教育,他们对于信息获取的需求也日益提高。例如,在意大利的南部乡村,人们对于获取有关癌症诊断和治疗信息的意识与日俱增,并且患者希望他们获知的信息是清晰而全面的,预后干预也是相当详细的(Bracci 等 2008;Mauri 等 2009)。沙特阿拉伯的一项研究也证实了以上观点(Aljubran 2010)。

表 8-1 提供了对于"宣布坏消息"的建议所做的总结,这是基于一些人的论著(Brod等 1986;Maguire 和 Faulkner 1988;Sanson-Fisher 1992;Buckman 1994;Cushing 和 Jones 1995)。不足为奇,这些建议与 Calgary-Cambridge 指南中的技巧有很多共同点。其他有用的参考资料还包括来自于英国国家安宁疗护专家委员会(National Council for Hospice and Specialist Palliative Care Services HS UK)的一份简要的指南(2003),Fallowfield 和 Lipkin(1995),Maguire 等(1996b),Ptacek 和 Eberhardt(1996),以及 Kuhl(2002)和 Shaw 等(2012)。

★ 表 8-1　宣布坏消息的建议摘要一览

准备

- 尽早安排一次预约见面
- 安排足够且不被打扰的时间,确保没有干扰
- 利用一个舒适的、熟悉的环境
- 适当鼓励患者邀请配偶、亲属或朋友陪同就诊
- 充分准备好有关患者的临床情况、病历记录及其个人背景资料
- 尽可能将你自己的"精神包袱"和个人感受放在一边

开始会谈/设置场景

- 总结事态的进展情况;与患者进行核实
- 发现自上次就诊后出现的情况

- 校准患者的想法/感受
- 协商议程

分享信息

- 首先评估患者的理解情况：患者已经知道什么、正在想什么或已经被告知什么
- 评估患者希望了解多少
- 先预告不好的消息即将来临，比如："我担心我们得做一些工作……"或"恐怕事情看起来要比我们预计的更严重……"
- 简洁、诚实地提供基本的信息，并重复要点
- 把你的解释与患者的观点联系起来
- 不要过早给予患者太多信息；不要"缩手缩脚"，但也不要铺天盖地
- 要"小块小块"地给予信息；口头地对信息进行归类信息
- 注意节奏，在进程中反复检查患者的理解情况及感受
- 谨慎地使用语言，要根据患者的智力、反应和情绪给予相应的信息：避免使用医学专业术语
- 自始至终都要注意你自己非言语的行为

显示出对患者的敏感

- 解读患者的非语言线索（面部/肢体语言、沉默、流泪）并做出回应
- 允许"戛然而止"（当患者岔开话题或停止聆听时），给予时间和空间：允许可能被否定
- 不断地给予停顿，给患者提问的机会
- 在谈话的进程中要评估患者对更进一步信息的需求，并根据需求提供更详尽的信息，如：听取患者的意愿。因为个体差异很大，每个人的偏好可能会随着时间的推移，或从一种情况到另外一种情况时发生变化
- 鼓励患者尽早表达他们的感受，如："听到这个消息您有什么感受？"，"我很抱歉这对您来说很难接受"，"您似乎被这个消息弄得心烦意乱"
- 通过接受、共鸣和关心，回应患者的感受和困境
- 检查患者先前对信息的了解
- 特别要引出患者所有的担忧
- 检查患者对所给信息的理解情况（如："您愿意谈谈您将要告诉妻子什么吗？"）
- 注意那些非共享的含义（如：癌症对医生而言与对患者而言意义不同）
- 不要害怕流情感或悲痛

计划与支持

- 确认患者所有的担忧，通过将无法抗拒的感受分解为可管理的问题、排出优先次序，区分确定的与不可确定的事情，并提供具体的帮助

（续　表）

- 确定下一步的计划
- 为今后可能出现的事情提供一个宽泛的时限
- 给予切合实际的希望（"做最坏的打算，希望得到最好的结果"）
- 与患者建立同盟（"*我们可以一起来解决这个问题……我们来通力合作*"），
  如：强调与患者的伙伴关系，确定你作为患者辩护人的角色
- 强调生活的质量
- 安全保障网络

随访与结束
- 总结并检查患者的理解情况以及有无额外的问题
- 不要仓促为患者安排治疗
- 尽早安排进一步的预约，提供电话预约等
- 确定支持系统，让患者的亲属和朋友参与其中
- 会见/告诉患者的配偶或其他相关人
- 提供书面的材料

如果患者有人陪伴，那么还要解读和回应陪同者语言和非语言线索，允许停顿
　以便提问，但记住：患者才是你的首要关注

自始至终要意识到你自己的焦虑——对于给予信息、既往经历，或者治疗失败
　或帮助无效

　　与患者及其重要关系人建立关系并不局限于表 8-1 中任何一个特定阶段，但显然是整个互动过程中最重要的部分。要注意上述的很多建议，以及下一节中要讨论的 Calgary-Cambridge 指南中的一些技巧，都与建立共同的基础、承认并敏感地回应患者的看法（思想和感受）、并表现出周到的语言和非语言行为等有关。在宣布坏消息的情况下，无论你与患者素不相识还是彼此相知甚笃，都是用同样的技巧来构筑并维系治疗关系。

更深、更强、更有意图地应用 Calgary-Cambridge 指南中的关键技巧

　　宣布坏消息是一种上下情境，其中会谈的内容，以及所需应用的 Calgary-Cambridge 指南中某些核心的沟通过程技巧，在强度、目的性和意识性方面都会发生变化。以下是通过列表的形式，对应于 Calgary-Cambridge 指南中适当的标题，对这些过程技巧进行描述。

Calgary-Cambridge 指南中的技巧	更深、更强、更有意图地应用这些技巧
开始	与其他任何会谈一样，成功设置场景至关重要
准备	如何安排预约见面：如果消息很严重或者需要给予的信息很复杂，准备就需要特别考虑和计划。应该在什么时间、什么地点约见患者？谁应该在场？你作为医生，在情感上和事实上是否做了充分的准备？当向患者及家属说出其患有痴呆症的诊断时尤其重要（Lecouturier 等2008）。注意使用安慰的和非语言类的技巧；态度和语调也至关重要（Bruera 等2007）
问候患者 协商议程	会谈时不止一人在场：很多生病的人，或者知道将被告知不好或复杂信息的人，会带一个亲属或朋友陪同患者一起来见医生。因此你会遇到不止一个人在场，各有不同的想法、顾虑和期望，以及议程也各有不同。聚焦于"主体的"患者是必要的。但是要考虑到陪同的朋友或亲属也很重要。如果有时间，可以同意单独约见患者和亲属，再与患者及其亲属一同会谈，往往是很有帮助的。注意 Benson 和 Britten（1996）对癌症患者的研究结果显示，绝大多数患者反对未经同意对其他人公开他们的病情
解释与方案制定	宣布坏消息是解释与方案制定的一种特殊情况，因此也不足为奇，这种困难的处境需要特别巧妙地应用与会谈这一时段内的绝大多数技巧
分段核对	以可管理的条块形式发出信息并检查核对患者的理解情况，是此处的关键技巧，在会谈这一部分的进程中，允许医生在任何一个特定的时间，都能评估校准患者所处的阶段

评估患者的起始点	*发现患者已经知道什么，是害怕什么还是希望什么，这很困难，但至关重要，特别是当患者受到惊吓时。如果有亲属或朋友在场甚至会更加复杂。在美国一项有关告知患者患上肿瘤疾病的"坏消息"时医患双方交流过程的研究中，Eggly 等（2006）表明，陪同者明显比患者提出更多的问题，医生与陪同者之间积极的等级关系通过后者提出的问题得以凸显。这或许是患者在一开始处于被压倒性的状态，因此乐意于出现一个发言人代表他们的立场。医生在给出预后或者治疗方案的相关信息之前，对患者及其家属的地域情况进行准确的了解将会得到比较好的回报。医生的目标是理解和意识到患者及其亲属的早期诉求，以此为将来与患者及重要关系人建立良好的关系奠定感情基础*
评估每位患者的个体信息需求	*发现患者想知道什么也很关键。绝大多数患者想知道他们是否得了癌症（Meredith 等 1996），包括老年人（Ajaj 等 2001）。评估患者希望了解到什么程度，需要很高水平的技巧。理解潜在的文化影响在此会有帮助，但最重要的是确定个体患者或重要关系人的需求和偏好。不同的作者对于该如何完成这项任务有不同的建议。Buckman（1994）建议，直接的预告初步问题，如"如果情况有些严重，您是那种想知道到底在发生什么的人吗？"Maguire 和 Faulkner（1998a）建议，通过委婉的分层方法宣布坏消息，每一步后都留一停顿以获知患者的反应。其他作者建议，在发出预告之后，更直接地给出消息，并在进程中评估应如何推进。他们争论说，那些希望使用否定机制的患者，仍然能够阻挡他们不想听到的消息*

（续　表）

运用明确的分类或 提示标志	先发出预告是对即将发出的信息明确分类或标记的一种特例,提醒患者注意,事实并非所愿。在会谈开始不久就给一个预告可能很有用,特别是随诊会谈。做这件事有很多方式,采取哪一种方式最好取决于患者的情况和医生的风格。对罹患终末期疾病的患者,或面临先兆流产而等待扫描结果的患者,医生可能会说:"我恐怕这消息不如我们所希望的那样好",同时伴随适当的非语言行为。在继续会谈之前,医生可以稍加停顿一下,让患者难于接受的消息的可能性降低些。为了帮助患者集中注意力,常用的提示标志也很重要(如:"有两件重要的事情要记住,首先……,其次……")
将解释与患者的观 点联系起来	鼓励患者和他们的陪同人员提问题,对于双方建立信任十分有必要。Eggly 等(2006)发现最常出现的主题是诊断性检查,诊断和预后。老年患者提问较少,受过教育的患者问得相对较多
鼓励提问题	·给予切合实际的希望 如果患者真的有望康复或好转,对医生而言则比较容易。比如:从道路交通事故中康复的患者,或者检查发现患有肾结石的患者。而给一个患严重卒中或化疗失败的患者以希望,则困难得多。所有的患者及其家属都渴望得到康复的希望。医生的首要任务是阐明衍生的相关问题。鼓励并灌输希望与患者的合作伙伴关系,以及肯定患者在这个过程中的价值,两者是息息相关的(Cutcliffe 1995)。儿科医生在向儿童癌症患者的父母说出其确切预后情况时,即使预后情况不乐观,采取以上做法也可以鼓励父母对其康复的希望(Mack等 2007)。Clayton 等(2008),在他们有关与患病晚期患者及其家属的沟通过程回顾中表明,激励患者父母给予患者关怀和支持,以及明确的目标,例如参加女儿的婚礼,或者试图缓解患者的疼痛,而不是延长生命,更为有效

讨论方案和意见	*·讨论治疗方案* 当患者准备好听取医生的建议时，需要再次介绍治疗方案。一定要使患者明白，他们将参与到治疗决策之中 *·给出病情预后* 如果患者想讨论未来，要避免给出过于确切的时间表。不过，给患者一个宽泛的框架，可能对那些希望提早做计划的患者有所帮助
建立关系	在整个会谈过程中，持续不断地与患者及任何在场的重要关系人建立关系非常重要。如果你对患者或其重要关系人不是很了解，那么在互动的最开始时，就需要有意地为建立信任关系奠定基础
获取线索 表现出共鸣	核查非语言的线索使医生找出患者想要提问的要点，或者准确测定患者的情绪状态，然后表现出共鸣和对患者处境的同情。这也给医生留出空间去询问患者更深层次的顾虑，并回应他们的感受。"我明白，听到检查结果证实了您最坏的可能性，您特别沮丧……我非常抱歉……（停顿）……您提到过您的丈夫是位残疾人——您还有什么其他担忧想现在讨论吗？"提取线索的一个特例与"戛然而止"相关——患者（或重要关系人）在听到坏消息时一下子呆愣在那儿，似乎被阻挡，或者无法听到您在说什么。承认患者不想再听任何话，就需要在进程中将给予的信息分成条块，并检查核对患者的理解情况，特别要注意患者的语言暗示（如突然转换话题），或者更常见的非语言暗示（如：流泪哭泣、沉默，看上去不舒服或者生气）

（续　表）

允许患者接受坏消息的严重性	医生发现,当面对患者及其家属在宣泄过激的感受和情绪时,自己很难保持沉默,这个时候他们在获知不好的消息后常常会痛哭不已。Back 等(2009)研究了医生在"被告知"保持沉默时展现出的行为特征;这个时候医生看起来是多么不安,以及他们会表现出负面的、非言语的技能。作者提倡同情式的沉默,即医生需要表现出对患者的关怀并且尽快打破沉默以防患者感到尴尬不适
提供支持	• **伙伴关系和支持** 为患者提供支持非常必要。公开的陈述,如:"*我们需要一起来解决这个问题*"或"*我将代表您咨询专科医生*"或"*我们不会丢下您一个人去应付这件事……现在我们继续进行如何?*"等,都会帮助患者,因此需要予以强调
表现出恰当的非语言行为	• *医生不掩饰自己的沮丧* 如果医生在宣布坏消息时无动于衷,则会让患者感到很失望(Woolley 等 1989)。医生不应该害怕情感流露(Fallowfield 1993),但是,你的沮丧能为患者分担多少是很难做出判断的,必须依个人的性格及特定的情况而定。但显而易见,处理医生的沮丧不是患者的任务。另一方面,医生在完成这一复杂的任务时很难不表现出焦虑,而此时患者却可能获取到医生的非语言线索。在此,保持患者的自信心和继续建立与患者的友好关系是总体目标
会谈结束	花在会谈这部分的时间会有意外收获。经常在咨询的这一阶段,医生能与患者就接下来的步骤进行总结,并给患者一些支配权

（续　表）

与患者约定有关接下来的步骤 安全保障网络	*清晰的随访计划*，设定下次预约的日期，提供电话联系患者，以检查商定的计划是否一切无误，并开始计划接下来的步骤，这些都被视为支持和安慰。如果患者表示想把有关诊断或预后效果的信息告知他人时，与患者的重要关系人进行联系常常有所帮助，这样可以让患者有时间接收坏消息，并决定他们需要多长时间来考虑治疗方案 *用书面的形式记录下已告知患者及亲属的内容*；这极其有帮助，特别是在家庭医生与专科医师互相沟通，或患者将被接受其他医疗机构团队的治疗时

这一框架包括了在一项研究中患者、医生和护士推荐的所有步骤，该研究旨在发现患者和消息提供者之间就宣布坏消息的指导方针上是否达成共识（Girgis 等 1999）。它也反映了题为《癌症告知：与患者沟通诊断》这一美国版的以循证为基础的录像资料中所提供的一些建议和技巧。这一录像带制作于 1986 年，但依旧是一部优秀的教学演示材料。它运用了大量的仿真实例，以及医生和癌症患者的个人叙述。

（二）文化和社会差异

探讨多元文化问题所需的沟通技巧，是用来理解患者的看法（既包括收集信息又包括解释与方案制定），以及建立关系的核心技巧的一个特例。可以说社会多元化的问题，如：年龄、性别、社会经济状况及受教育程度，也有同样的特点。

许多形成疾病—患病模式（如第 3 章所讨论的）基础的概念，最初都起源于人类学和跨文化研究。多元文化的访谈被视为所有医患沟通的一个极端例子，从中所获得的经验教训后来也被应用于在单一文化背景下医患间的交流。在此我们正扭转这一过程，探索如何站在患者角度的核心技巧应用于解决多元文化状态下医患间常持有不同观点的特殊困境。

我们越来越多地遇到世界各地的种族复杂性和流动性。Johnson 等（1995）指出："每一种文化都是信仰和习俗的交织结构，有些是连贯一致的，另外也有争议且矛盾的。"他们建议，在每一次的医学访谈中，医生必须探知患者的健康信念，以及他们对自己症状和患病的看法。如果医生忽视了这一忠告，他就会有做出推断假设或价值评判的风险，并且对患者抱有成见。这不仅可能导致冲突，还有可能产生偏差。在多元文化的背景下——事实上，在所有医生和患者之间都存在差异性——歧视是一个潜在的问题。如果绝大多数歧视是无意的，正如 Dovidio 和

Gaertner(1996)建议,Kaiser 家庭基金会(1999)的调查显示,如果大多数医生没有意识到他们的歧视,或者否认存在歧视的这种可能性,我们在医疗机构中,需要特别警惕多样性问题,以及如何处理这些问题。* 例如,在一项有关结肠—直肠癌的治疗研究中发现,黑人种族的患者对整体治疗过程是不太满意的(Ayanian 2010)。

Johnson 等(1995)提出以下几点,对医生接诊来自不同文化背景的患者时,可能有所帮助。一个人的文化背景提供了他或她对待健康和疾病的想法、因果关系的观念、有关谁掌控医疗决策,以及如何采取措施寻求医疗的观念。他们还开发了一个有用的解释模型,列举出接受过西方教育的医生与源于某种传统文化的种族的患者之间的常见差异。这一方法得到 Chugh 等(1993)的一项跨文化研究的支持。他们的主要发现是,在患者的满意度、医生给予的诊断与治疗,以及患者的接受度等方面存在着很多隔阂,这些隔阂与患者的文化背景、观念、信仰和期望值,以及语言交流障碍有关。

Myerscough(1992)和 Eleftheriadou(1996)就西方医生普遍遇到过的与文化有关的大量问题提供了非常有价值的信息。他们所举的事例包括家庭结构和生活方式的重要性、妇女的角色、对妇女和她们的孩子的态度、着装、宗教、饮食与斋戒,以及生命与死亡。

Ferguson 与 Candib(2002)在他们对文化、语言和医患关系的综述中,发现一致的证据,认为英语表达不充分的少数民族患者不太可能从他们的医生那里引起移情效应;一般而言接收的信息可能较少,也不太可能被鼓励在决策中发展成为伙伴关系。

在咨询中适当提供训练有素的口译人员是一个重要的议题。Ngo-Metzger 等(2003)在他们的一项对在美国的中国和越南移民的研究中发现,患者更愿意使用专业口译人员而不是家庭成员,并且口译者应该是与他们同性别的。有一项描述临床实践中有关健康问题和药物治疗的研究,在相关的内容讨论过程中专业的口译人员或者患者亲属会参与其中,Rosenberg 等(2011)发现,和口译者在一起的患者比和家属在一起的患者更易处理有关疾病问题和后续治疗的情绪问题。

虽然口译人员最佳的实践方式仍有待确定,但是专业译者参与其中的价值正在显露。在一项针对某三级医院中英语能力有限的患者的研究中(Lindholm 等 2012),39％的患者在入院及出院期间接受了专业的语言口译服务。而没有接受这一服务的患者住院时间相对较长。在患者入院时接受口译服务对于其住院天数的长短具有显著的影响。在入院和(或)出院期间接受口译服务的患者比那些没有接受这一服务的降低了再次入院的概率。

另一方面,无论口译人员的翻译有多熟练,都有存在交谈信息缺失的可能。Aranguri 等(2006)在他们有关初级卫生服务的医师和他们患有血脂异常疾病的西

---

* 感谢 Charlene Pope,感谢她在社会心理学方面的见解,并使我们关注到这项工作。

班牙籍患者的研究中发现,口译者实际上利用的是较为正式的谈话方式或者是使用建立密切关系的技能。我们建议医生在口译人员进行翻译的时候需要额外关注他们建立关系过程中使用的非言语技能。

在她对一系列有关差异问题的文章的评论中,Roter(2002)提出以关系为中心的医疗作为一种满足不同人群需求的方法,包括与文化或种族、性别、年龄、性取向或宗教信仰,以及医生和患者之间用不同语言进行交流的各种差异性。

跨文化交流和社会多元化中常见的问题和障碍

表 8-2 提供了一个有用的清单,列举了有效互动中潜在的差异或障碍点,在医生与患者文化或社会背景不同的情况下,需要对这些方面予以特别关注。

★表 8-2　跨文化交流和社会多元化中常见的问题和障碍

语言的使用
- 使用外语(如:患者或医生一方必须用他们并不流利的语言进行交流)
- 使用俚语
- 口音/方言
- 过于亲近而造成的冒犯,等等

非语言沟通的使用和解释
- 身体接触
- 肢体语言
- 靠近——亲密/距离
- 目光接触
- 情绪/情感的表达

文化信仰和医疗保健
- 对症状的理解——什么被认为是正常和不正常
- 对因果关系的信念
- 对治疗方案疗效的信念
- 对患病和疾病的态度
- 对补充性或其他可供替代的医疗资源的使用
- 对角色和关系的性别和年龄的期望
- 医生的作用,以及与权力和表达尊敬的方式有关的社交互动
- 对有关遵循医疗建议责任的认知
- 家庭生活事件(如:有关包办婚姻、怀孕和分娩、对年长者的照顾、对老年人的治疗及死亡的仪式和信仰)
- 社会心理的问题(确认常见的压力源、家庭/社区的支持对这种多样性的意识)
- 医生在精神卫生和残疾方面的作用

（续　表）

敏感性话题
- 性——包括性取向、性行为和避孕
- 对某些体格检查的拘束不安
- 酒精及其他药物的使用和滥用
- 家庭暴力和虐待
- 分享坏消息

医学实践问题/障碍
- 医患伙伴关系的程度，家庭参与的程度；个人和家庭对卫生保健和治疗的责任
- 医疗中的伦理问题
- 医生的假定、成见或偏见
- 同时咨询来自补充医疗或其他替代医疗提供机构的执业医生

关于不同种族或文化背景的一些知识对于医生在行医中非常有帮助，在某些情境下至关重要。这些知识能够给医生信心并制造一些"捷径"。不过，理解每一位个体患者和他们特定的健康信仰的核心技巧，无论对于来自何种文化背景的患者，都很关键。例如，很重要的一点是我们不要想当然地认为所有患者都想自己做决定而且希望和医生共同分享决策过程。对于很多文化中的个体来说，他们仍然是希望医生能像父母般帮助他们决策，并且这个过程更多的是以医生为核心（Lamiani等2008）。给患者贴上整个种族或文化的态度和观点的标签，如同对文化问题一点儿都不敏感一样具有破坏性——医生的目标必须是找出每位患者的独特视角和患病体验。即便在医生与患者享有相同文化背景的情况下，这一点也同样重要。Kai等（2007）对这一方法表示支持，他们利用群组纵向调查的方式，针对英国癌症治疗领域的医务人员进行了研究，表明了很多医生在面对不同文化背景下的患者时都经历过尴尬和不确定性的情况。即便对文化有所了解，医生在从社交上和情感上与这些患者融入一起时仍会有困难。

因此临床医生面临两种略有冲突的沟通问题，即如何避免对患者做出基于其种族的推断，以及与此同时重视并愿意探讨和理解这种文化差异，而这可能会对你如何诊疗患者带来相当大的差异。因此，不同文化背景的医生和患者之间相互理解和信任的发展，经常需要双方花费时间和精力，就不足为奇了。

Teal和Street（2009）已经建立了一个有效的模型，该模型包含了医学访谈文化能力中颇有争议性的内容，并且强调了包含态势感知、适应能力和求知能力在内的整合核心沟通技能的重要性。

更深、更强、更有意图地应用 Calgary-Cambridge 指南中的关键技巧

以下所列是从 Calgary-Cambridge 指南中挑选出来需要特别注意的技巧举

例,主要关系到医生更准确地引导并理解患者的想法,并给予更加明确的回应。谨慎地使用这些技巧还常常有助于患者理解医生的观点。

Calgary-Cambridge 指南中的技巧	更深、更强、更有意图地应用这些技巧
开始	
问候与做介绍	检查核对患者姓名的发音,以及患者喜欢被怎样称呼
表现出兴趣、关心和尊重,关注患者的身体舒适	对患者希望让一名家庭成员一起参加会谈,或者想请男性或女性医生接诊等表现出敏感性 提供口译人员帮助,并且如果双方同意,在议程安排过程中就翻译所承担的角色进行协商 检查核对会谈优先选择使用的语言 如果语言交流障碍太大,申请推迟会谈 在会谈和体格检查中,考虑医患之间的性别问题
收集信息	
发现患者的观点:想法、担忧、期望、对生活和感情的影响	探讨患者的: • 对因果关系的信念 • 文化决定的对治疗的期望值 • 家庭、婚姻、宗教和社会习俗 • 对社会和社区服务网络的了解 • 对补充性或其他替代方式医疗资源的利用 来自某些文化或社会背景下的患者可能很少意识到社会心理问题与其身体症状的关系。这种情况下,探索潜在的抑郁和躯体症状并非易事,可能取决于对患者观点的了解,并通过长期努力建立信任。医生可能要判断何时接受患者的医疗选择或他们对患病的看法,而不是冒着对患者治疗失败的风险挑战他们,其后果是破坏了信任或医患关系
鼓励患者参与并提出疑问	医生应该鼓励患者提出疑问。在美国的一项研究中,黑人患者很少向他们的肿瘤专家询问,并且他们也很少有同伴陪同就诊(Eggly 等 2011)
表现出恰当的非语言行为	注意非语言行为中可能出现的文化差异(如:目光的接触、触摸、亲近)

（续　表）

建立关系	
非审判性地接受患者的观点和感受	非审判性地评价患者的意见和信仰,不要带有成见或对患者以恩人自居(如:接受患者和家人对检查、监测及转诊的意愿)。避免做假设推断,或者对此进行检查核对。显示出对诸如性问题、使用和滥用酒精或其他药物的问题,以及家庭暴力等问题的文化差异的敏感性
提供支持	公开表示支持
解释和方案制定	
评估患者的出发点	在给予信息之前检查核对患者的文化背景。这一点在接触残疾患者时尤为重要,研究结果显示残疾患者更容易感到自己不被倾听、不被尊重,对于相关信息了解的少且也很少参与到治疗计划的制定中(Duggan 等 2010) 必要时在会谈中请一名口译人员加入 检查口译人员的翻译是否准确、完整地传达信息,而患者也理解了
将解释与患者的看法联系起来	在给予患者信息之前,检查患者的文化背景/语言能力。核对患者的担忧是否都已被涉及
检查患者的理解力	如果存在语言交流问题,反复检查患者的理解情况特别重要。即使有口译人员在场,也要如此 根据患者的背景和实际情况给患者切实的选择
共同商讨可接受的方案	不习惯与医生合作并分享伙伴关系的患者可能觉得对此陌生或难以应付

　　以下是一些准确措辞的例子,用于帮助医生探讨并评价文化差异,同时避免成见和做出假设推断。总的来说,如果你最初的问题或评论对大多数文化情况下都有同样的效果,那么你应该是在正轨上。询问个体患者或患者家人的问题而不是询问他们文化的问题,有助于个性化而不是给他们打上文化标签。一项对大约 60 名来自不同文化和种族的移民女性的意见收集对这一简单的方法给予了有力的支持 * 。当我们询问这些女性(她们在加拿大生活的经历从几个月到数年),她们最想让我们教给医生有关跨文化交流内容时,收到的第一回应是热情和一致的认可:

---

　　* 感谢 *Multicultural Health for Immigrant Women*: *a Dialogue* 参与者:由 Alberta/Northwest Territories Network of Immigrant Women 赞助,Calgary, Alberta, 1992 年 3 月。

"请教给他们首先把我们当成个人看待,而不是作为一种文化群体的代表来对待。"
虽然这些女性确实认为理解文化差异和健康信仰的多样性会有所帮助,但她们还
是强调,不去了解个体的患者,就根本无法了解谁符合而谁又不符合文化或种族的
普遍性。Chugh 等(1994)的研究为跨文化沟通的这一基本原则提供了进一步的理
论依据。研究表明,在多样的、多元文化的加拿大城市中,同一种族内部健康信仰
的差异比相同是这些种族群体之间的差异更多。

　　下面的每个例子,要切记在心的是,你的非语言行为的使用及提取并回应患者
暗示的能力,与你言辞的选择至少同等重要。

> "这些对您的生活和您周围的人都有什么影响?"
>
> "您能告诉我一些关于您个人和您家庭的情况吗……? 您住在
> 什么地方……? 家里还有谁……? 您家在哪里……? 您父母的
> 背景……? 您本人信教吗?"
>
> "我知道生育问题会引起家庭的紧张——对您是这样吗?"
>
> "有些时候在讨论妇科问题时,人们的家庭或宗教背景非常重
> 要——例如天主教徒可能对避孕有着非常强烈的宗教观点。有
> 什么来自您个人背景的东西影响您如何看待这个问题吗?
> ……"

然后根据患者的反应继续提问:

> "您提到您来自阿富汗。我对阿富汗的文化一无所知……好的,
> 比如说,医生能不能和患者握手呢? 您倾向于用什么样的方式
> 问候?"
>
> "我能理解,如果我不能如您所愿的那样理解您,那一定会让您
> 感到沮丧。如果我们请一个口译人员,是否会有所帮助?"
>
> "我想知道,您期待或希望什么样的治疗。据我对中国文化的了
> 解,这可能与我们在这里提供的治疗有很大不同。如果是这样,
> 我很乐意帮助您。"
>
> "您告诉我您全身都痛……您对此有什么想法吗?"

其他一些有用的措辞

- 当您不认识患者或其家属并且不确定是否要握手时：
  - 观察这个人的反应
  - 如果他们看来似乎被冒犯，就表示歉意——你并不想冒犯
  - 确定做一些其他的事来建立关系，如询问他们是否可告诉你，他们觉得最舒服的问候方式
- 如果你想问一个敏感问题，征得他们的允许
  - "是否可以问您这个问题？"
- 询问什么可能有所帮助
  - "我需要……有什么能帮到您的吗……？"
- 解释为什么
  - "这对您可能有些为难——我需要问您（做）这件事的原因是……"
  - "有些时候人们对事情会有他们自己的解释，这可能有助于理解患者的观点。"
  - "我知道有时候女性患者愿意让女医生来检查——这对您很重要吗？"

Eleftheriadou(1996)就与来自不同文化背景的患者交流时需要考虑的事项，提供了一个简明且实用的总结，并针对如何改善沟通提供了一些特别有帮助的例证。Cole 与 Bird(2000)关于医学访谈一书中也包含了关于这一主题的有用的一章。Kai(2003)在最近一本关于种族、健康和初级卫生保健的书中提出了大量论题，包括有效的跨文化交流、口译和笔译。他还强调了注意在健康领域医患沟通中文化影响的冰山模式的重要性——医生可能会注意到性别、年龄、种族和国籍的影响，但是重要的文化背景，如社会——经济状况、宗教信仰、性取向及政治倾向等可能还没有被关注到。Geist-Martin 等(2003)的著作通过对患者叙述，以及案例研究的深入探讨，使我们在医疗领域有关文化及其他差异性问题的认识更贴近患者的体验和认知。他还建议了一些有用的方法，以在各种多样性情况下增进医患沟通。另外一些有用的论述也可见于 Steele 关于克服文化和语言障碍的报告(Steele 2002)，以及 Fadiman(1997)对一例患癫痫的苗族儿童的研究，其中显示了她的治疗所遵循的医学文化如何与她家庭的信仰体系发生冲突。

（三）与年龄相关的问题

在这一部分我们要讨论与老年患者（而在有些情况下，是与帮助他们的亲属或

朋友),以及与儿童及其父母的沟通。在这里,本章中所探讨的余下问题,只包括指南中相应技巧的代表性例子。

1. 与老年患者沟通

与老年患者的沟通需要特别的考虑。近100年来,全世界老年人的数量在持续稳步上升。在西方国家,估计到2030年,35%的人的年龄要超过60岁。基于Geisler(1991)的研究,以下是所有医生都需要问自己及前来就诊的老年患者的一些问题。

- 在这个人身上有哪些与衰老有关的特殊心理和生理问题?
- 听力丧失或神经系统的问题影响了该患者的沟通能力吗? 如果是,我需要如何区别对待?
- 对这个人而言,生病或濒临死亡意味着什么?
- 如果患者表现出患病的症状,是否暗示患者需要其他方式的帮助? 他们是否有抑郁、孤独,或害怕残疾、丧失独立性或死亡?
- 对于这个患者的世界,以及他生活中所发生的事,我了解什么? 对这个人的医疗管理及治疗有什么限制是我应该考虑的?
- 作为医生,这个患者对于我有什么期望?
- 有亲属或朋友在帮助这个患者吗? 他们需要或想要参与进来吗? 如果是,我该如何安排他们?
- 是否有多重医疗服务提供者涉及这个患者? 医疗的连续性是问题吗?

Wolff和Roter(2012)指出,对有家属陪护的、患有精神健康问题的老年患者给予格外体谅的必要性。他们经过对录音记录的研究表明,当患者在家属的陪同下去医生办公室进行问询的时候,时间会非常短,患者和陪护者提供较少的社会心理的信息,医生也提出较少的问题,其间很少建立起伙伴关系,围绕以患者为中心展开的沟通也很少。

更深、更强、更有意图地应用 Calgary-Cambridge 指南中的关键技巧

对待老年患者的原则首先是将他们作为个体而不是"年老患者"来对待,这与处理文化问题一样。不幸的是,在医疗卫生服务中,年龄主义非常普遍。我们总是鼓励你问一问自己:"我是不是正在根据患者的年龄而不是将他当作个体,而做出了不准确或不适当的假定或概括? 例如:基于年龄,我是否正在假定这个人要比他事实上有更多的功能或能力丧失及兴趣减退?"一项关于向患者及家属说出其患上痴呆症的诊断结果的小型定性试验(Lecouturier等2008)强调了展开这一对话的环境的重要性。患者希望得知患病原因而不是怎么告知他们这一消息,向谁[患者和(或)其家属]告知,以及目前要多久去适应他们的诉求和关心的事情。以下一些例子,说明了在和老年人相处时值得特别关注的一些关键技巧。

Calgary-Cambridge 指南中的技巧	更深、更强、更有意图地应用这些技巧
开始	
构建和谐融洽氛围	需要特别给予考虑，比如：对于虚弱的、听力受损或视力减退的患者。很多老年患者是由亲属或其他看护者陪同就诊——因此需要谨慎地与各方构建和谐融洽氛围
筛选	医生需要记住，对老年患者的问题进行筛选并分出优先主次顺序尤为重要，因为随着时间推移，老年患者可能表现出很多问题或功能丧失。记住： • 问题的种类和数目未必预示功能 • 不是所有的问题都是现存的问题 • 不是所有的问题都需要帮助 • 不是所有的问题都列入了患者的议程
认真地倾听	在接诊老年患者咨询时，应在会谈开始尽早并贯穿于整个会谈始终，对患者的情绪状态进行评估，这一点非常重要。在老年患者中，焦虑和抑郁非常普遍，但可能表现得并不明显
收集信息	
请求解释疑问 框定时间 总结	接诊老年患者时，医生往往听到的是复杂的叙事，有大量的似乎难以捕捉的数据——此时，解释疑问、框定时间、总结和检查核对的技巧就变得非常重要。例如，明确地要求患者说明他们目前的问题是从什么时候开始的，或是经历的一个特定周期，这会有所帮助
提取线索	患者可能不好意思，但却渴望讨论诸如便秘、阴囊疝或乳房肿块等问题——提取、检查核对，并回应非语言或语言线索尤其重要

（续　表）

恰当地运用语言	如果患者思维混乱、神志不清、心绪不安，或者有言语或听力障碍，则更需要清晰的语言。首先验证一下是什么造成沟通困难的推论。疼痛或其他药物是其中因素之一吗？你使用的专业术语或语言是一个问题吗？当患者有构音障碍或是耳聋，需要检查核实他们的理解程度，并确定他们是否通过文字交流更容易沟通。在医院，检查患者是否使用助听器，如果是，还要检查助听器是否位置正确、工作正常
发现患者的观点	患者的观点在此是重中之重。疾病状况对患者生活的影响常常预示着患者的期望值或后续的治疗，因此需要认真予以考虑
建立关系	
表现出恰当的非语言行为	耐心与时间——跟着患者的节奏至关重要
表现出敏感性、共鸣、接受与支持	老年患者及他们的重要关系人可能不仅需要大量的情感上的投入，也需要给予实质性的支持。尝试去认识患者所处的困境可能有助于你理解那些乍一看笨拙或不同寻常的行为举止。应该以移情和尊重的态度，回应诸如便秘等令人难堪的问题——提供切实的帮助
组织会谈的结构	
总结 提示标志	交替使用这两种技巧，可能对老年患者特别有益，尤其是那些听力困难和记忆丧失的患者，特别有用。老年患者可能迷失在他们自己复杂的叙事中，可能需要帮助他们组织自己的叙述——因此，总结和提示标志既帮助患者也帮助医生。组织会谈的结构，让医生向患者及其照护者检查核对问题或计划："我知道您发觉现在出去购物很困难……我可以与您女儿核实一下吗……您住在哪里？" 记忆力测试对于老年患者来说可能是一个有用的评价工具——但这需要谨慎地使用语言提示以免造成难堪或者激怒患者

（续　表）

解释与方案制定	
分段检查	使用清晰的不带专业术语的语言，分段，并检查核对
使用图表	使用图表和书面文字说明，特别是对与药物治疗有关的内容，对于那些记忆力丧失的患者和他的照护者都非常有帮助

Steward 等（2000b）对 50 篇有关医生与老年患者沟通的文章进行了有价值的回顾，特别强调了增加合作及老年患者主动参与的益处。这一研究总结论述了沟通对老年患者的期望、决策制定、记忆、依从、满意度、情绪健康转归、身体健康转归及住院治疗的影响。这项回顾性研究表明，在关键的沟通范围：如对会谈的期望、在提问及信息给予方面患者的参与、以适时和敏感的方式提供信息、包含"带回家"的信息、对医疗资源和责任的共同讨论、对患者生活情况相关方面的讨论、来自医生的关怀态度，以及医疗连续性等方面，医生和老年患者之间是一致的。

振奋人心的是，Zaleta 和 Carpenter（2010）针对 54 位患者开展了音频研究，其中医生在三对一的访谈小组中向患者宣布痴呆症的诊断结果，这一研究表明，有很多围绕以患者为中心展开咨询的实例。然而，另一项研究（Wolff 和 Roter 2012）表明，在面对部分有人陪护的精神健康欠佳的老年患者时，医生较少提问围绕患者的问题，并且也很少询问患者自身的状况。因此我们得到的经验是，医生需要将这种三对一的访谈技能应用到有家属或朋友陪护的所有患者身上，并且这一点对于老年患者和那些精神或身体脆弱的人尤其适用。医生需要倾听并理解患者和陪护人员双方的诉求。他们或许对于患者的病情有各自不同的见解。但是他们都应该得到医生的关切询问和信息反馈并且能够有机会向医生询问相关信息。他们应该都赞成于同一套诊疗管理计划。很显然陪护可以提供有效的"看护状态"，但是这并不能否定患者仍然是医生的首要关注的事实。

Mader 和 Ford（1995）对如何与老年患者会谈，也提供了一些有帮助的见解。Geist-Martin 等（2003）在他们的书中用了完整一节的内容阐述人的一生中健康沟通问题——从婴儿到老年——包括有见地的患者叙述，以及对在各种与健康相关的情况下进行更有效沟通的建议。

2. 与儿童及其父母沟通 *

与儿童沟通时，关键是要切记：儿童是患者，但在很多事务上他们的父母也是

---

* 感谢 Rachel Howells 博士对这一部分的贡献和真知灼见。

关键的人物。在这种三方合一的咨询情况下,医生不得不同时既与患儿的父母又与患儿进行沟通。这特别具有挑战性,因为所有各方都必然需要个别的关注。这种情况下的儿科会谈,重要的是要从跟孩子交谈开始,而不是把你的全部注意力都转向孩子的父母。询问孩子他们是否愿意自己讲述他们的故事,还是愿意让他们的父母来做。儿童常常有他们自己的需求,因此跟他们交谈能提高他们的满意度和对治疗的依从性(Pantell 1982)。

很多导致前来就医的儿科问题本身是很轻微的,但却可能引起父母的过度焦虑。严重的儿童疾病对于所有父母来说都是压倒一切的,因此在这两种情况下父母的满意度都是与咨询过程中适时地承认父母的担忧和期望密切相关也就不足为奇了(Korsch 等 1968;Mangione-Smith 等 2001)。

在医学访谈过程中,父母倾向于打断孩子的讲话(Tates 和 Meeuwesen 2000)。他们可能不认同孩子对问题的看法和感受,父母会认为让孩子叙述是在浪费医生的时间,或者是迫切地想让医生了解他们对孩子病情确切的描述。在有分歧的时候,获取来自父母和孩子两方面的线索都非常有帮助,特别是如有关行为习惯的问题。对于十几岁的青少年,你可能需要与这个青少年和他的父母分别协商。重要的是不要把十几岁的少年边缘化。重视各年龄段的孩子,并尊重他们的观点,可能更有利于促进你和你的年轻患者建立良好的关系(Dixon-Woods 等 1999;Young 等 2003)。

不同年龄段的孩子给儿科问诊带来的困难不一样。在某种程度上对于幼儿的接诊最容易,因为绝大多数的话语都由他们的父母代为执行。与刚学会走路的孩子及幼儿打交道需要特殊的技巧,因为他们生来对新的环境和陌生人感到害怕。较大一点儿青春期之前的孩子会非常"自私"和有自我意识,十几岁的青少年则更甚。对于较大年龄的儿童和青春期的孩子,重要的是不要以高人一等的态度对待他们,而要给他们机会,让他们完全参与到咨询过程中的信息收集和计划阶段中来(Lewis 等 1988)。

灵活运用语言和认知发展的基本评价对于开发儿科的沟通技巧非常有用,这也就是说,要把握孩子们如何理解患病(Ginsburg 和 Opper 1988;Bibace 和 Walsh 1981)。

绝大多数构筑成功的儿科咨询的技巧是基于接诊咨询成年患者的核心技巧,但重要的是要记住,对这种三方合一咨询的互动机制,以及使其成功和有效的技巧还很少有研究(Tates 和 Meeuwesen 2001)。有一项研究回顾了有关在基础护理儿科医学访谈中沟通问题的相关文献(Cahill 和 Papageorgiou 2007a),这项研究表明6—12 岁的儿童在医学咨询中的作用微乎其微。尽管在回顾的研究中发现,儿童时常会参与病史问询和检查的过程中来,但是他们在解释病情和计划讨论中很少牵涉进来。医生需要决定谈话对象的次序。然而,如果期间父母打断了医生和患病儿童的谈话,这个病情咨询过程就会变成成人与成人之间的交流;成人主导和掌控了这一咨询过程。在一项用录像资料分析初级卫生保健医疗儿科咨询沟通过程的研究中,Cahill 和 Papageorgiou(2007b)发现,如果鼓励父母在咨询早期说出他们的忧虑,继而让孩子也加入进来,那么孩子的参与度会大大提升。

美国一项更为近期的录像资料研究中,对象为父母和他们两岁半及以上的孩子,该研究调查预测了在初等卫生保健儿科医学访谈中孩子可能会做出的回答。Stivers(2012)发现,随着孩子日渐成长,他们参与回答访谈的概率也逐渐提升,同时女孩子比男孩子更愿意回答医生提出的问题。父母的种族和教育背景是医生作为是否选择孩子进行访谈的参考因素,但这和孩子回答问题时的偏好并不挂钩。在最初就诊时就在访谈中作答的孩子更容易在后续的访谈中保持应答。如果医生早期提问社会方面的问题,并且措辞时使得问题可以用"是"或"否"来回答,以及在提问时直视孩子的眼睛,那么他们就提高了孩子应答的概率。

带着婴儿来到新生儿科就诊的父母有额外的担忧。Alderson 等(2006)在他们针对确诊或疑似有神经系统问题的婴儿的父母的研究中指出,这些父母缺少和新生儿科医务人员进一步交流的机会。父母希望获知病情的更多信息、双方共同的决策,以及向医生和护士靠拢的感受,反倒是医生强调要在访谈中与患者家属保持适当距离。

对于这个年龄段,咨询过程中需要特别注意的环节是会谈的初始和构建关系阶段。例如,刚刚学步的幼童或青春期前的儿童,在接诊的初期阶段发展和谐融洽的氛围最为重要,因为这将确保患儿在整个接诊过程中感到舒适和安心,并为随后那些可能困难或痛苦的检查或监测铺平道路。

更深、更强、更有意图地应用 Calgary-Cambridge 指南中的关键技巧

Calgary-Cambridge 指南中的技巧	更深、更强、更有意图地应用这些技巧
开始	
准备	为孩子及其家人营造一个适宜的环境,包括玩具和适龄的书籍;关注就座情况
构建最初的和谐融洽氛围	问候并确认在场的所有成人/儿童的身份。如果孩子年龄足够大,则最好通过他或她来介绍 通过玩、中立的聊天,或者与患儿父母建立和谐融洽的氛围来让孩子参与。评估孩子和你在一起初期的舒适程度,并据此调整你的方法 建立兴趣和关心,关注孩子和大人(们)的舒适度

找出就诊咨询的原因	如果可能，通过孩子来确立，谁来"主导"故事，以及其他人如何发挥作用。孩子或父母可以开始了吗？
收集信息	
倾听，辅助，恰当地使用开放或封闭式的问题	对于较小的孩子可以边玩边收集信息 积极地鼓励孩子和父母自己讲述他们的故事 运用适合孩子年龄的开放和封闭式提问技术——带选择的封闭式提问对于较小的孩子效果很好，而叙述性的问题则对于年龄较大些的孩子更有效。确定并认可他们的意见（父母和孩子关于疾病原因的信念可能会有所不同）。在恰当的时候建立起父母和孩子双方的观点
理解孩子和父母的观点	鼓励他们表达感受（父母也许能描述幼儿的感受，但要提供空间让孩子自己描述）
建立背景信息——情境	包括以下内容： • 怀孕和出生史 • 免疫接种和儿童期疾病史 • 生长和发育史 • 药物和过敏史 • 家族和社会史
组织会谈结构	
使用内部总结和提示标志	反复地使用这些技巧，特别是当你将注意力从孩子转向父母然后又转回来时。"David，你妈妈刚才告诉我你肚子痛，她觉得是这样……现在我想听听你说。你能告诉我到底哪儿痛吗……你能指给我看吗？"
体格检查：	
营造一个适宜检查的环境	对幼儿的全面体格检查： • 可选择在父母的膝上/床上/玩耍中 • 先使用最少侵入性的检查技术 • 运用玩耍来辅助检查 • 等待机会

（续　表）

	对于较大孩子的全面体格检查 ·应意识到他们可能感觉尴尬并需要隐私 ·询问患儿愿意让谁陪伴他们
建立关系	
继续建立和谐融洽氛围	继续和孩子及其父母尽可能建立和谐融洽的氛围 孩子们总是喜欢充满幽默、欢乐和笑话且伴有温和的交流形式
分享你的想法	分享你的想法——与孩子的父母分享你的想法——并不是那么容易同时也能保证孩子愉快的心情 青少年有时会觉得眼神交流使他们感到尴尬。试着将部分目光从青少年脸上移开，例如可以让他们帮忙画一个家族图谱，这样可以帮助他们更自如地交流
解释与方案制定	
提供正确的信息数量和种类 结合患者的观点 让患者参与决策	提供适合孩子及其父母理解的正确的信息数量和种类 让家长代表你向年幼的孩子做出解释可能更合适 在给予信息时应结合家长和孩子双方的看法 让家长和孩子双方都适当地参与决策
结束会谈	
安全保障网络	安全保障网络对于家长的满意度，并确保准确的理解都非常重要

　　在有关这一主题的两本著作中，Perrin 和 Gerrity(1981)和 Santrock(1998)对于与孩子及其家人会谈都贡献了他们的真知灼见。Korsch(2002)出版的一部非常有价值的录像带，展示了儿科的家长和医生之间的有效沟通，特别强调缩小权力差距。Levetown(2008)写过一篇优秀的有关与儿童及其家人沟通的文献回顾。Howell 等(2010)目前已经开发了一个有用的工具，是基于 Calgary-Cambridge 指南用于评估儿科咨询技能的工具。

(四)电话访谈

电话访谈现已成为一种常见的医患沟通模式。通过电话会谈可以有效地实现分流、应付次要的或管理性问题,并可以通过电话有效实现对急性和慢性状况进行的随访(Pinnock 等 2003)。Car 和 Sheikh(2003)对电话咨询的回顾总结显示,患者对这种咨询模式的满意度很高。患者评价这种方式快捷并且提高了可及性,减少了路途的时间和花费,并且还可能增加联系的频率。但是,对于有效进行电话咨询所需技巧的研究尚少,对于如何对医生进行培训使他们能够熟练并自信地应用这一媒介的研究不多,而这些对于保证电话咨询的质量与安全至关重要(Toon 2002)。Browne 和 Eberle(1974)和 Ott 等 (1974)发现,通过电话记录的病史是非常不全面的。英国最近一项研究把医生与患者面对面交谈和电话咨询这两种咨询模式进行了对比,该研究表明,电话咨询时间越短,医生和患者双方都较少地向对方发问,并且患者很少透露病情及参与讨论 (McKinstry 等 2010)。Hewitt 等(2010)开展了一项定性研究,通过数据分析来确认这些谈话中的差异。同样地,对于英国的医生,这项研究表明,电话咨询倾向于单一主题讨论。医生在诱导信息和了解患者的担忧时会使用类似的技巧;相比于面对面的咨询,患者更倾向于自然地主动说出自己的疑问而非面对面的咨询,并且在咨询快结束之时也很少会产生新的疑问。换句话说,患者在电话访谈中会更加专注。作者指出在电话咨询时,谨慎的口头问询和"安全保障网"的建立,以及后续的随访计划,都具有重要意义。他们也鼓励医生对患者症状的可能出现的情况做出解释,也对患者或家属提供可能给予的帮助。

Locatis 等(2010)开展了一项随机控制的研究,是关于患者和口译人员针对电话和录像中的翻译的内容进行对比,研究表明,患者认为口译人员非常有帮助,但是在患者角度看来,通过带有图像和音频的录像形式进行翻译和仅仅通过电话进行翻译并无差异。另一方面,口译人员也更倾向于用录像带来翻译咨询内容。Agha 等(2009)开展的研究也证实了以上发现。

虽然与患者沟通的核心技巧也同样适用于电话咨询,但还是和面对面交流有一些重要的差别,也还有一些需要更深层次、更准确地运用的技巧,特别是当患者对电话交流缺乏信心时。

在电话咨询时,通常对信息传递和解释重要的视觉的及非语言的暗示,对医生和患者都不可得,可能会造成理解的削弱。在紧急情况下,常常由其他人代表病人或老年患者接听电话,因此沟通可能不得不通过第三方来进行。仔细地主动倾听、反复核查理解情况并做出感兴趣的回应,对保证电话访谈的效果至关重要。鼓励患者提出需要运用语言而非言语的辅助:"哦……哦……啊哈……是的……"或者更清楚地说:"我明白……继续……告诉我再多一点儿……是的……好的……"。发现患者的担忧、想法,以及对电话咨询的希望,非常关键。如果患者对电话咨询感到不自在,那往往是由于过去对电话沟通有过不满意的体验,但未必是针对医疗情况(Hopton 等 1996)。公开地提取患者的暗示能使医生以一种有效并且移情的方式切入。"听起来您好像非常担心……我能从您的声音听出来您非常着急……"有时候需要制造一个谨慎的挑战:"听起来您不太满意我刚才说的话"。有听力障碍的人可能会觉得电话互动非常困难。

矛盾的是,电话咨询的时间可能并不比面对面咨询用时短,因为必须对会谈中有关疾病和病情两方面的内容澄清无疑。电话咨询很容易图省事而没弄清楚患者故事中具体部分,从而错过重要的诊断。询问患者能看到或感受到什么("皮疹看上去是什么样子?"或"您的孩子如何发出警告?"),这样可能使临床医生不见患者也能安全地处理问题。信息的给予要清晰而简单,要分条块并随时核对。不止一次地重复和总结诊疗计划非常有用。让患者向医生复述重要的细节是一种特别有用的重复形式。提供选择方案经常能够使患者和医生向互相理解的方向迈进(见第6章),并使协商更顺利地进行。如果患者觉得他们的需求还没有被满足,特别是如果随访计划不清楚或者患者尚未同意医生的建议,结束咨询可能是很困难的。对会谈的准确记录也非常关键。

对于初级卫生保健服务的工作时间以外(out-of-hours)咨询,由于医生并不认识患者,因此可能表现出一些特殊的问题。据英国家庭医生 Males(1998 年)定性研究中对于电话咨询的经验显示,制定指导纲领、以角色扮演的方式进行练习,以及加大初期阶段对居民的回访管理这种方法,很可能会收效不错。

更深、更强、更有意图地应用 Calgary-Cambridge 指南中的关键技巧

Calgary-Cambridge 指南中的技巧	更深、更强、更有意图地应用这些技巧
开始	
准备	及时地接电话或回电话 在开始打电话之前,检查是否所有相关的信息都在你手边
做介绍	检查核对你正在与正确的患者谈话——即使你对他或她非常了解,你也可能识别不出患者的声音

（续　表）

构建和谐融洽氛围	如果使用口译人员和视频通话,确保你已经根据时间和个人情况对咨询进行了规划,以及确保多媒体 IT 设备正常运行。尽早使用声调,以及支持性的陈述,以便构建和谐融洽氛围——适当的微笑,会谈时要让患者"听到"
收集信息	
主动地聆听	用语言鼓励患者继续,而不是默默地听
评估患者的情绪状态	提取线索并通过语言做出明确的回应。这显然更容易使用在视频通话时
澄清	使用恰当的直接的方式提问题,谨慎地澄清诊疗过程是为了不错过重要的数据
发现患者的框架	在进入到解释与方案制定步骤之前,澄清已经获知的患者的想法、担忧和期望;如果你们有口译人员的参与,需要认真地核查
建立关系	
表现出同感、接受和敏感 提供支持	这些需要通过语言表现出来,并且不断重复,特别是有口译人员参与翻译或视频通话时,需要使用适当的非语言技巧
组织会谈结构	
运用内部总结 提示标志	当你看不到患者时,要更频繁地交替使用这两种技巧,以便澄清说明开放和封闭式问题之间的转换、疾病和病情发展的框架,以及解释和方案制定
解释与方案制定	
分段并核对	用语言而不是通过点头示意来检查核实患者的理解情况和同意
用清晰的、没有专业术语的语言,适中的节奏	电话连接的质量特别重要 在疾病的早期,尽早提供一些有关预后的意见,这特别有帮助,尤其是如果医生和患者决定不必面对面咨询时

（续　表）

提供备选方案	在试图让患者同意诊疗计划之前做这件事。这或许在有口译人员参与的时候会起到极其好的效果；不要忘记的一点是，无论口译者有多么专业，只有他们对咨询内容的结构框架了解得越多，并且医生调整自身来更好地与患者沟通，那么口译者才能更精准地帮助患者感到他们和医生已经达到了对等的地位
商议诊疗计划	核实诊疗计划是否可接受。这可能让那些已经同意不需要来看医生的患者放心 鼓励患者复述你所给的建议 询问患者是否还有任何悬而未决的问题或担忧
结束会谈	
总结与检查核实 安全保障网络	这三项技巧在电话咨询时需要特别注意，以及在电话中和患者一起参与的口译人员，以保证临床安全，保持和谐融洽关系，以及患者的自信心

（五）精神疾病患者

与患有精神疾病的患者会谈，展示出收集信息（特别是准确的收集临床病史），以及建立关系的核心技巧的重要性。振奋人心的是，近年来涌现出越来越多有关精神疾病患者的沟通问题的研究。在近期一项研究中调查了 104 位患有精神方面疾病的患者，Del Piccolo 等（2012）表明，女性患者更容易给出暗示，而女性精神科医生更有可能将它们"识破"，但是她们更倾向于给予患者以空间而不是深究暗示。患者或许会需要适度的沉默来弄清楚他们的处境。另一方面，沉默会给人以压抑，尤其是在患者患病的情况下，研究中医生鲜有表现出同情之感。另一项研究（Castillo 等 2012）研究了住院医师和资深精神病专家之间有关病情咨询的差异，他们发现，住院医师的约谈时长是精神病专家的 2 倍之多，并且住院医师把很大一部分时间都用在关系建立和活跃/合作沟通过程，然而与之相反，精神病专家更多地把谈话集中在生物医学方面有关数据收集/顾问/患者教育的问题上。此项研究中针对声音语调的分析揭示了住院医师给患者听起来更友好更富同情心的感觉，而精神病专家给人以令人失望的、听起来更有掌控性和匆忙性的感觉。

英国一项针对高级精神病医生的研究（de Las Cuevas 等 2012）表明，应该让患者参与到双向沟通中来，这样患者的偏好、价值观和期望都会加以考虑，这种态度得到精神病专家的一致认可，但是他们在和患者分享某项决策时会对自己的态度变得更加谨慎。但是当你认识到，只有建立起双方关系才是帮助患有严重精神疾病的患者面对控制和治疗的关键时,你就会发现这一结果令人感到失望。

　　然而,在医学实践中处理精神和心理问题时,有效沟通常常会很困难。近期一本名为《精神卫生医疗的沟通技巧简介》(Communication Skills in Mental Health Care)(Coll 等 2012)的书籍,为如何利用 Calgary-Cambridge 模型来开展咨询提供了清晰简明的指导。这一模型被广泛应用到了各类心理健康的情景中,从记录精神病史到专家治疗方案例如与家属或年轻人一起做工作或宣布精神卫生方面的坏消息。同时也有实践性的和全面的章节介绍关于焦虑、抑郁、不安、自我危害,以及所有心智方面的重要问题。该书还讨论了在初等卫生服务中处理情感和精神健康咨询的相关问题。该书附带 DVD。

　　1. 揭露隐匿性抑郁和评估自杀的风险

　　抑郁症是一种频繁发生但在医学实践中容易被漏诊的精神疾病。准确的诊断依靠于医生的技能。这里需要特别强调过程技巧,它们不仅有助于患者更轻松地讲述他们的问题并发现患者的看法,也是为了引出这种特殊的精神病学谈话的所有重要内容,即患者有多么抑郁,是否可能会自杀。

　　精神病学的会谈不同于所有其他医学会谈之处,就在于精神健康检查是会谈过程的一个必不可少的组成部分——会谈是在同一时间内将"病史"与"检查"合为一体。准确并富有同情心地使用指南中的过程技巧,以涵盖精神科会谈的内容,是医学中最需要的同时也是最困难的任务之一。访谈者不仅需要在一开始就构建和谐融洽的氛围,尽可能地发现患者的故事,而且还需要对患者的精神状态作一个正式的评估分析,以及评估患者自残的风险。

　　很多抑郁症患者觉得他们不值得占用医生的时间。这也常常是他们疾病表现的一部分,即他们觉得医生不可能听他们的话并完全理解他们。结果他们得到的治疗效果要低于他们所需要和应得到的(Gask 等 2003)。从会谈的最开始就集中精力来建立关系,鼓励患者"打开心扉",用自己的话来讲述他们的故事,并分享他们对自己处境的感受——这是治疗方法的一个重要部分。建立和谐融洽氛围、表达移情和支持,谨慎地询问困难的问题等技巧,都可以帮助医生引出关键的事实,比如抑郁症患者是否有严重且持续的情绪紊乱,并伴随着无价值、失去兴趣和负罪等感受,同时还有食欲、体重和睡眠状况的改变。关键的是,要发现那些被认为有自杀风险的患者是否有绝望、自残或自杀的想法。因此,开放式问题和封闭式提问技巧都非常重要(扭转这种"开放到封闭的圆锥"),并且必须将富有同情心的方法和目击患者当前体验的意愿结合起来。

　　灵活运用开放和封闭式的提问也很重要。非常抑郁的患者可能对开放式问题,以及有助于他们表达感受的移情陈述,回应较好,并可能显露出医生需要的所有信息。但是,患者可能还需要医生使用一系列直接的问题来帮助他们讲故事,可能故事的某些部分对他们来说很难启齿(如自杀意图的细节)。医生在尝试建立和谐氛围并获得所需要的所有信息时,可能不得不判断需要留多长时间让这样一个重度抑郁的患者"打开心扉",或者何时转向较封闭的问题以阐明患者的抑郁程度、有多大可能再次尝试自杀,以及允许患者回家是否安全。

更深、更强、更有意图地应用 Calgary-Cambridge 指南中的关键技巧

Calgary-Cambridge 指南中的技巧	更深、更强、更有意图地应用这些技巧
开始	
构建和谐融洽氛围	如何问候一个显然是抑郁症的患者非常重要的。配合患者的步调和情绪状态,并提取和回应语言和非语言线索,是发展最初的和谐融洽氛围的重要组成部分。特别要寻找面部表情、语调和讲话的节奏,并与之相匹配
收集信息	
倾听与辅助评估患者的情绪状态	倾听患者的开放式陈述而不去打断他们,显示出关心和同情。表示出移情并继续提取和回应语言和非语言线索
适当使用开放和封闭式的问题	将患者引向一个有关感受的开放式问题——这经常使你快速直达问题的根源。让患者表达感受对他们而言常常是宣泄。但是,当会谈进入指向性问题以使患者能讲述更多故事并感觉更有控制力时,谨慎地计时是一个问题。指向性提问包括患者为什么感觉抑郁,他们主要的担忧是什么,这些对他们的个人生活和工作的影响,以及从医生那里得到的任何希望或期待等,都非常重要
澄清	重复、复述及沉默等技巧的使用,都有助于让一个感到绝望、无用且有负罪感的患者"打开心扉"
发现患者的观点	指向性问题诸如为什么患者感觉抑郁,他们主要的担忧是什么,这些对他们个人的生活和工作的影响,以及从医生那里得到的任何希望和期望等,都是非常重要的,并且也会有助于澄清事情及评估风险

（续 表）

建立关系	会谈这一关键环节的技巧需要在每一个阶段灵活地运用（参见上述）
表现出同感	如何熟练地表达同感这一点非常重要。如果你的声音语调与你说的话语不相符，患者会很快察觉到："你怎么会了解我此刻的感受……"泪水需要有支持性肢体语言组合而成的特殊回应，包括抚摸、沉默、同感并且知道什么时候该"转移"
接受	非审判性地接受患者所说的话及他们的感受，避免过早给予承诺："我肯定您很快就会好起来……"
提供支持	找出患者的支持系统并提供支持，尽可能使患者保持医疗的连续性

揭示抑郁/自杀风险的特殊措辞举例如下。

"我不清楚您到底有多低落……您能告诉我吗？"

"您今天看上去很郁闷……您愿意告诉我您的感受吗？"

"您已经告诉我您对自己的处境感到失望和负罪，您觉得我们能帮您吗？"

"您怀疑是否患了抑郁症，我想问您一些特殊的问题，关于您的情绪、注意力、食欲和睡眠状况，这些有助于帮助我们诊断……"

"您曾经觉得有一盏灯在隧道的尽头吗？"

"您告诉过我睡眠有多么困难，当您躺在床上辗转反侧时，您的脑海闪现了什么？"

"一些患抑郁症的人觉得活不下去，您那样认为吗？……那么您想结束它吗？您有什么打算吗？"

"昨晚您服用了严重过量的对乙酰氨基酚，现在您感觉怎么样？对这次失败您觉得高兴还是失望？"

2. 精神病患者

有妄想和幻觉的患者存在相当大的沟通挑战。患者某些程度上脱离了现实——这可能是一种很微妙的状态或者患者可能处于急性发作状态,毫无感觉、疑心并可能有暴力倾向、毫无自知。这些患者不仅不能正常工作,而且他们的沟通技能常常受损,他们通常非常害怕和不信任。事实上,与患者形成关系是不可能的——任何尝试接近患者的举动都有可能被误解并感到威胁。另一方面,精神病患者非常重视被理解。

与精神病患者会谈的开始是非常重要的——如果在最初的一两分钟内缺乏相互的信任与融洽的气氛,就会迅速导致冲突和分歧。焦虑且有时是愤怒的亲朋好友们可能使会谈的过程变得更加复杂。Davies(1997)建议,一开始就运用开放式问题,对于阐明当前问题的性质和建立和谐融洽的氛围,非常关键。询问直接或封闭式的问题并不容易,正如 Cox(1989)所指出的,如果访谈者在他们的直接提问中放置一个特殊的探针并灵活地运用"从开放到封闭的圆锥"(参见第 3 章),则可能会有更多的信息被诱导出来。在本节后面的部分我们将更全面地探讨这些方法。

如果患者缺乏领悟,或者患者同意来看医生只是因为家庭压力或在法律监管下,让患者参与治疗联盟可能非常困难。与精神病患者协商治疗是特别有挑战性并且或许是不可能的,比如当患者需要强制住院治疗时。

对医生的挑战是,克服这些障碍去沟通,与此同时,要从各种各样的线索中,收集有关患者现状及精神错乱程度的信息。以一种谨慎和同情的方式收集信息,需要高度组织的沟通技巧,这可能会使医生感到不安。不要低估焦虑、害怕和不适对医患双方的效应。在第一次会谈中,患者及其家人与医生一起讨论有严重精神疾病的可能性,这种情况类似于接受坏消息,会使患者铭记终生。重要的是要使会谈卓有成效,应避免恐惧被蔓延或让患者感到耻辱。这也将有助于为未来的任何会谈和评估建立建设性的基础。

更深、更强、更有意图地应用的 Calgary-Cambridge 指南中的关键技巧

Calgary-Cambridge 指南中的技巧	更深、更强、更有意图地应用这些技巧
开始	
准备	特别重要的是,在开始会谈之前,先要从患者的病历记录及患者事先了解的病情中收集信息。你不仅需要尽可能多地了解患者的既往病史,而且你还需要为你自己和他人建立风险意识。比如,患者是否有潜在的危险性

作介绍	介绍自己是医生或精神病专家并解释为什么在这里,可能是一件困难的事——患者可能并没有寻求这次会谈。一方面需要有一个明确的解释谁是医生,为什么医生要来看这个患者。另一方面,如果患者被认为思维混乱,那么完全解释你的精神病医生的角色,则可能立即增加他们的疑心,并破坏和谐融洽的氛围 应尽早判断是否有暴力倾向,并把你自己放在相应的位置上
收集信息	
倾听,辅助 　评估患者的情绪 　　状态	倾听患者对自身问题的看法而不是直接询问思维混乱。提取患者的非语言暗示并谨慎地询问患者的感受,可能会给你一些信息,不仅是有关患者的担忧(如:邻居是讨厌的人),还可以发现患者有多么疑心和妄想。还有可能让你能评估患者的妄想或幻觉程度 通过探讨患者的"外在"问题(对他们生活的影响)来建立和谐融洽的氛围,而不是首先探讨"内在"问题。引出患者的担忧——一开始要停留在他们的世界观和问题中,而不是在会谈之初就探索他们的思维混乱——将有助于建立和谐融洽的氛围 患者可能不认为他们"有病",而医生需要反馈患者的体验,并对患者对于这些体验如何影响他们生活的看法形成共同的理解
发现患者的看法	发现患者的信念。承认这些信念但并不与患者共谋,是一个非常困难的技巧,我们将在随后探讨
在开放式和封闭式 　提问之间移动: 　必要时,将从开 　放到封闭圆锥翻 　转过来	灵活运用"从开放到封闭的圆锥"非常关键。过早地以开放式结尾的提问,或者非常直接的询问有关精神病的问题,会增加焦虑——有时候需要将圆锥翻转过来(见下节,"从开放到封闭的圆锥")

（**续　表**）

澄清	如果患者不跟随你的引导并"打开心扉"，你可能需要尝试各种方法——例如，尝试用有根据的猜测来澄清现在的状况。一旦你获得了患者的信任，他们愿意交谈，那么你就可以跟随患者的引导，进一步询问，澄清与他们有关并对他或她有实质意义的问题
提取线索	提取语言和非语言线索，但不必公开地做出回应，这在有些时候是必要的。对语言或非语言线索做出即刻的反馈可能会增加患者的怀疑
建立关系	
表现出恰当的非语言行为	保持镇定，注意节奏 灵活运用目光接触非常重要。太多目光接触可能会激怒患者并增加妄想 坐下来并坐定。小心使用抚摸，这可能会引起误解
表现出接受	努力不要表现出惊奇；表示非审判性的接受
表现出同感	小心不要不真诚地表达同感。大多数医生觉得很难找准在精神病患者面前的位置，而患者也知道这一点
提供支持	提供切实的帮助，不是共谋
组织会谈结构	
运用内部总结提示标志	谨慎小心地对患者的故事进行总结并反馈给患者，提示下一步医生需要查明的是什么，这可能会使患者平静下来，特别是将这些与提供帮助相结合时 用提示标志和顺序组织会谈结构，可以帮助思维混乱的患者。提示标志非常重要，因为患者可能不能集中注意力，并且可能误解所专注问题的理由

（续　表）

解释和方案制定	
分享决定	当患者不情愿服用药物时，医生向患者坦白关于使用控制精神疾病药物所带来的不良反应并不是一件容易的事。然而，和有潜在精神病危险的患者建立起关系并且实现和谐共处是十分必要的（Seale 等 2006）。在全面的讨论过程中，医生针对患者为何要服用这一药物的原因分享了自己的看法，而这结果要取决于患者能够理解到什么程度。这里医生的目标是患者服用药物并且信任医生，但是实现双方的对等或许不是那么简单的事

（1）特殊措辞举例

①从开放到封闭的圆锥：尝试评估患者的思维程度、信仰和思考过程可能很难，需要判断性地运用开放和封闭式的问题。经常使用"跟随"技术，伴随以封闭式问题而非开放式问题，搞清楚患者思维混乱的程度且不与之发生对抗。这样能够使你在获得临床病史的同时，对患者的精神卫生状况进行评估。

> 患者："我看见窗户上有人"
> 医生："哦……您能告诉我是谁吗？……他们在说什么？"（而不是说"告诉我一切关于他们的事。"这样的话可能使患者心烦意乱并可能激怒患者，造成这样的反应："难道你看不见他们吗？"）

患者然后可能会跟随你的问题路线，这样就可以搞清楚他的幻视和幻听问题。不过，不太疑心的患者常常想详细讲述他们的精神症状。提及他们对患病的担忧会被认为更有支持性，且有助于使患者更容易接受精神卫生服务（McCabe 等 2002）。

②同感但不共谋：重要的是不要将妄想当作伪信念与之冲突——设身处地于患者的处境、认可他们经历的合理性，但不必赞同，或者共谋他们对现实的解释。不要回绝他们，但要保持对他们的观点的兴趣，提供移情并对他们的疑问提供帮助。

> "我确实理解您如此不安是因为您认为您被下毒了。"

在回应"你不相信我吗?"时,你可以做如下回答:

> "您问我是否相信您被人下毒,我可以明确地告诉您,我没有毒害您。现在我还不能肯定告诉您有没有其他人毒害您,但我愿意听您说,将尽我所能地帮助您。"

③将拥护、支持与挑战相结合:与精神病患者相处是一项很难的平衡行为。即要解释说承认患者经历的合理性,并显示出移情,但又要提出另一个替代性观点,是一个艰难的平衡动作,特别是如果患者向你提出挑战,问你是否认为他们是疯子时。对医生而言,找到一些在不同情况下都很奏效的措辞会特别有帮助。

> "我知道您觉得自己这会儿没有病,但我今天关心您的是⋯⋯我认为您需要一些治疗,而且我愿意帮忙。"

(2)从其他方面收集信息:从熟悉了解患者的其他人——包括其他专业人员那里获得准确的信息,判定患者是在好转还是恶化,经常是非常重要的。获取这样的证明人陈述的证据会被思维混乱的妄想症患者看作是具有威胁性且非支持性的。如果医生旨在达到一种合作关系,重要的是在可能的情况下,获得患者的允许。在这些情况下,亲属和朋友常常焦虑并且有时很生气,因此可能使会谈过程复杂化。安排额外的时间与患者的重要关系人交谈可能很重要,这些人可能自然地被正发生在他们亲属身上的事所击倒。

更多关于如何与精神疾病患者会谈的见解,请参见 Gask(1998)和 Johnstone 等(1998)的著作。

3. 与老年精神疾病患者访谈

对年老的患有精神疾病或者心理脆弱和有认知障碍的患者进行约谈格外具有挑战性。可能和预期形成鲜明对比,Wolff 和 Roter(2012)曾在一项研究中指出,呈现精神疾病症状的老年患者在有人陪同时比独自一人的患者约谈时间更短,而且前者更少地围绕患者本身展开。或许对精神衰弱的患者进行询问时应该在铺垫介绍之后再展开,精神科医生和患者单独进行访谈,然后陪同的成年人应该和患者一起接受询问或者分开单独询问,此时可以记录下来患者独自一人接受访谈时的表现。由 McKillop 和 Petrini(2011)撰写的一本指南尤其适用于此,它指出:

和痴呆症患者沟通尤其困难。每个病例都需要特殊对待。并不是每一个治疗方案都可以面面俱到,因为很多时候,你个人的判断是根据当下情形做出的最有效决定。这些都会随着时间的流逝而改变。永远不要认为事物是一成不变的。坚守好你的立场,学会随机应变。

(六)医学无法解释的症状

这一难题是医生认为相当困难并且非常沮丧的。他们经常形容患有不治之症的患者为"心如死灰"之人,而且他们对待这些病情不乐观的患者较少表现出兴趣、同情或鼓励。在英国一项有关家庭实践的研究中,Salmon 等(2009)表示,与全科医生普遍认为患者希望检查他们的症状这一观点相反的是,患者热切希望寻究心理问题并且对他们的症候学获得明确的解释。患者提供了很多有关心理障碍的暗示,以及他们希望得到情感援助的诉求,并且表现出希望得到物理干预的渴求。在另外一项来自英国全科医生的研究中,对于给未解之症患者施以较高程度的物理干预的解释是,这取决于医生的对应措施而非患者本身的需求(Ring 等 2004)。在初次咨询中识别和探究出患者发出的暗示,并且满足患者提出的关于病情症状的诉求具有非常重要的意义。这样做的目的是预防这种症状成为顽固症状,并且和患者建立起彼此信任和相互支持的关系。Launer(2009)表明"医学无法解释的症状"(medically unexplained symptoms,MUS)的说法,对于患者和医生双方来说都是更优的一种措辞。采用更加叙述性的方法有可能为心理干预提供更多机会。

在一项小组研究中,探究了全科医生是如何对待未确诊的患者的,医生例行公事地进行咨询——常规观察患者并对其进行检查。他们发现向患者解释病情症状十分困难(Olde Hartman 等 2009)。在另外一项研究(Monzoni 等 2011)中分析了神经病学专家与症候患者之间健谈的行为被认为是由情感的根源所引起,有证据表明,尤其是医生在向患者解释病情的时候存在阻力,因此他们面临着巨大的互动挑战。

然而,在一项针对患有纤维肌痛症的患者及其表现出的暗示和担忧情绪的研究中,Eide 等(2011)指出了围绕以患者为中心的方式访谈的重要性。一旦医生发现患者的暗示和担忧并且表现出同情之感,这就会导致患者隐藏内心,做到滴水不漏。在一项有意思的研究中,探究了全科医生为什么减少了关于如何帮助患有不解之症的患者的培训(Salmon 等 2007),培训的全科医生降低了他们进行心理干预的价值,然而那些接受培训的医生并没有这么做。作者建议,鉴于对患者态度消极这一行为已经被视为阻碍患者参与到提高患者管理的措施中来的主要因素,全科医生降低他们对于这类患者的心理干预的技能或许更为重要。

在近期关于治疗患有不解之症的一本书中,Wolfolk 和 Allen(2006)描述了各类有效的认知行为方法,以此来帮助患者解释和控制他们的症状。全科医生发现积极的干预对于帮助患者在咨询过程中更加舒适十分有价值,而且这样医生还可以更好地对患者的痛苦感同身受,但是他们也发现刚开始改变患者的行为十分困难(Aiarzaguena 等 2009)。在近期另外一本书《精神卫生医疗的沟通技巧简介》(*Communication Skills in Mental Health Care:An Introduction*)(Coll 等 2012)

为医生提供了部分帮助，并且给出的技能建议也都是基于 Calgary-Cambridge 模式的。

一项针对专家对于初等卫生服务中对不解之症的管理的观点的回顾研究(Heijmans等 2011)表明，对这类患者进行任何形式的干预都收效甚微，他们强调还需要针对医生在与患者沟通时的难题进行深入调查。然而，英国皇家精神医学院(UK Royal College of Psychiatrists)(2013)提倡对焦虑和沮丧情绪加以认知行为理论的运用。英国政府着重调查了初等卫生服务领域的认知行为理论咨询群体[见于 Whitfield 和 Williams(2003)撰写的回顾文章，关于利用认知行为理论应对医生在繁忙的临床工作中产生的沮丧情绪。Nezu 等(2001)发表了一项关于认知行为理论顾问在医学未解之症、焦虑、纤维肌痛，以及其他疑难杂症领域的作用的回顾文章)。

然而，患者接受和完成针对心理问题和精神疾病的特殊治疗的关键是，医生利用所有建立双方关系的基础技能：倾听，澄清，表达同情，和患者分享她的想法，以及在进入计划治疗和后续阶段之前做出清晰的解释说明。

并且，当然，每个医生都要有能力照顾病重和恐惧的患者，以及那些过去很少得到满意治疗控制结果的患者。

其他沟通问题

医学中很多其他沟通问题也可以通过类似的方式进行有用的探讨。下面为学习者和教师列举了一些关键性的沟通问题和挑战。

- 伦理问题。
- 性别问题。
- 知情同意。
- 与患有性或生殖-泌尿系统问题的患者的会谈。
- 疾病预防与健康促进问题/改变行为。
- 解释风险。
- 与感官受损的患者的交谈。
- 与文化程度低的患者沟通。
- 查房时的沟通。
- 死亡，濒临死亡和丧失亲人。
- 愤怒与攻击。
- 通过手机、短信(文本)、Skype 网络电话、FaceTime 视频通话，或者视频链接沟通。
- 解决投诉。
- 医疗过失。

·与滥用酒精和毒品者的会谈和干预。

·与重症监护患者的交谈——急性危及生命的疾病或损伤。

·终止医患关系。

拓展参考书目

还有很多额外的文献资料涵盖了很多上述问题,读者可能会发现很有帮助,列举如下。

［1］ Brewin T（1996）*Relating to the Relatives：breaking bad news，communication and support*. Radcliffe Medical Press，Oxford.

［2］ Corney R（ed）（1991）*Developing Communication and Counselling Skills in Medicine*. Tavistock/Routledge，London.

［3］ Fielding R（1995）*Clinical Communication Skills*. Hong Kong University Press，Hong Kong.

［4］ Hope T，Fulford KM and Yates A（1996）*The Oxford Practice Skills Course：ethics，law and communication skills in health care education*. Oxford University Press，Oxford.

［5］ Keithley J and Marsh G（eds）（1995）*Counselling in Primary Health Care*. Oxford General Practice Series. Oxford University Press，Oxford.

［6］ Kleinman A，Eisenberg L and Good B（1998）. Culture，illness，and care：clinical lessons from anthropologic and cross-cultural research. *Ann Intern Med*. 88：251-258.

［7］ Kubler-Ross E（1967）*On Death and Dying*. Tavistock Publications，London.

［8］ Lipkin M，Putman SM and Lazare A（eds）（1995）*The Medical Interview：clinical care，education and research*. Springer-Verlag，New York.

［9］ Lloyd M and Bor R（1996）*Communication Skills for Medicine*. Churchill Livingstone，London.

［10］ Myerscough PR（1992）*Talking with Patients：a basic clinical skill*. Oxford University Press，Oxford.

［11］ Parkes CM（1972）*Bereavement：studies of grief in adult life*. International Universities Press，New York，NY.

［12］ Platt FW and Gordon GH（2004）*The Field Guide to the Difficult Patient Interview*（2e）Lippincott，Williams and Wilkins，Philadelphia，PA.

［13］ Professional Education and Training Committee（PETC）of New South Wales Cancer Council and the Post Graduate Medical Council（PGMC）of New South Wales，The（1992）*Communicating With Your Patients：an interactional skills training manual for junior medical officers*. PETC and PGMC，Sydney.

［14］ Spitzer J（2003）*Caring for Jewish Patients*. Radcliffe Medical Press，Oxford.

［15］ Tate P（2010）*The Doctor's Communication Handbook*（6th ed）. Radcliffe Publishing，Oxford.

（王梅芳　译）

参 考 文 献

[1] Abdel-Tawab N and Roter D (2002) The relevance of client-centered communication to family planning settings in developing countries: lessons from the Egyptian experience. *Soc Sci Med.* 54(9): 1357-1368.

[2] Adams CL and Kurtz SM (2006) Building on existing models from human medical education to develop a communication curriculum in veterinary medicine. *J Vet Med Educ.* 33(1):28-37.

[3] Adams CL and Ladner LD (2004) Implementing a simulated client program: bridging the gap between theory and practice. *J Vet Med Educ.* 31(2):138-145.

[4] Adamson TE, Bunch WH, Baldwin DC Jr and Oppenberg A (2000) The virtuous orthopaedist has fewer malpractice suits. *Clin Orthop Relat Res.* (378):104-109.

[5] Agha Z, Schapira RM, Laud PW, McNutt G and Roter DL (2009) Patient satisfaction with physician-patient communication during telemedicine. *Telemed J E Health.* 15(9):830-839.

[6] Agledahl KM, Gulbrandsen P, Forde R and Wifstad A (2011) Courteous but not curious: how doctors' politeness masks their existential neglect: a qualitative study of video-recorded patient consultations. *J Med Ethics.* 37(11):650-654.

[7] Ahalt C, Walter LC, Yourman L, Eng C, Perez-Stable EJ and Smith AK (2012) 'Knowing is better': preferences of diverse older adults for discussing prognosis. *J Gen Intern Med.* 27(5):568-575.

[8] Aiarzaguena JM, Gaminde I, Grandes G, Salazar A, Alonso I and Sanchez A (2009) Somatisation in primary care: experiences of primary care physicians involved in a training program and in a randomised controlled trial. *BMC Fam Pract.* 10:73.

[9] Aita V, McIlvain H, Backer E, McVea K and Crabtree B (2005) Patient-centered care and communication in primary care practice: what is involved? *Patient Educ Couns.* 58(3):296-304.

[10] Ajaj A, Singh MP and Abdulla AJ (2001) Should elderly patients be told they have cancer? Questionnaire survey of older people. *BMJ.* 323 (7322):1160.

[11] Akabayashi A, Kai I, Takemura H and Okazaki H (1999) Truth telling in the case of a pessimistic diagnosis in Japan. *Lancet.* 354(9186):1263.

[12] Alamo MM, Moral RR and Perula de Torres LA (2002) Evaluation of a patient-centred approach in generalized musculoskeletal chronic pain/fibromyalgia patients in primary care. *Patient Educ Couns.* 48(1):23-31.

[13] Alderson P, Hawthorne J and Killen M (2006) Parents' experiences of sharing neonatal information and decisions: consent, cost and risk. *Soc Sci Med.* 62(6):1319-1329.

[14] Aljubran AH (2010) The attitude towards disclosure of bad news to cancer patients in Saudi Arabia. *Ann Saudi Med.* 30(2):141-144.

[15] Als AB (1997) The desk-top computer as a magic box: patterns of behaviour connected with the desk-top computer: GPs' and patients' perceptions. *Fam Pract.* 14(1):17-23.

[16] Ambady N, Koo J, Rosenthal R and Winograd CH (2002a) Physical therapists' nonverbal communication predicts geriatric patients' health outcomes. *Psychol Aging.* 17 (3):443-452.

[17] Ambady N, Laplante D, Nguyen T, Rosenthal R, Chaumeton N and Levinson W (2002b) Surgeons' tone of voice: a clue to malpractice history. *Surgery.* 132(1):5-9.

[18] Anderson S and Marlett N (2004) The language of recovery: how effective communication of infor-

mation is crucial to restructuring post-stroke life. *Top Stroke Rehabil*.11 (4):55-67.

[19] Apter AJ, Paasche-Orlow MK, Remillard JT, Bennett IM, Ben-Joseph EP, Batista RM, Hyde J and Rudd RE (2008) Numeracy and communication with patients:they are counting on us.*J Gen Intern Med*.23(12):2117-2124.

[20] Aranguri C, Davidson B and Ramirez R (2006) Patterns of communication through interpreters:a detailed sociolinguistic analysis.*J Gen Intern Med*.21(6):623-629.

[21] Arborelius E and Bremberg S (1992) What can doctors do to achieve a successful consultation? Videotaped interviews analysed by the'consultation map'method.*Fam Pract*. 9(1):61-66.

[22] Argyle M (1975)*Bodily Communication*.International Universities Press, New York, NY.

[23] Audrey S, Abel J, Blazeby JM, Falk S and Campbell R (2008) What oncologists tell patients about survival benefits of palliative chemotherapy and implications for informed consent:qualitative study. *BMJ*. 337:a752.

[24] Ayanian JZ (2010) Racial disparities in outcomes of colorectal cancer screening:biology or barriers to optimal care? *J Natl Cancer Inst*.102 (8):511-513.

[25] Bachmann C, Abramovitch H, Barbu CG, Cavaco AM, Elorza RD, Haak R, Loureiro E, Ratajska A, Silverman J, Winterburn S and Rosenbaum M (2012) A European consensus on learning objectives for a core communication curriculum in health care professions.*Patient Educ Couns*.Epub Nov 28.

[26] Back AL, Bauer-Wu SM, Rushton CH and Halifax J (2009) Compassionate silence in the patient-clinician encounter:a contemplative approach.*J Palliat Med*.12 (12):1113-1117.

[27] Back AL, Trinidad SB, Hopley EK, Arnold RM, Baile WF and Edwards KA (2011) What patients value when oncologists give news of cancer recurrence:commentary on specific moments in audio-recorded conversations.*Oncologist*.16(3):342-350.

[28] Bagley CH, Hunter AR and Bacarese-Hamilton IA (2011) Patients' misunderstanding of common orthopaedic terminology:the need for clarity.*Ann R Coll Surg Engl*.93 (5):401-404.

[29] Baile WF, Buckman R, Lenzi R, Glober G, Beale EA and Kudelka AP (2000) SPIKES:a sixstep protocol for delivering bad news; application to the patient with cancer.*Oncologist*.5(4):302-311.

[30] Baile WF, Kudelka AP, Beale EA, Glober GA, Myers EG, Greisinger AJ, Bast RC Jr, Goldstein MG, Novack D and Lenzi R (1999) Communication skills training in oncology. Description and preliminary outcomes of workshops on breaking bad news and managing patient reactions to illness. *Cancer*.86(5):887-897.

[31] Baker SJ (1955) The theory of silences.*J Gen Psychol*.53 (1):145-167.

[32] Baker LH, O'Connell D and Platt FW (2005) 'What else?' Setting the agenda for the clinical interview.*Ann Intern Med*.143 (10):766-770.

[33] Barbour A (2000) *Making Contact or Making Sense:functional and dysfunctional ways of relating*. Humanities Institute Lecture 1999—2000 Series, University of Denver, Denver, CO.

[34] Barnett PB (2001) Rapport and the hospitalist.*Am J Med*. 111(9B):S31-35.

[35] Barrows HS and Tamblyn RM (1980)*Problem-Based Learning:an approach to medical education*. Springer, New York, NY.

[36] Barry CA, Bradley CP, Britten N, Stevenson FA and Barber N (2000) Patients' unvoiced agendas in general practice consultations:qualitative study. *BMJ*. 320(7244):1246-1250.

[37] Barry CA, Stevenson FA, Britten N, Barber N and Bradley CP (2001) Giving voice to the life world. More humane, more effective medical care? A qualitative study of doctor-patient communication in general practice. Soc Sci Med. 53 (4):487-505.

[38] Barsevich AM and Johnson JE (1990) Preference for information and involvement, information seeking and emotional responses of women undergoing colposcopy.*Res Nurs Health*. 13:1-7.

[39] Barsky AJ 3rd (1981) Hidden reasons some patients visit doctors.*Ann Intern Med*.94(4 Pt.1):492-498.

[40] Bass LW and Cohen RL (1982) Ostensible versus actual reasons for seeking pediatric attention:Another look at the parental ticket of admission. *Pediatrics*. 70(6):870-874.

[41] Bastiaens H, Van Royen P, Pavlic DR, Raposo V and Baker R (2007) Older people's preferences

for involvement in their own care: a qualitative study in primary health care in 11 European countries. *Patient Educ Couns*. 68(1):33-42.

[42] Bayer Institute for Health Care Communication (1999) *P.R.E.P.A.R.E. to be Partners (Program for Patients)*. Bayer Institute for Health Care Communication, New Haven, CT.

[43] Beach MC, Duggan PS and Moore RD (2007) Is patients' preferred involvement in health decisions related to outcomes for patients with HIV? *J Gen Intern Med*. 22(8):1119-1124.

[44] Beach MC and Inui T (2006) Relationship-centered care: a constructive reframing. *J Gen Intern Med*. 21(Suppl. 1):S3-8.

[45] Beach MC, Roter DL, Wang NY, Duggan PS and Cooper LA (2006) Are physicians' attitudes of respect accurately perceived by patients and associated with more positive communication behaviors? *Patient Educ Couns*. 62 (3):347-354.

[46] Beaver K, Luker KA, Owens RG, Leinster SJ, Degner LF and Sloan JA (1996) Treatment decision making in women newly diagnosed with breast cancer.*Cancer Nurs*.19(1):8-19.

[47] Becker MH (1974) The health belief model and sick role behaviour.*Health Educ Monogr*. 2:409-419.

[48] Beckman HB and Frankel RM (1984) The effect of physician behaviour on the collection of data.*Ann Intern Med*. 101(5):692-696.

[49] Beckman HB and Frankel RM (1994) The use of videotape in internal medicine training.*J Gen Intern Med*. 9(9):517-521.

[50] Beckman HB, Frankel RM and Darnley J (1985) Soliciting the patients complete agenda: a relationship to the distribution of concerns. *Clin Res*. 33:714A.

[51] Beisecker A and Beisecker T (1990) Patient information-seeking behaviours when communicating with doctors. *Med Care*. 28(1):19-28.

[52] Belcher VN, Fried TR, Agostini JV and Tinetti ME (2006) Views of older adults on patient participation in medication-related decision making.*J Gen Intern Med*. 21(4):298-303.

[53] Bell RA, Kravitz RL, Thom D, Krupat E and Azari R (2002) Unmet expectations for care and the patient-physician relationship. *J Gen Intern Med*.17(11):817-824.

[54] Bellet PS and Maloney MJ (1991) The importance of empathy as an interviewing skill in medicine. *JAMA*. 266(13):1831-1832.

[55] Bensing J (1991) Doctor-patient communication and the quality of care. *Soc Sci Med*. 32 (11):1301-1310.

[56] Bensing JM, Deveugele M, Moretti F, Fletcher I, van Vliet L, Van Bogaert M and Rimondini M (2011) How to make the medical consultation more successful from a patient's perspective? Tips for doctors and patients from lay people in the United Kingdom, Italy, Belgium and the Netherlands. *Patient Educ Couns*. 84(3):287-293.

[57] Bensing JM, Tromp F, van Dulmen S, van den Brink-Muinen A, Verheul W and Schellevis FG (2006) Shifts in doctor-patient communication between 1986 and 2002: a study of videotaped general practice consultations with hypertension patients. *BMC Fam Pract*. 7:62.

[58] Bensing JM, Verheul W, Jansen J and Langewitz WA (2010) Looking for trouble: the added value of sequence analysis in finding evidence for the role of physicians in patients' disclosure of cues and concerns. *Med Care*. 48(7):583-588.

[59] Benson J and Britten N (1996) Respecting the autonomy of cancer patients when talking with their families: qualitative analysis of semi-structured interviews with patients. *BMJ*.313:729-731.

[60] Berg JS, Dischler J, Wagner DJ, Raia JJ and Palmer-Shevlin N (1993) Medication compliance: a healthcare problem. *Ann Pharmacother*. 27(9 Suppl):S1-24.

[61] Bertakis KD (1977) The communication of information from physician to patient: a method for increasing patient retention and satisfaction. *J Fam Pract*. 5(2):217-222.

[62] Bertakis KD, Roter D and Putnam SM (1991) The relationship of physician medical interview style to patient satisfaction. *J Fam Pract*. 32(2):175-181.

[63] Bibace R and Walsh M (1981) *Children's Conceptions of Health, Illness and Bodily Functions*. Jossey-Bass, San Francisco, CA.

[64] Blacklock SM (1977) The symptom of chest pain in family medicine. *J Fam Pract*. 4(3):429-433.

[65] Blanchard CG, Labrecque MS, Ruckdeschel JC and Blanchard EB (1988) Information and decision making preferences of hospitalised adult cancer patients. *Soc Sci Med*. 27:1139.

[66] Blatt B, LeLacheur SF, Galinsky AD, Simmens SJ and Greenberg L (2010) Does perspectivetaking increase patient satisfaction in medical encounters? *Acad Med*. 85(9):1445-1452.

[67] Bonvicini KA, Perlin MJ, Bylund CL, Carroll G, Rouse RA and Goldstein MG (2009) Impact of communication training on physician expression of empathy in patient encounters. *Patient Educ Couns*. 75(1):3-10.

[68] Booth N, Kohannejad J and Robinson R (2002) *Information in the Consulting Room* (*iiCR*) *Final Project Report*.Sowerby Centre for Health, Newcastle upon Tyne.

[69] Boreham P and Gibson D (1978) The informative process in private medical consultations:a preliminary investigation.*Soc Sci Med*.12 (5A):409-416.

[70] Bourhis RY, Roth S and MacQueen G (1989) Communication in the hospital setting:a survey of medical and everyday language use amongst patients, nurses and doctors. *Soc Sci Med*.28(4):339-346.

[71] Bowes P, Stevenson F, Ahluwalia S and Murray E (2012) I need her to be a doctor:patients experiences of presenting health information from the internet in GP consultations. *Br J Gen Pract*. 62 (604):e732-738.

[72] Bracci R, Zanon E, Cellerino R, Gesuita R, Puglisi F, Aprile G, Barbieri V, Misuraca D, Venuta S, Carle F and Piga A (2008) Information to cancer patients:a questionnaire survey in three different geographical areas in Italy. *Support Care Cancer*. 16(8):869-877.

[73] Braddock CH, Fihn SD, Levinson W, Jonsen AR and Pearlman RA (1997) How doctors and patients discuss routine clinical decisions:informed decision making in the outpatient setting. *J Gen Intern Med*. 12(6):339-345.

[74] Bradshaw PW, Ley P, Kincey JA and Bradshaw J (1975) Recall of medical advice:comprehensibility and specificity. *Br J Soc Clin Psychol*. 14:55-62.

[75] Branch WT and Malik TK (1993) Using 'windows of opportunities'in brief interviews to understand patients' concerns. *JAMA*. 269(13):1667-1668.

[76] Bravo BN, Postigo JML, Segura LR, Selva JPS, Trives JJR, Córcoles MJ, López MN and Hidalgo JLT (2010) Effect of the evaluation of recall on the rate of information recalled by patients in primary care. *Patient Educ Couns*. 81(2):272-274.

[77] Brewin T (1996) *Relating to the Relatives:breaking bad news; communication and support*. Radcliffe Medical Press, London.

[78] Briggs GW and Banahan BF (1979) A training workshop in psychological medicine for teachers of family medicine. Handouts 1-3:therapeutic communication. Society of Teachers of Family Medicine, Denver, CO.

[79] Britten N (1994) Patients'ideas about medicines:a qualitative study in a general practice population. *Br J Gen Pract*. 44(387):46 5-8.

[80] Britten N (2003) Concordance and compliance.In:R Jones, N Britten, L Culpepper, D Gass, R Grol, D Mant and C Silagy (eds) *Oxford Textbook of Primary Medical Care*. Oxford University Press, Oxford.

[81] Britten N, Stevenson FA, Barry CA, Barber N and Bradley CP (2000) Misunderstandings in prescribing decisions in general practice:qualitative study. *BMJ*. 320(7233):484-488.

[82] Brock DM, Mauksch LB, Witteborn S, Hummel J, Nagasawa P and Robins LS (2011) Effectiveness of intensive physician training in upfront agenda setting. *J Gen Intern Med*.26(11):1317-1323.

[83] Brod TM, Cohen MM and Weinstock E (1986) *Cancer Disclosure:communicating the diagnosis to patients*[video recording]. Medcom Inc, Garden Grove, CA.

[84] Brody DS (1980) The patient's role in clinical decision-making. *Ann Intern Med*. 93:718-722.

[85] Brody DS and Miller SM (1986) Illness concerns and recovery from a URL *Med Care*. 24(8):742-748.

[86] Brody DS, Miller SM, Lerman CE, Smith DG and Caputo GC (1989) Patient perception of involve-

247

ment in medical care:relationship to illness attitudes and outcomes. *J Gen Intern Med*. 4:506-511.

[87] Bronshtein O, Katz V, Freud T and Peleg R (2006) Techniques for terminating patient-physician encounters in primary care settings. *Isr Med Assoc J*. 8(4):266-269.

[88] Brown CE, Roberts NJ and Partridge MR (2007) Does the use of a glossary aid patient under-standing of the letters sent to their general practitioner? *Clin Med*. 7(5):457-460.

[89] Brown RF, Butow PN, Dunn SM and Tattersall MH (2001) Promoting patient participation and shortening cancer consultations:a randomised trial. *Br J Cancer*. 85(9):1273-1279.

[90] Brown RF, Butow PN, Ellis P, Boyle F and Tattersall MHN (2004) Seeking informed consent to cancer clinical trials:describing current practice. *Soc Scz Med*. 58(12):2445-2457.

[91] Brown SB and Eberle BJ (1974) Use of the telephone by pediatric house staff:a technique for pediatric care not taught. *J Pediatr*. 84(1):117-119.

[92] Brown VA, Parker PA, Furber L and Thomas AL (2011) Patient preferences for the delivery of bad news:the experience of a UK Cancer Centre. *Eur J Cancer Care (Engl)*. 20(1):56-61.

[93] Broyles S, Sharp C, Tyson J and Sadler J (1992) How should parents be informed about major procedures? An exploratory trial in the neonatal period. *Early Hum Dev*. 31(1):67-75.

[94] Bruera E, Palmer JL, Pace E, Zhang K, Willey J, Strasser F and Bennett MI (2007) A randomized, controlled trial of physician postures when breaking bad news to cancer patients. *Palliat Med*. 21(6):501-505.

[95] Buckman R (1994) *How to Break Bad News:a guide for health care professionals*. Papermac, London.

[96] Buckman R (2002) Communications and emotions. *BMJ*. 325(7366):672.

[97] Buller MK and Buller DB (1987) Physicians' communication style and patient satisfaction. *J Health Soc Behav*. 28(4):375-388.

[98] Bunge M, Muhlhauser I and Steckelberg A (2010) What constitutes evidence-based patient information? Overview of discussed criteria. *Patient Educ Couns*. 78(3):316-328.

[99] Burack RC and Carpenter RR (1983) The predictive value of the presenting complaint. *J Fam Pract*. 16(4):749-754.

[100] Burton D, Blundell N, Jones M, Fraser A and Elwyn G (2010) Shared decision-making in cardiology:do patients want it and do doaors provide it? *Patient Educ Couns*. 80(2):173-179.

[101] Butler C, Rollnick S and Stott N (1996) The practitioner, the patient and resistance to change:recent ideas on compliance. *CMAJ*. 154(9):1357-1362.

[102] Butow PN, Brown RF, Cogar S, Tattersall MH and Dunn SM (2002) Oncologists' reactions to cancer patients' verbal cues. *Psychooncology*. 11(1):47-58.

[103] Butow PN, Dunn SM, Tattersall MHN and Jones QJ (1994) Patient participation in the cancer consultation:evaluation of a question prompt sheet. *Ann Oncol*. 5:199-204.

[104] Bylund CL, Gueguen JA, Sabee CM, Imes RS, Li Y and Sanford AA (2007) Provider-patient dialogue about Internet health information:an exploration of strategies to improve the provider-patient relationship. *Patient Educ Couns*. 66(3):346-352.

[105] Bylund CL and Makoul G (2002) Empathic communication and gender in the physicianpatient encounter. *Patient Educ Couns*. 48(3):207-216.

[106] Bylund CL and Makoul G (2005) Examining empathy in medical encounters:an observational study using the empathic communication coding system. *Health Commun*. 18(2):123-140.

[107] Byrne PS and Long BEL (1976) *Doctors Talking to Patients*. Her Majesty's Stationery Office, London.

[108] Cahill P and Papageorgiou A (2007a) Triadic communication in the primary care paediatric consultation:a review of the literature. *Br J Gen Pract*. 57(544):904-911.

[109] Cahill P and Papageorgiou A (2007b) Video analysis of communication in paediatric consultations in primary care. *Br J Gen Pract*. 57(544):866-871.

[110] Campion P, Foulkes J, Neighbour R and Tate P (2002) Patient centredness in the MRCGP video examination:analysis of large cohort. Membership of the Royal College of General Practitioners. *BMJ*.325(7366):691-692.

［111］ Campion PD, Butler NM and Cox AD (1992) Principle agendas of doctors and patients in general practice consultations. *Fam Pract*. 9(2):181-190.

［112］ Canale, S. D., D. Z. Louis, et al. (2012). "The Relationship Between Physician Empathy and Disease Complications:An Empirical Study of Primary Care Physicians and Their Diabetic Patients in Parma, Italy." *Acad Med*.87 (9):1243-1249 1210.1097/ACM.1240bl013e3182628fbf.

［113］ Car J and Sheikh A (2003) Telephone consultations. *BMJ*. 326(7396):966-969.

［114］ Carroll JG and Monroe J (1979) Teaching medical interviewing:a critique of educational research and practice. *J Med Educ*. 54(6):498-500.

［115］ Cassata DM (1978) Health communication theory and research:an overview of the communication specialist interface. In:BD Ruben (ed) *Communication Yearbook*. Transaction Books, New Brunswick, NJ.

［116］ Cassell EJ (1985) *Talking with Patients:Volume 2. Clinical Technique*. MIT Press, Cambridge, MA. Cassileth B, Zupkis R and Sutton-Smith K (1980) Information and participation preferences among cancer patients. *Ann Intern Med*. 92 (6):832-836.

［117］ Castillo EG, Pincus HA, Wieland M, Roter D, Larson S, Houck P, Reynolds CF and Cruz M (2012) Communication profiles of psychiatric residents and attending physicians in medication-management appointments:a quantitative pilot study. *Acad Psychiatry*. 36(2):96-103.

［118］ Castro CM, Wilson C, Wang F and Schillinger D (2007) Babel babble:physicians' use of unclarified medical jargon with patients. *Am J Health Behav*. 31 (Suppl 1):S85-95.

［119］ Cegala DJ (1997) A study of doctors' and patients' communication during a primary care consultation:implications for communication training. *J Health Commun*. 2(3):169-194.

［120］ Cegala DJ (2003) Patient communication skills training:a review with implications for cancer patients. *Patient Educ Couns*. 50(1):91-94.

［121］ Cegala DJ, Chisolm DJ and Nwomeh BC (2012) Further examination of the impact of patient participation on physicians' communication style. *Patient Educ Couns*. 89(1):23-30.

［122］ Cegala DJ and Post DM (2009) The impact of patients' participation on physicians' patient-centered communication. *Patient Educ Couns*. 77(2):202-208.

［123］ Chan WS, Stevenson M and McGlade K (2008) Do general practitioners change how they use the computer during consultations with a significant psychological component? *Int J Med Inform*. 77 (8):534-538.

［124］ Charles C, Gafni A and Whelan T (1997) Shared decision-making in the medical encounter:what does it mean? (or it takes at least two to tango) *Soc Sci Med*. 44(5):681-692.

［125］ Charles C, Gafni A and Whelan T (1999a) Decision-making in the physician-patient encounter:revisiting the shared treatment decision-making model. *Soc Sci Med*. 49 (5):651-661.

［126］ Charles C, Whelan T and Gafni A (1999b) What do we mean by partnership in making decisions about treatment? *BMJ*. 319(7212):780-782.

［127］ Chewning B, Bylund CL, Shah B, Arora NK, Gueguen JA and Makoul G (2012) Patient preferences for shared decisions:a systematic review. *Patient Educ Couns*. 86(1):9-18.

［128］ Chugh U, Agger-Gupta N, Dillmann E, Fisher D, Gronnerud P, Kulig JC, Kurtz S and Stenhouse A (1994) *The Case for Culturally Sensitive Health Care:a comparative study of health beliefs related to culture in six north-east Calgary communities*. Citizenship and Heritage Secretariat, Alberta Community Development & Calgary Catholic Immigration Society, Calgary, AB.

［129］ Chugh U, Dillman E, Kurtz SM, Lockyer J and Parboosingh J (1993) Multicultural issues in medical curriculum:implications for Canadian physicians. *Med Teach*. 15:83-91.

［130］ Claramita M, Utarini A, Soebono H, Van Dalen J and Van der Vleuten C (2011) Doctorpatient communication in a Southeast Asian setting:the conflict between ideal and reality.*Adv Health Sci Educ*. 16(1):69-80.

［131］ Clayton JM, Butow PN, Tattersall MHN, Devine RJ, Simpson JM, Aggarwal G, Clark KJ, Currow DC, Elliott LM, Lacey J, Lee PG and Noel MA (2007) Randomized controlled trial of a prompt list to help advanced cancer patients and their caregivers to ask questions about prognosis and end-of-life care. *J Clin Oncol*. 25(6):715-723.

[132] Clayton JM, Hancock K, Parker S, Butow PN, Walder S, Carrick S, Currow D, Ghersi D, Glare P, Hagerty R, Olver IN and Tattersall MH (2008) Sustaining hope when communicating with terminally ill patients and their families:a systematic review. *Psychooncology*.17(7):641-659.

[133] Coambs RB, Jensen P, Hoa Her M, Ferguson BS, Jarry JL, Wong JS and Abrahamsohn RV (1995) *Review of the Scientific Literature on the Prevalence, Consequences, and Health Costs of Noncompliance and Inappropriate Use of Prescription Medication in Canada*. Pharmaceutical Manufaaurers Association of Canada (University of Toronto Press), Ottawa, ON.

[134] Cocksedge S, George B, Renwick S and Chew-Graham CA (2013) Touch in primary care consultations:qualitative investigation of doctors' and patients' perceptions. *Br J Gen Pract*. 63(609):283-90.

[135] Cocksedge S, Greenfield R, Nugent GK and Chew-Graham C (2011) Holding relationships in primary care:a qualitative exploration of doctors' and patients' perceptions. *Br J Gen Pract*. 61 (589):e484-491.

[136] Cocksedge S and May C (2005) The listening loop:a model of choice about cues within primary care consultations. *Med Educ*. 39(10):999-1005.

[137] Cohen H and Britten N (2003) Who decides about prostate cancer treatment? A qualitative study. *Fam. Pract*. 20(6):724-729.

[138] Cohen-Cole (1991) *The Medical Interview:a three function approach*. Mosby-Year Book, St.Louis, MO.

[139] Cole S and Bird J (2000) *The Medical Interview:the three function approach* (2nd ed). Mosby, St. Louis, MO.

[140] Coleman C (2011) Teaching health care professionals about health literacy:a review of the literature. *Nurs Outlook*. 59(2):70-78.

[141] Coll X, Papageorgiou A, Stanley A and Tarbuck A (2012)*Communication Skills in Mental Health Care:an introduction*. Radcliffe Publishing, Oxford.

[142] Colletti L, Gruppen L, Barclay M and Stern D (2001) Teaching students to break bad news.*Am J Surg*. 182(1):20-23.

[143] Collins DL and Street RL Jr (2009) A dialogic model of conversations about risk:coordinating perceptions and achieving quality decisions in cancer care. *Soc Sci Med*. 68(8):1506-1512.

[144] Corney R (ed) (1991) *Developing Communication and Counselling Skills in Medicine*. Tavistock/Routledge, London.

[145] Coulehan JL, Platt FW, Egener B, Frankel R, Lin CT, Lown B and Salazar WH (2001) 'Let me see if I have this right...':words that help build empathy. *Ann Intern Med*.135 (3):221-227.

[146] Coulter A (1999) Paternalism or partnership? Patients have grown up:and there's no going back. *BMJ*. 319(7212):719-720.

[147] Coulter A (2002) After Bristol:putting patients at the centre. *BMJ*. 324(7338):648-651.

[148] Coulter A (2009) *Implementing Shared Decision Making in the UK*. Health Foundation, London.

[149] Coulter A (2012) Patient engagement:what works? *J Ambul Care Manage*. 35 (2):80-89.

[151] Coulter A, Entwistle V and Gilbert D (1999) Sharing decisions with patients:is the information good enough? *BMJ*. 318(7179):318-322.

[152] Coulter A, Peto V and Doll H (1994) Patients' preferences and general practitioners' decisions in the treatment of menstrual disorders. *Fam Pract*. 11(1):67-74.

[153] Cousin G, Schmid Mast M, Roter DL and Hall JA (2012) Concordance between physician communication style and patient attitudes predicts patient satisfaction. *Patient Educ Couns*.87(2):193-197.

[154] Cox A (1989) Eliciting patients' feelings. In:Stewart M and Roter D (eds) *Communicating with Medical Patients*. Sage Publications, Newbury Park, CA.

[155] Cox A, Hopkinson K and Rutter M (1981a) Psychiatric interviewing techniques Ⅱ:naturalistic study. *Br J Psychiatry*. 138:283-291.

[156] Cox A, Rutter M and Holbrook D (1981b) Psychiatric interviewing techniques Ⅴ:experimental study. *Br J Psychiatry*. 139:29-37.

[157] Cox, M. E., W. S. Yancy, et al. (2011) Effects of counseling techniques on patients' weightrelated

attitudes and behaviors in a primary care clinic. *Patient Educ Couns.* 85(3):363-368.

[158] Croom A, Wiebe DJ, Berg CA, Lindsay R, Donaldson D, Foster C, Murry M and Swinyard MT (2011) Adolescent and parent perceptions of patient-centered communication while managing type 1 diabetes. *J Pediatr Psychol.* 36(2):206-215.

[159] Cushing AM and Jones A (1995) Evaluation of a breaking bad news course for medical students. *Med Educ.* 29:430-435.

[160] Cutcliffe, J. R.(1995). "How do nurses inspire and instil hope in terminally ill HIV patients?" *J Adv Nurs.*22(5):888-895.

[161] Dance FEX (1967) Toward a theory of human communication. In:FEX Dance (ed) *Human Communication Theory:original essays.* Holt, Rhinehart & Winston; New York, NY.

[162] Dance FEX and Larson CE (1972) *Speech Communication:concepts and behaviour.* Holt, Rinehart & Winston; New York, NY.

[163] Davies T (1997) ABC of mental health:mental health assessment. *BMJ.* 314:1536-1539.

[164] Davis MA, Hoffman JR and Hsu J (1999) Impact of patient acuity on preference for information and autonomy in decision making. *Acad Emerg Med.* 6(8):781-785.

[165] Deber R (1994) The patient-physician partnership:changing roles and the desire for information. *CMAJ.* 151(2):171-176.

[166] Deber R, Kraetschmer N and Irvine J (1996) What role do patients wish to play in treatment decision making. *Arch Int Med.* 156:1414-1420.

[167] Degner LF, Kristjanson LJ, Bowman D, Sloan JA, Carriere KC, O'Neil Jr Bilodeau B, Watson P and Mueller B (1997) Information needs and decisional preferences in women with breast cancer. *JAMA.* 277(18):1485-1492.

[168] Degner LF and Sloan(1992) Decision making during serious illness:what role do patients really want to play? *J Clin Epidemiol.* 45(9):941-950.

[169] De Haes H and Bensing J (2009) Endpoints in medical communication research, proposing a framework of functions and outcomes. *Patient Educ Couns.* 74(3):287-294.

[170] De Las Cuevas C, Rivero-Santana A, Perestelo-Perez L, Perez-Ramos J, Gonzalez-Lorenzo M, Serrano-Aguilar P and Sanz EJ (2012) Mental health professionals'attitudes to partnership in medicine taking:a validation study of the Leeds Attitude to Concordance Scale Ⅱ.*Pharmacoepidemiol Drug Saf.* 21 (2):123-129.

[171] Del Piccolo L, Mazzi MA, Dunn G, Sandri M and Zimmermann C (2007) Sequence analysis in multilevel models:a study on different sources of patient cues in medical consultations.*Soc Sci Med.* 65(11):2357-2370.

[172] Del Piccolo L, Mazzi MA, Goss C, Rimondini M and Zimmermann C (2012) How emotions emerge and are dealt with in first diagnostic consultations in psychiatry. *Patient Educ Couns.* 88(1): 29-35.

[173] Del Piccolo L, Saltini A, Zimmermann C and Dunn G (2000) Differences in verbal behaviours of patients with and without emotional distress during primary care consultations.*Psychol Med.* 30 (3):629-643.

[174] De Morgan SE, Butow PN, Lobb EA, Price MA and Nehill C (2011) Development and pilot testing of a communication aid to assist clinicians to communicate with women diagnosed with ductal carcinoma in situ (DCIS). *Support Care Cancer.*19(5):717-723.

[175] DeVito JA (1988) *Human Communication:the basic course* (4th ed). Harper & Row, New York, NY.

[176] Deyo RA and Diehl AK (1986) Patient satisfaction with medical care for low back pain.*Spine.* 11 (1):28-30.

[177] DiMatteo MR (2004) Variations in patients' adherence to medical recommendations. *Med Care.* 42 (3):200-209.

[178] DiMatteo MR, Hays RD and Prince LM (1986) Relationship of physicians' nonverbal communication skill to patient satisfaction, appointment noncompliance and physician workload. *Health Psychol.* 5(6):581-594.

[179] DiMatteo MR, Taranta A, Friedman HS and Prince LM (1980) Predicting patient satisfaction from physicians' nonverbal communication skill. *Med Care*. 18(4):376-387.

[180] Dimoska A, Butow PN, Dent E, Arnold B, Brown RF and Tattersall MHN (2008a) An examination of the initial cancer consultation of medical and radiation oncologists using the Cancode interaction analysis system. *Br J Cancer*. 98(9):1508-1514.

[181] Dimoska A, Butow PN, Lynch J, Hovey E, Agar M, Beale P and Tattersall MHN (2012) Implementing patient question-prompt lists into routine cancer care. *Patient Educ Couns*. 86(2):252-258.

[182] Dimoska A, Tattersall MHN, Butow PN, Shepherd H and Kinnersley P (2008b) Can a 'prompt list' empower cancer patients to ask relevant questions? *Cancer*. 113(2):225-237.

[183] Dixon-Woods M, Young B and Heney D (1999) Partnerships with children. *BMJ*. 319(7212):778-780.

[184] Donovan JL (1995) Patient decision making: the missing ingredient in compliance research. *Int J Technol Assess Health Care*. 11(3):443-455.

[185] Donovan JL and Blake DR (2000) Qualitative study of interpretation of reassurance among patients attending theumatology clinics: 'just a touch of arthritis, doctor? *BMJ*. 320(7234):541-544.

[186] Dornan T and Carroll C (2003) Medical communication and diabetes. *Diabet Med*. 20(2):85-87.

[187] Dosanjh S, Barnes J and Bhandari M (2001) Barriers to breaking bad news among medical and surgical residents. *Med Educ*. 35(3):197-205.

[188] Dovidio J and Gaertner S (1996) Affirmative action, unintentional biases and intergroup relations. *J Soc Issues*. 52(4):51-75.

[189] Dowell J, Jones A and Snadden D (2002) Exploring medication use to seek concordance with 'non-adherent' patients: a qualitative study. *Br J Gen Pract*. 52(474):24-32.

[190] Duggan A, Bradshaw YS and Altman W (2010) How do I ask about your disability? An examination of interpersonal communication processes between medical students and patients with disabilities. *J Health Commun*. 15(3):334-350.

[191] Duke P, Reis S and Frankel RMA (Submitted for publication) A skills-based approach for integrating the electronic health record and patient-centered communication into the medical visit. *Teach Learn Med*.

[192] Dunn SM, Butow PN, Tattersall MH, Jones QJ, Sheldon JS, Taylor JJ and Sumich MD (1993) General information tapes inhibit recall of the cancer consultation. *J Clin Oncol*. 11(11):2279-2285.

[193] Dyche L and Swiderski D (2005) The effect of physician solicitation approaches on ability to identify patient concerns. *J Gen Intern Med*. 20(3):267-270.

[194] Dye NE and DiMatteo MR (1995) Enhancing cooperation with the medical regimen. In: M Lipkin Jr, SM Putnam and A Lazare (eds) *The Medical Interview: clinical care, education and research*. Springer-Verlag, New York, NY.

[195] Eddy DM (1990) Clinical decision making: from theory to practice: anatomy of a decision. *JAMA*. 263:441-443.

[196] Edwards A (2004) Flexible rather than standardised approaches to communicating risks in health care. *Qual Saf Health Care*. 13(3):169-170.

[197] Edwards A and Elwyn G (2001a) *Evzidence-Based Patient Choice: inevitable or impossible?* Oxford University Press, Oxford.

[198] Edwards A and Elwyn GJ (2001b) Risks: listen and don't mislead. *Br J Gen Pract*. 51(465):259-260.

[199] Edwards A, Elwyn G and Mulley A (2002) Explaining risks: turning numerical data into meaningful pictures. *BMJ*. 324(7341):827-830.

[200] Edwards A, Elwyn G, Wood F, Atwell C, Prior L and Houston H (2pos) Shared decision making and risk communication in practice: a qualitative study of GPs' experiences. *Br J Gen Pract*. 55(510):6-13.

[201] Edwards A, Hood K, Matthews E, Russell D, Russell I, Barker J, Bloor M, Burnard P, Covey J,

252

Pill R, Wilkinson C and Stott N (2000) The effectiveness of one-to-one risk communication interventions in health care:a systematic review. *Med Decis Making*. 20(3):290-297.

[202] Egan G (1990) *The Skilled Helper:a systematic approach to effective helping*. Brooks/Cole, Pacific Grove, CA.

[203] Egbert LD, Batitt GE, Welch CE and Bartlett MK (1964) Reduction of postoperative pain by encouragement and instruction of patients. *N Engl J Med*. 270:825-827.

[204] Eggly S, Penner LA, Greene M, Harper FW, Ruckdeschel JC and Albrecht TL (2006) Information seeking during 'bad news' oncology interactions:question asking by patients and their companions.*Soc Sci Med*.63 (11):2974-2985.

[205] Eggly, S., F. W. K. Harper, et al. (2011). Variation in question asking during cancer clinical interactions:A potential source of disparities in access to information. *Patient Educ Couns*.82(1):63-68.

[206] Eide H, Graugaard P, Holgersen K and Finset A (2003) Physician communication in different phases of a consultation at an oncology outpatient clinic related to patient satisfaction.*Patient Educ Couns*. 51(3):259-266.

[207] Eide H, Sibbern T, Egeland T, Finset A, Johannessen T, Miaskowski C and Rustoen T (2011) Fibromyalgia patients' communication of cues and concerns:interaaion analysis of pain clinic consultations. *Clin J Pain*. 27(7):602-610.

[208] Eisenthal S, Emery R, Lazare A and Udin H (1979) 'Adherence' and the negotiated approach to parenthood. *Arch Gen Psych*. 36(4):393.

[209] Eisenthal S, Koopman C and Stoeckle JD (1990) The nature of patients' requests for physicians'. *Help Acad Med*. 65 (6):401-405.

[210] Eisenthal S and Lazare A (1976) Evaluation of the initial interview in a walk-in clinic:the patient's perspective on a 'customer approach'. *J Nerv Mental Dis*.162 (3):169-176.

[211] Ekdahl AW, Andersson L and Friedrichsen M (2010) 'They do what they think is the best for me.' Frail elderly patients' preferences for participation in their care during hospitalization.*Patient Educ Couns*.80 (2):233-240.

[212] Ekman P, Friesen WV and Ellsworth P (1972) *Emotion in the Human Face:guidelines for research*.Pergamon, New York, NY.

[213] Eleftheriadou Z (1996) Communicating with patients of different backgrounds.In:M Lloyd and R Bor (eds) *Communication Skills for Medicine*. Churchill Livingstoner London.

[214] Elstein AS and Schwarz A (2002) Clinical problem solving and diagnostic decision making:selective review of the cognitive literature. *BMJ*. 324(7339):729-732.

[215] Elwyn G, Edwards A and Britten N (2003a) 'Doing prescribing':how doctors can be more effective. *BMJ*. 327(7419):864-867.

[216] Elwyn G, Edwards A, Gwyn R and Grol R (1999a) Towards a feasible model for shared decision making:focus group study with general practice registrars. *BMJ*. 319(7212):753-756.

[217] Elwyn G, Edwards A and Kinnersley P (1999b) Shared decision-making in primary care:the negleaed second half of the consultation. *Br J Gen Pract*. 49(443):477-482.

[218] Elwyn G, Edwards A, Kinnersley P and Grol R (2000) Shared decision making and the concept of equipoise:the competences of involving patients in healthcare choices. *Br J Gen Pract*. 50(460):892-899.

[219] Elwyn G, Edwards A, Mowle S, Wensing M, Wilkinson C, Kinnersley P and Grol R (2001a) Measuring the involvement of patients in shared decision-making:a systematic review of instruments. *Patient Educ Couns*. 43 (1):5-22.

[220] Elwyn G, Edwards A, Wensing M, Hood K, Atwell C and Grol R (2003b) Shared decision making:developing the OPTION scale for measuring patient involvement. *Qual Saf Health Care*. 12 (2):93-99.

[221] Elwyn G, Joshi H, Dare D, Deighan M and Kameen F (2001b) Unprepared and anxious about 'breaking bad news':a report of two communication skills workshops for GP reg-istrars. *Educ Gen Pract*. 12:34-40.

[222] Elwyn G, Kreuwel I, Durand MA, Sivell S, Joseph-Williams N, Evans R and Edwards A (2011) How to develop web-based decision support interventions for patients; a process map. *Patient Educ Couns*. 82 (2):260-265.

[223] Elwyn TS, Fetters MD, Sasaki H and Tsuda T (2002) Responsibility and cancer disclosure in Japan. *Soc Sci Med*. 54(2):281-293.

[224] Ely JW, Levinson W, Elder NC, Mainous AG 3rd and Vinson DC (1995) Perceived causes of family physicians' errors see comments. *J Fam Pract*. 40(4):337-344.

[225] Ende J, Kazis L, Ash AB and Moskovitz MA (1989) Measuring patients' desire for autonomy. *J Gen Intern Med*. 4:23-30.

[226] Epstein RM (2000) The science of patient-centered care. *J Fam Pract*. 49(9):805-807.

[227] Epstein RM, Alper BS and Quill TE (2004) Communicating evidence for participatory deci-sion making. JAMA. 291(19):2359-2366.

[228] Epstein RM, Franks P, Shields CG, Meldrum SC, Miller KN, Campbell TL and Fiscella K (2005) Patient-centered communication and diagnostic testing. *Ann Fam Med*. 3(5):415-421.

[229] Epstein RM, Morse DS, Frankel RM, Frarey L, Anderson K and Beckman HB (1998) Awkward moments in patient-physician communication about HIV risk. *Ann Intern Med*.128(6):435-442.

[230] Epstein RM and Peters E (2009) Beyond information; exploring patients' preferences. *JAMA*.302 (2):195-197.

[231] Epstein RM, Quill TE and McWhinney IR (1999) Somatization reconsidered; incorporating the patient's experience of illness. *Arch Intern Med*. 159(3):215-222.

[232] Evans BJ, Stanley RO, Mestrovic R and Rose L (1991) Effects of communication skills train-ing on students' diagnostic efficiency. *Med Educ*. 25(6):517-526.

[233] Faden R, Becker C, Lewis C, Freeman A and Faden A (1981) Disclosure of information to patients in medical care. *Med Care*.19(7):718-733.

[234] Fadiman A (1997) *The Spirit Catches You and You Fall Down*. Farrer, Strauss & Giroux, New Yorkt NY.

[235] Fallowfield L (1993) Giving sad and bad news. *Lancet*. 341:476-478.

[236] Fallowfield LJ (2008) Treatment decision-making in breast cancer; the patient-doctor relationship. *Breast Cancer Res Treat*. 112(Suppl. 1):5-13.

[237] Fallowfield LJ, Hall A, Maguire GP and Baum M (1990) Psychological outcomes of different treat-ment policies in women with early breast cancer outside a clinical trial. *BMJ*. 301:575-580.

[238] Fallowfield LJ and Lipkin M (1995) Delivering sad or bad news. In: M Lipkin (ed) *The Medical Interview; clinical care; education and research*. Springer-Verlag, New York, NY.

[239] Ferguson WJ and Candib LM (2002) Culture, language and the doctor-patient relationship. *Fam Med*. 34(5):353-361.

[240] Field D (1995) Education for palliative care; formal education about death and dying and bereave-ment in UK medical schools in 1983 and 1994. *Med Educ*. 29:414-419.

[241] Fielding R (1995) *Clinical Communication Skills*. Hong Kong University Press, Hong Kong.

[242] Fink AS, Prochazka AV, Henderson WG, Bartenfeld D, Nyirenda C, Webb A, Berger DH, Itani K, Whitehill T, Edwards J, Wilson M, Karsonovich C and Parmelee P (2010) Enhancement of surgical informed consent by addition of repeat back; a multicenter, randomized controlled clinical trial. *Ann Surg*. 252 (1):27-36.

[243] Finlay I and Dallimore D (1991) Your child is dead. BMJ. 302:1524-1525.

[244] Fleissig A, Glasser B and Lloyd M (2000) Patients need more than written prompts for communi-cation to be successful. *BMJ*. 320(7230):314-315.

[245] Floyd M, Lang F, Beine KLB and McCord E (1999) Evaluating interviewing techniques for the sexual praaices history; use of trigger tapes to assess patient comfort. *Arch Fam Med*.8(3):218-223.

[246] Floyd MR, Lang F, McCord RS and Keener M (2005) Patients with worry; presentation of con-cerns and expectations for response. *Patient Educ Couns*. 57(2):211-216.

[247] Ford S, Schofield T and Hope T (2003) What are the ingredients for a successful evidencebased pa-

tient choice consultation? A qualitative study. *Soc Sci Med*. 56(3):589-602.

[248] Ford S, Schofield T and Hope T (2006) Observing decision-making in the general practice consultation: who makes which decisions? *Health Expect*. 9(2):130-137.

[249] Fowler FJ Jr, Gallagher PM, Bynum JP, Barry MJ, Lucas FL and Skinner JS (2012) Decisionmaking process reported by Medicare patients who had coronary artery stenting or surgery for prostate cancer. *J Gen Intern Med*. 27(8):911-916.

[250] Francis V, Korsch B and Morris M (1969) Gaps in doctor-patient communication. *N EngIJ Med*. 280(10):535-540.

[251] Frankel R (1995) Some answers about questions in clinical interviews. In: G Morris and R Chenail (eds) *The Talk of the Clinic: explorations in the analysis of medical and therapeutic discourse*. Lawrence Erlbaum Associates, Hillsdale, NJ.

[252] Frankel R, Altschuler A, George S, Kinsman J, Jimison H, Robertson NR and Hsu J (2005) Effects of exam-room computing on clinician-patient communication: a longitudinal qualitative study. *J Gen Intern Med*. 20(8):677-682.

[253] Frankel R and Stein T (1999) Getting the most out of the clinical encounter: the four habits model. *Permanente Journal*. 3 (3):79-88.

[254] Frankel RM (2009) Empathy research: a complex challenge. *Patient Educ Couns*. 75 (1):1-2.

[255] Freidson E (1970) *Professional Dominance*. Atherton Press, Chicago, IL.

[256] Friedman HS (1979) Non-verbal communication between patient and medical praaitioners. *J Soc Issues*. 35(1):82-99.

[257] Gafaranga J and Britten N (2003) 'Fire away': the opening sequence in general practice consultations. *Fam Pract*. 20(3):242-247.

[258] Gafni A, Charles C and Whelan T (1998) The physician-patient encounter: the physician as a perfect agent for the patient versus the informed treatment decision-making model. *Soc Sci Med*. 47 (3):347-354.

[259] Gaissmaier W and Gigerenzer G (2008) Statistical illiteracy undermines informed shared decision making. *Z Evid Fortbild Qual Gesundhwes*. 102 (7):411-413.

[260] Garden R (2009) Expanding clinical empathy: an activist perspective. *J Gen Intern Med*. 24(1):122-125.

[261] Garg A, Buckman R and Kason Y (1997) Teaching medical students how to break bad news. *CMAJ*. 156(8):1159-1164.

[262] Gask L (1998) Psychiatric interviewing. In: E Johnstone, C Freeman and A Zealley (eds) *Companion to Psychiatric Studies* (6th ed). Churchill Livingstone, Edinburgh.

[263] Gask L, Rogers A, Oliver D, May C and Roland M (2003) Qualitative study of patients' perceptions of the quality of care for depression in general practice. *Br J Gen Pract*. 53 (489):278-283.

[264] Gattellari M, Butow PN and Tattersall MH (2001) Sharing decisions in cancer care. *Soc Sci Med*. 52(12):1865-1878.

[265] Gazda GM, Asbury FR, Balzer FJ, Childers WC, Phelps RE and Walters RP (1995) *Human Relations Development: a manual for educators* (5th ed). Allyn & Bacon, Boston, MA.

[266] Geisler L (1991) *Doctor and Patient: a partnership through dialogue*. Pharma Verlag, Frankfurt. Geist-Martin P, Ray EB and Sharf BF (2003) *Communicating Health: personal, cultural, and political complexities*. Wadsworth, Belmont, CA.

[267] Gibb JR (1961) Defensive communication. *J Commun*. 11(3):141-148.

[268] Gick ML (1986) Problem-solving strategies. *Educ Psychol*. 21(1-2):99-120.

[269] Gigerenzer G (2002) *Reckoning with Risk*. Penguin Books, London.

[270] Gigerenzer G and Edwards A (2003) Simple tools for understanding risks: from innumeracy to insight. *BMJ*. 327(7417):741-744.

[271] Gill VT, Pomerantz A and Denvir P (2010) Pre-emptive resistance: patients' participation in diagnostic sense-making activities. *Sociol Health Illn*. 32(1):1-20.

[272] Ginsberg H and Opper S (1988) *Piaget's Theory of Intellectual development* (3rd ed). Prentice

Hall:Englewood Cliffs, NJ.

[273] Girgis A, Sanson-Fisher RW and Schofield hiU (1999) Is there consensus between breast cancer patients and providers on guidelines for breaking bad news? *Behav Med*. 25 (2):69-77.

[274] Godolphin W (2009) Shared decision-making. *Healthc Q*. 12 Spec No Patient: e186-190.

[275] Godolphin W, Towle A and McKendry R (2001) Evaluation of the quality of patient information to support informed shared decision making. *Health Expect*. 4:235-242.

[276] Goldberg D, Steele JJ, Smith C and Spivey L (1983) *Training Family Practice Residents to Recognise Psychiatric Disturbances*. National Institute of Mental Health, Rockville, MD.

[277] Goleman D (2011) *The Brain and Emotional Intelligence: new insights*. More Than Sound, Northampton, MA.

[278] Good MJD and Good BJ (1982) *Patient Requests in Primary Care Clinics*. D Reidel, Bostonr MA.

[279] Goodwin C (1981) *Conversation Organisation: interaction between speakers and hearers*. Academic Press, New York:NY.

[280] Gorawara-Bhat R and Cook MA (2011) Eye contact in patient-centered communication. *Patient Educ Couns*. 82(3):442-447.

[281] Gordon GH, Joos SK and Byrne J (2000) Physician expressions of uncertainty during patient encounters. *Patient Educ Couns*. 40(1):59-65.

[282] Greatbatch D, Heath C, Campion P and Luff P (1995) How do desk-top computers affect the doctor-patient interaction? *Fam Pract*. 12(1):32-36.

[283] Greatbach D, Luff P, Heath C and Campion P (1993) Interpersonal communication and Human-computer interaction: an examination of the use of computers in medical consultations. *Interact Comput*.5 (2):193-216.

[284] Greene J and Hibbard JH (2012) Why does patient activation matter? An examination of the relationships between patient activation and health-related outcomes. *J Gen Intern Med*. 27(5):520-526.

[285] Greenfield S, Kaplan SH and Ware JE (1985) Expanding patient involvement in care. *Ann Intern Med*. 102(4):520-528.

[286] Greenhill N, Anderson C, Avery A and Pilnick A (2011) Analysis of pharmacist-patient communication using the Calgary-Cambridge guide. *Patient Educ Couns*. 83 (3):423-31.

[287] Griffin SJ, Kinmonth AL, Veltman MW, Gillard S, Grant J and Stewart M (2004) Effect on health-related outcomes of interventions to alter the interaction between patients and practitioners: a systematic review of trials. *Ann Fam Med*. 2(6):595-608.

[288] Griffith CH 3rd, Wilson JFr Langer S and Haist SA (2003) House staff nonverbal communication skills and standardized patient satisfaaion. *J Gen Intern Med*. 18(3):170-174.

[289] Grol R, van Beurden W, Binkhorst T and Toemen T (1991) Patient education in family practice: the consensus reached by patients, doctors and experts. *Fam Pract*. 8:133-139.

[290] Groopman J (2007) *How Doctors Think*. Houghton Mifflint Boston, MA.

[291] Guadagnoli E and Ward P (1998) Patient participation in decision-making. *Soc Sci Med*.47(3):329-339.

[292] Haas LJ, Glazer K, Houchins J and Terry S (2006) Improving the effectiveness of the medical visit:a brief visit-structuring workshop changes patients' perceptions of primary care visits. *Patient Educ Couns*.62 (3):374-378.

[293] Hack TF, Degner LF and Dyck DG (1994) Relationship between preferences for decision control and illness information among women with breast cancer. *Soc Sci Med*. 39:279-289.

[294] Hack TF, Pickles T, Bultz BD, Ruether JD and Degner LF (2007) Impact of providing audiotapes of primary treatment consultations to men with prostate cancer: a multi-site, randomized, controlled trial. *Psychooncology*. 16(6):543-552.

[295] Hadlow J and Pitts M (1991) The undersanding of common terms by doctors, nurses and patients. *Soc Sci Med*. 32(2):193-196.

[296] Hagerty RG, Butow PN, Ellis PA, Lobb EA, Pendlebury S, Leighl N, Goldstein D, Lo SK and Tattersall MH (2004) Cancer patient preferences for communication of prognosis in the metastatic

setting. *J Clin Oncol*. 22(9):1721-1730.

[297] Haidet P and Paterniti DA (2003) 'Building' a history rather than 'taking' one: a perspective on information sharing during the medical interview. *Arch Intern Med*.163 (10):1134-1140.

[298] Hall JA, Harrigan JA and Rosenthal R (1995) Non-verbal behaviour in clinician-patient interaction. *Appl Prev Psychol*. 4(1):21-35.

[299] Hall JA, Roter DL and Katz NR (1987) Task versus socioemotional behaviour in physicians.*Med Care*. 25(5):399-412.

[300] Hall JA, Roter DL and Katz NR (1988) Meta-analysis of correlates of provider behaviour in medical encounters. *Med Care*. 26(7):657-675.

[301] Hall JA, Roter DL and Rand CS (1981) Communication of affect between patient and physi-cian. *J Health Soc Behav*. 22 (1):18-30.

[302] Halvorsen PA, Selmer R and Kristiansen IS (2007) Different ways to describe the benefits of risk-reducing treatments:a randomized trial. *Ann Intern Med*. 146(12):848-856.

[303] Hampton JR, Harrison MJ, Mitchell JR, Prichard JS and Seymour C (1975) Relative contributions of history-taking, physical examination and laboratory investigation to diagnosis and management of medical outpatients. *Br Med J*. 2 (5969):486-489.

[304] Hannawa AF (2012) 'Explicitly implicit': examining the importance of physician nonverbal in-volvement during error disclosures. *Swiss Med Wkly*. 142:w13576.

[305] Hanson JL (2008) Shared decision making:have we missed the obvious? *Arch Intern Med*.168 (13):1368-1370.

[306] Harrigan JA, Oxman TE and Rosenthal R (1985) Rapport expressed through nonverbal behaviour. *J Nonverbal Behav*. 9(2):95-110.

[307] Harrington J, Noble LM and Newman SP (2004) Improving patients' communication with doc-tors:a systematic review of intervention studies. *Patient Educ Couns*. 52(1):7-16.

[308] Harrison ME and Walling A (2010) What do we know about giving bad news? A review.*Clin Pedi-atr (Phila)*. 49(7):619-626.

[309] Haskard K, Williams S, DiMatteo M, Heritage J and Rosenthal R (2008) The provider's voice: patient satisfaction and the content-filtered speech of nurses and physicians in primary medical care. *J Nonverbal Behav*. 32(1):1-20.

[310] Haug M and Lavin B (1983) *Consumerism in Medicine:challenging physician authority*. Sage Pub-lications, Thousand Oaks, CA.

[311] Hay MC, Cadigan RJ, Khanna D, Strathmann C, Lieber E, Altman R, McMahon M, Kokhab M and Furst DE (2008) Prepared patients:internet information seeking by new theumatology patients. *Arthritis Rheum*. 59(4):575-582.

[312] Haynes RB, McKibbon KA and Kanani R (1996) Systematic review of randomised trials of inter-ventions to assist patients to follow prescriptions for medications. *Lancet*. 348(9024):383-386.

[313] Haynes RB, Taylor DW and Sackett DL (1979) *Compliance in Health Care*. Johns Hopkins Uni-versity Press, Baltimore, MD.

[314] Headache Study Group of the University of Western Ontario, The (1986) Predictors of outcome in headache patients presenting a family physicians:a one year prospective study.*Headache*. 26(6): 285-294.

[315] Health Canada (1996) *It Helps to Talk*. Health Canada, Ottawa, ON.

[316] Health Informatics Unit, Royal College of Physicians (2008) *A Clinician's Guide to Record Standards. Part 2:Standards for the structure and contentof medical records and communications when patients are admitted to hospital*. Academy of Royal Medical Colleges, London.

[317] Heath C (1984) Participation in the medical consultation:the co-ordination of verbal and non-verbal behaviour between the doctor and the patient. *Sociol Health Illn*. 6(3):311-338.

[318] Hecker KG, Adams CL and Coe JB (2012) Assessment of first-year veterinary students' communi-cation skills using an objective structured clinical examination:the importance of context. *J Vet Med Educ*. 39(3):304-310.

[319] Heijmans, M., T. C. olde Hartman, et al. (2011). Experts' opinions on the management of medi-

cally unexplained symptoms in primary care. A qualitative analysis of narrative reviews and scientific editorials. *Family Practice*. 28(4):444-455.

[320] Heisler M, Cole I, Weir D, Kerr EA and Hayward RA (2007) Does physician communication influence older patients' diabetes self-management and glycemic control? Results from the Health and Retirement Study (HRS). *J Gerontol A Biol Sci Med Sci*. 62 (12):1435-1442.

[321] Helman CG (1978) Free a cold, starve a fever:folk models of infection in an English suburban community and their rela tion to medical treatment.*Cult Med Psychiatry*. 2 (2):107-137.

[322] Helman CG (1981) Disease versus illness in general practice. *J R Coll Gen Pract* 31:548-552.

[323] Henbest RJ and Stewart M (1990a) Patient-centredness in the consultation. 1:A method of measurement. *Fam Pract*. 6(4):249-253.

[324] Henbest RJ and Stewart M (1990b) Patient-centredness in the consultation. 2:Does it really make a difference? *Fam Pract*. 7(1):28-33.

[325] Heritage J (2011) The interaction order and clinical practice:some observations on dysfunctions and action steps. *Patient Educ Couns*. 84(3):338-343.

[326] Heritage J and Robinson JD (2006) The structure of patients' presenting concerns:physicians' opening questions. *Health Commun*. 19(2):89-102.

[327] Heritage J, Robinson JD, Elliott MN, Beckett M and Wilkes M (2007) Reducing patients' unmet concerns in primary care:the difference one word can make. *J Gen Intern Med*.22(10):1429-1433.

[328] Heritage J and Stivers T (1999) Online commentary in acute medical visits:a method of shaping patient expectations.*Soc Sci Med*. 49(11):1501-17.

[329] Herman JM (1985) The use of patients' preferences in family practice. *J Fam Pract*. 20:153-156.

[330] Hewitt H, Gafaranga J and McKinstry B (2010) Comparison of face-to-face and telephone consultations in primary care:qualitative analysis. *Br J Gen Pract*. 60(574):e201-212.

[331] Hoffer Gittel J (2003) How relational coordination works in other industries:the case of health care. In:*The Southwest Airlines Way:using the power of relationships to achieve high performance*. McGraw-Hill, New York, NY.

[332] Hoffer Gittel J, Fairfield K, Beirbaum B, Head W, Jackson R, Kelly M, Laskin R, Lipson S, Siliski J, Thornhill T and Zuckerman J (2000) Impact of relationalship coordination on quality of care, post-operative pain and functioning and the length of stay:a nine-hospital study of surgical patients. *Med Care*. 38(8):807-819.

[333] Hojat M, Louis DZ, Markham FW, Wender R, Rabinowitz C and Gonnella JS (2011) Physicians' empathy and clinical outcomes for diabetic patients. *Acad Med*. 86 (3):359-364.

[334] Hojat Mr Vergare MJ, Maxwell K, Brainard G, Herrine SK, Isenberg GA, Veloski J and Gonnella JS (2009) The devilis in the third year:a longitudinal study of erosion of empa-thy in medical school. *Acad Med*. 84(9):1182-1191.

[335] Holmes-Rovner Mr Valade D, Orlowski C, Draus C, Nabozny-Valerio B and Keiser S (2000) Implementing shared decision-making in routine practice:barriers and opportunities.*Health Expect*. 3 (3):182-191.

[336] Hope RA, Fulford KWM zmd Yates A (1996) *The Oxford Practice Skills Course:ethics, law, and communication skills in health care education*. Oxford University Press, Oxford.

[337] Hope T (1996) *Evidence Based Patient Choice*. King's Fund Publishing, London.

[338] Hopton J, Hogg R and McKee I (1996) Patients' accounts of calling the doctor out of hours:qualitative study in one general practice. *BMJ*. 313 (7063):991-994.

[339] Horder J, Byrne P, Freeling P, Harris C, Irvine D and Marinker M (1972) *The Future General Practitioner. Learning and Teaching*. Royal College Of General Practitioners, London.

[340] Howells RJ, Davies HA, Silverman JD, Archer JC and Mellon AF (2010) Assessment of doctors' consultation skills in the paediatric setting:the Paediatric Consultation Assessment Tool. *Arch Dis Child*. 95 (5):323-329.

[341] Hsu I, Saha S, Korthuis PT, Sharp V, Cohn J, Moore RD and Beach MC (2012) Providing support to patients in emotional encounters:a new perspective on missed empathic opportunities.*Patient Educ Couns*.88 (3):436-442.

[342] Hudak PL, Armstrong K, Braddock C 3rd, Frankel RM and Levinson W (2008) Older patients' unexpressed concerns about orthopaedic surgery. *J Bone Joint Surg Am*. 90(7):1427-1435.

[343] Hudak PL, Clark SJ and Raymond G (2011) How surgeons design treatment recommendations in orthopaedic surgery. *Soc SciMed*. 73 (7):1028-1036.

[344] Hulka BS (1979) Patient-clinician interaction. In: RB Haynes, DW Taylor and DL Sackett (eds) *Compliance in Health Care*. Johns Hopkins University Press, Baltimore, MD.

[345] Inui TS, Yourtee EL and Williamson JW (1976) Improved outcomes in hypertension after physician tutorials. *Ann Intern Med*. 84:646-651.

[346] Jansen J, Butow PN, van Weert JC, van Dulmen S, Devine RJ, Heeren TJ, Bensing JM and Tattersall MH (2008) Does age really matter? Recall of information presented to newly referred patients with cancer. *J Clin Oncol*. 26(33):5450-5457.

[347] Janssen NB, Oort FJ, Fockens P, Willems DL, de Haes HC and Smets EM (2009) Under what conditions do patients want to be informed about their risk of a complication? A vignette study. *J Med Ethics*. 35 (5):276-282.

[348] Jenkins V, Solis-Trapala I, Langridge C, Catt S, Talbot DC and Fallowfield LJ (2011) What oncologists believe they said and what patients believe they heard: an analysis of phase I trial discussions. *J Clin Oncol*. 29(1):61-68.

[349] Jenkins V, Fallowfield L and Saul J (2001) Information needs of patients with cancer: results from a large study in UK cancer centres. *Br J Cancer*. 84(1):48-51.

[350] Johnson TM, Hardt EJ and Kleinman A (1995) Cultural factors. In: M Lipkin Jr, SM Putnam, A Lazare A (eds) *The Medical Interview: clinical care, education and research*. Springer-Verlag, New York, NY.

[351] Johnstone EC, Freeman CPL and Zealley AK (1998) *Companion to Psychiatric Studies* (6th ed). Churchill Livingstone, Edinburgh.

[352] Joos SK, Hickam DH and Borders LM (1993) Patients' desires and satisfaction in general medical clinics. *Public Health Rep*. 108(6):751-759.

[353] Joos SK, Hickam DH, Gordon GH and Baker LH (1996) Effects of a physician communication intervention on patient care outcomes. *J Gen Int Med*. 11(3):147-155.

[354] Kai J (2003) *Ethnicity, Health and Primary Care*. Oxford Medical Publications, Oxford University Press, Oxford.

[355] Kai J, Beavan J, Faull C, Dodson L, Gill P and Beighton A (2007) Professional uncertainty and disempowerment responding to ethnic diversity in health care: a qualitative study. *PLoS Med*. 4 (11):e323.

[356] Kaiser Family Foundation (1999) National Survey of Physicians: Part 1. Doctors on disparities in medical care. Henry J Kaiser Family Foundation, Menlo Park, CA.

[357] Kale E, Finset A, Eikeland HL and Gulbrandsen P (2011) Emotional cues and concerns in hospital encounters with non-Western immigrants as compared with Norwegians: an exploratory study. *Patient Educ Couns*. 84(3):325-331.

[358] Kalet A, Pugnaire MP, Cole-Kelly K, Janicik R, Ferrara E, Schwartz MD, Lipkin M Jr and Lazare A (2004) Teaching communication in clinical clerkships: models from the Macy Initiative in Health Communication. *Acad Med*. 79(6):511-520.

[359] Kaner E, Heaven B, Rapley T, Murtagh M, Graham R, Thomson R and May C (2007) Medical communication and technology: a video-based process study of the use of decision aids in primary care consultations. *BMC Med Inform Decis Mak*. 7:2.

[360] Kaplan CB, Siegel B, Madill JM and Epstein RM (1997) Communication and the medical interview: strategies for learning and teaching. *J Gen Irttern Med*. 12 (Suppl.2):S49-55.

[361] Kaplan SH, Greenfield Sr Gandek B, Rogers WH and Ware JE (1996) Characteristics of physicians with participatory decision-making styles. Ann Intern Med. 124:497-504.

[362] Kaplan SH, Greenfield S and Ware JE (1989) Assessing the effects of physician-patient interaaions on the outcomes of chronic disease. *Med Care*. 27(3 Suppl):S110-127.

[363] Karnieli-Miller O and Eisikovits Z (2009) Physician as partner or salesman? Shared decisionmaking

in real-time encounters. *Soc Sci Med*.69 (1);1-8.

[364] Kassirer JP (1983) Teaching clinical medicine by iterative hypothesis testing. *N Engl J Med*.309 (15);921-923.

[365] Kassirer JP and Gorry GA (1978) ClinicKeithley J and Marsh G (1995) *Counselling in Primary Health Care*. Oxford Medical Publications, Oxford University Press, Oxford.

[366] Keithley J and Marsh G (eds) (1995) *Counselling in Primary Health Care*. Oxford General Practice Series. Oxford University Press, Oxford.

[367] Keller VF and Carroll JG (1994) A new model for physician-patient communication. *Patient Educ Couns*. 23(2);131-140.

[368] Keller VF and Kemp-White M (2001) Choices and changes; a new model for influencing patient health behavior. *J Clin Outcomes Manag*. 4(6, Special publication);33-36.

[369] Kemp EC, Floyd MR, McCord-Duncan E and Lang F (2008) Patients prefer the method of 'tell back-collaborative inquiry' to assess understanding of medical information. *J Am Board Fam Med*. 21(1);24-30.

[370] Kessel N (1979) Reassurance. *Lancet*. 1(8126);1128-1133.

[371] Kiesler DJ and Auerbach SM (2006) Optimal matches of patient preferences for informationt decision-making and interpersonal behavior; evidencer models and interventions.*Patient Educ Couns*. 61 (3);319-341.

[372] Kim SS, Kaplowitz S and Johnston MV (2004) The effects of physician empathy on patient satisfaction and compliance.*Eval Health Prof*. 27 (3);237-251.

[373] Kindelan K and Kent G (1987) Concordance between patients'information preferences and general practitionars' perceptions. *Psychol Health*. 1(4);399-409.

[374] Kinmonth AL, Woodcock A, Griffin S, Spiegal N and Campbell MJ (1998) Randomised controlled trial of patient centred care of diabetes in general practice; impact on current wellbeing and future disease risk. Diabetes Care from Diagnosis Research Team. *BMJ*.317(7167);1202-1208.

[375] Kinnersley P and Edwards A (2008) Complaints against doctors. *BMJ*. 336(7649);841-842.

[376] Kinnersley P, Edwards A, Hood K,Ryan R, Prout H, Cadbury N, MacBeth F, Butow P and Butler C (2008) Interventions before consultations to help patients address their information needs by encouraging question asking; systematic review. *BMJ*. 337;a485.

[377] Kinnersley P, Stott N, Peters TJ and Harvey I (1999) The patient-centredness of consultations and outcome in primary care. *Br J Gen Pract*. 49(446);711-716.

[378] Kleinman A (1980) *Patients and Heaters in the Context of Culture*. University of California Press, Berkeley, CA.

[379] Kleinman A, Eisenberg L and Good B.(1978) Culture, illness, and care; clinical lessons from anthropologic and cross-cultural research. *Ann Intern Med*. 88(2);251-258.

[380] Kleinman A, Eisenberg L and Good B (1998). Culture, illness, and care; clinical lessons from anthropologic and cross-cultural research. *Ann Intern Med*. 88;251-258.

[381] Koch R (1971) The teacher and nonverbal communication. *Theory Pract*. 10(4);231-242.

[382] Koch-Weser S, Dejong W and Rudd RE (2009) Medical word use in clinical encounters.*Health Expect*. 12(4);371-382.

[383] Korsch B and Harding C (1997) *The Intelligent Patient's Guide to the Doctor-Patient Relationship*.Oxford University Press, New York, NY.

[384] Korsch BM (2002) Patient-centered communication in pediatric practice; reducing the power gap [video recording]. Medical Audio Visual Communications, Niagra Falls, NY.

[385] Korsch BM, Gozzi EK and Francis V (1968) Gaps in doctor-patient communication.*Pediatrics*. 42 (5);855-871.

[386] Kravitz RL, Cope DW, Bhrany V and Leake B (1994) Internal medicine patients' expectations for care during office visits. *J Gen Intern Med*. 9(2);75-81.

[387] Kripalani S and Weiss BD (2006) Teaching about health literacy and clear communication.*J Gen Intern Med*. 21(8);888-890.

[388] Krupat E, Frankel R, Stein T and Irish J (2006) The Four Habits Coding Scheme; validation of an

instrument to assess clinicians' communication behavior. *Patient Educ Couns*.62(1):38-45.

[389] Kubler-Ross E (1967) *On Death and Dying*. Tavistock, London.

[390] Kuhl D (2002) *What Dying People Want:practical wisdom for the end of life*. Doubleday, Toronto, ON.

[391] Kupst M, Dresser K, Schulman JL and Paul MH (1975) Evaluation of methods to improve communication in the physician-patient relationship. *Am J Orthopsychiatry*. 45(3):420.

[392] Kurtz S, Silverman J, Benson J and Draper J (2003) Marrying content and process in clinical method teaching:enhancing the Calgary-Cambridge Guides. *Acad Med*. 78(8):802-809.

[393] Kurtz SM (1989) Curriculum structuring to enhance commuhication skills development.In:M Stewart and D Roter (eds) *Communicating with Medical Patients*. Sage Publications, Newbury Park, CA.

[394] Kurtz SM and Silverman JD (1996) The Calgary-Cambridge Observation Guides:an aid to defining the curriculum and organising the teaching in communication training programmes. *Med Educ*. 30 (2):83-89.

[395] Kurtz S, Silverman J and Draper J (1998) *Teaching and Learning Communication Skills in Medicine* (1e). Radcliffe Medical Press, Oxford.

[396] Laidlaw TS, MacLeod H, Kaufman DM, Langille DB and Sargeant J (2002) Implementing a communication skills programme in medical school:needs assessment and programme change. *Med Educ*. 36(2):115-124.

[397] Lamiani G, Meyer EC, Rider EA, Browning DM, Vegni E, Mauri E, Moja EA and Truog RD (2008) Assumptions and blind spots in patient-centredness:action research between American and Italian health care professionals. *Med Educ*. 42 (7):712-720.

[398] Lang F, Floyd MR and Beine KL (2000) Clues to patients' explanations and concerns about their illnesses:a call for active listening. *Arch Fam Med*. 9(3):222-227.

[399] Lang F, Floyd MR, Beine KL and Buck P (2002) Sequenced questioning to elicit the patient's perspective on illness:effects on information disclosure, patient satisfaction and time expenditure.*Fam Med*.34(5):325-330.

[400] Langewitz W, Denz M, Keller A, Kiss A, Ruttimann S and Wossmer B (2002) Spontaneous talking time at start of consultation in outpatient clinic:cohort study. *BMJ*. 325(7366):682-683.

[401] Langseth MS, Shepherd E, Thomson R and Lord S (2012) Quality of decision making is related to decision outcome for patients with cardiac arrhythmia. *Patient Educ Couns*.87(1):49-53.

[402] Larsen KM and Smith CK (1981) Assessment of nonverbal communication in the patientphysician interview. *J Fam Pract*.12 (3):481-488.

[403] Launer J (2002) *Narrative-Based Primary Care:a practical guide*. Radcliffe Medical Press, Oxford. Launer J (2009) Medically unexplored stories.*Postgrad Med J*. 85:503-504.

[404] Lazare A, Eisenthal S and Wasserman L (1975) The customer approach to patienthood:attending to patient requests in a walk-in clinic. *Arch Gen Psychiatry*. 32(5):553-558.

[405] Lecouturier J, Bamford C, Hughes JC, Francis JJ, Foy R, Johnston M and Eccles MP (2008) Appropriate disclosure of a diagnosis of dementia:identifying the key behaviours of 'best practice'. *BMC Health Serv Res*. 8:95.

[406] Leopold N, Cooper J and Clancy C (1996) Sustained partnership in primary care. *J Fam Pract*. 42 (2):129-137.

[407] Levenstein JH, Belle Brown J, Weston WW, Stewart M, McCracken EC and McWhinney I (1989) Patient centred clinicalinterviewing.In:M Stewart and D Roter (eds) *Communicating with Medical Patients*. Sage Publications, Newbury Park, CA.

[408] Levetown M (2008) Communicating with children and families:from everyday interactions to skill in conveying distressing information. *Pediatrics*. 121(5):e1441-1460.

[409] Levinson W, Gorawara-Bhat R and Lamb J (2000) A study of patient clues and physician responses in primary care and surgical settings. *JAMA*. 284(8):1021-1027.

[410] Levinson W, Hudak PL, Feldman JJ, Frankel RM, Kuby A, Bereknyei S and Braddock C 3rd (2008) 'It's not what you say…':racial disparities in communication between orthopedic surgeons

and patients. *Med Care*. 46(4):410-416.

[411] Levinson W, Kao A, Kuby A and Thisted RA (2005) Not all patients want to participate in deci-sion making. A national study of public preferences. *J Gen Intern Med*. 20(6):531-535.

[412] Levinson W and P:izzo PA (2011) Patient-physician communication:it's about time. JAMA.305 (17):1802-1803.

[413] Levinson W and Roter D (1995) Physicians psychosocial beliefs correlate with their patient commu-nication skills. *J Gen Inter Med*. 10(7):375-379.

[414] Levinson W, Roter DL, Mullooly JP, Dull VT and Frankel RM (1997) Physician-patient commu-nication:the relationship with malpractice claims among primary care physicians and surgeons. *JA-MA*. 277(7):553-559.

[415] Levinson W, Stiles WB, Inui TS and Engle R (199 3) Physician frustration in communicating with patients. *Med Care*. 31(4):285-295.

[416] Lewin S, Skea Z, Entwistle VA, Zwarenstein M and Dick J (2012) Interventions for providers to promote a patient-centred approach in clinical consultations. *Cochrane Database Syst Rev*. (4): CD003267.

[417] Lewis C, Knopf D, Chastain-Lorber K, Ablin A, Zoger S, Matthay K, Glasser M and Pantell R (1988) Patient, parent and physician perspectives on pediatric oncology rounds. *J Pediatr*.112(3): 378-384.

[418] Ley P (1988) *Communication with Patients:improving satisfaction and compliance*. Croom Helm, London.

[419] Li HZ, Krysko M, Desroches NG and Deagle G (2004) Reconceptualizing interruptions in physi-cian-patient interviews:cooperative and intrusive. *Commun Med*. 1(2):145-157.

[420] Lindholm M, Hargraves JL, Ferguson WJ and Reed G (2012) Professionallanguage interpretation and inpatient length of stay and readmission rates. *J Gen Intern Med*. 27(10):1294-1299.

[421] Lipkin M Jr (1987) The medicalinterview and related skills. In:WT Branch (ed) The *Office Prac-tice of Medicine*. WB Saunders, Philadelphia, PA.

[422] Lipkin M Jr, Putnam SM and Lazare A (1995) *The Medical Interview:clinical care, education and research*. Springer-Verlag, New York, NY.

[423] Little P, Dorward M, Warner G, Moore M, Stephens K, Senior J and Kendrick T (2004) Ran-domised controlled trial of effect of leaflets to empower patients in consultations in primary care. *BMJ*. 328(7437):441.

[424] Little P, Everitt H, Williamson I, Warner Gr Moore Mt Gould C, Ferrier K and Payne S (2001b) Preferences of patients for patient centred approach to consultation in primary care:observational study. *BMJ*. 322 (7284):468-472.

[425] Little P, WilliamsonI, Warner G, Gould C, Gantley M and Kinmonth AL (1997) Open random-ised trial of prescribing strategies in managing sore throat. *BMJ*. 314(7082):722-727.

[426] Lloyd M and Bor R (1996) *Communication Skills for Medicine*. Churchill Livingstone, London. Lo-catis C, Williamson D, Gould-Kabler C, Zone-Smith L, Detzler I, Roberson J, Maisiak R and Ackerman M (2010) Comparing in-person video, and telephonic medical interpretation. *J Gen In-tern Med*. 25(4):345-50.

[427] Longman T,Turner RM, King M and McCaffery KJ (2012) The effects of communicating uncer-tainty in quantitative health risk estimates. *Patient Educ Couns*. 89(2):252-259.

[428] Low LL, Sondi S, Azman AB, Goh PP, Maimunah AH, Ibrahim MY, Hassan MR and Letchu-man R (2011) Extent and determinants of patients' unvoiced needs. *Asia Pac J Public Health*. 23 (5):690-702.

[429] Lussier MT and Richard C (2008) Because one shoe doesn't fit all:a repertoire of doctorpatient re-lationships. *Can Fam Physician*. 54(8):1089-1092, 1096-1099.

[430] MacDonald K (2009) Patient-clinician eye contact:social neuroscience and art of clinical engage-ment. *Postgrad Med*. 121(4):136-144.

[431] Mack JW, Wolfe J, Cook EF, Grier HE, Cleary PD and Weeks JC (2007) Hope and prognostic disclosure. *J Clin Oncol*. 25 (35):5636-5642.

[432] Mader SL and Ford AB (1995) The geriatric interview. In:M Lipkin Jr, SM Putman and A Lazare (eds) *The Medical Interview:clinical care, education and research*. Springer-Verlag, New York, NY.

[433] Maguire P, Booth K, Elliott C and Jones B (1996a) Helping health professionals involved in cancer care acquire key interviewing skills:the impact of workshops. *Eur J Cancer*.32A(9):1486-1489.

[434] Maguire P, Fairbairn S and Fletcher C (1986a) Consultation skills of young doctors:1. Benefits of feedback training in interviewing as students persists. *BMJ*. 292 (6535):1573-1576.

[435] Maguire P, Fairbairn S and Fletcher C (1986b) Consultation skills of young doctors: II. Most young doctors are bad at giving information.BMJ. 292 (6535):1576-1578.

[436] Maguire P and Faulkner A (1988a) Communicate with cancer patients:1. Handling bad news and difficult questions. *BMJ*. 297:907-909.

[437] Maguire P, Faulkner A, Booth K, Elliott C and Hillier V (1996b) Helping cancer patients disclose their concern. *Eur J Cancer*. 32A(1):78-81.

[438] Maguire P and Rutter D (1976) History-taking for medical students:1. Deficiencies in performance. *Lancet*. 2(7985):556-558.

[439] Maiman LA, Becker MH, Liptak GS, Nazarian LF and Rounds'KA (1988) Improving pediatricians' compliance enhancing praaices:a randomized trial. *Am J Dis Child*. 142:773-779.

[440] Makoul G (1998) Medical student and resident perspectives on delivering bad news. *Acad Med*. 73 (10 Suppl.):S35-37.

[441] Makoul G (2001) The SEGUE Framework for teaching and assessing communication skills.*Patient Educ Couns*. 45(1):23-34.

[442] Makoul G (2003) The interplay between education and research about patient-provider communication. *Patient Educ Couns*. 50(1):79-84.

[443] Makoul G, Arnston P and Scofield T (1995) Health promotion in primary care:physicianpatient communication and decision about prescription medications. *Soc SciMed*. 41(9):1241-1254.

[444] Makoul G and Clayman ML (2006) An integrative model of shared decision making in medical encounters. Patient Educ Couns. 60(3):301-312.

[445] Makoul G, Curry RH and Tang PC (2001) The use of electronic medical records:communication patterns in outpatient encounters. *J Am Med Inform Assoc*. 8(6):610-615.

[446] Makoul G and Schofield T (1999) Communication teaching and assessment in medical education:an international consensus statement. Netherlands Institute of Primary Health Care. *Patient Educ Couns*. 37(2):191-195.

[447] Males T (1998) Experiences and perceived learning in out-of-hours telephone advice:interview study of ten GPs in a co-operative. *Educ Gen Pract*. 9:470-477.

[448] Mandin H, Jones At Woloshuk W and Harasym P (1997) Helping students learn to think like experts when solving clinical problems. *Acad Med*.72 (3):173-179.

[449] Mangione-Smith R, Elliott MN, Stivers T, McDonald LL and Heritage J (2006) Ruling out the need for antibiotics:are we sending the right message? *Arch Pediatr Adolesc Med*. 160(9):945-952.

[450] Mangione-Smith R, McGlynn EA, Elliott MN, Krogstad P and Brook RH (1999) The relationship between perceived parental expectations and pediatrician antimicrobial prescribing behavior. *Pediatrics*. 103(4):711-718.

[451] Mangione-Smith R, McGlynn EA, Elliott MN, McDonald L, Franz CE and Kravitz RL (2001) Parent expeaations for antibiotics, physician-parent communication and satisfaaion. *Arch Pediatr Adolesc Med*. 155(7):800-806.

[452] Manning P and Ray GB (2002) Setting the agenda:an analysis of negotiation strategies in clinical talk. *Health Commun*. 14(4):451-473.

[453] Margalit AP, Glick SM, Benbassat J and Cohen A (2004) Effect of a biopsychosocial approach on patient satisfaction and patterns of care. *J Gen Intern Med*. 19(5 Pt. 2):483-491.

[454] Margalit RS, Roter D, Dunevant MA, Larson S and Reis S (2006) Electronic medical record use and physician-patient communication:an observational study of Israeli primary care encounters.*Pa-

tient Educ Couns.61(1):134-141.

[455] Marinker M, Blenkinsopp A, Bond C, Britten N, Feely M and George C (1997) *From Compliance to Concordance :achieving shared goals in medicine taking.* Royal Pharmaceutical Society of Great Britain, London.

[456] Marinker M and Shaw J (2003) Not to be taken as directed. *BMJ.* 326(7385):348-9.

[457] Marvel MK, Epstein RM, Flowers K and Beckman HB (1999) Soliciting the patient's agenda:have we improved? *JAMA.* 281(3):283-287.

[458] Matthys J, Elwyn G, Van Nuland M, Van Maele G, De Sutter A, De Meyere M and Deveugele M (2009) Patients' ideas, concerns and expectations (ICE) in general practice:impact on prescribing. Br J Gen Pract. 59(558):29-36.

[459] Mauksch LB, Dugdale DC, Dodson S and Epstein R (2008) Relationship, communication and efficiency in the medical encounter:creating a clinical model from a literature review.*Arch Intern Med.* 168(13):1387-1395.

[460] Mauri E, Vegni E, Lozza E, Parker PA and Moja EA (2009) An exploratory study on the Italian patients' preferences regarding how they would like to be told about their cancer.*Support Care Cancer.* 17(12):1523-1530.

[461] Maynard DW (1990) Bearing bad news. *Med Encounter.* 7:2-3.

[462] Mazur DJ (2000) Information disclosure and beyond:how do patients understand and use the information they report they want? *Med Decis Making.* 20(1):132-134.

[463] Mazzullo JM, Lasagna L and Griner PF (1974) Variations in interpretation of prescription instructions. *JAMA.* 227(8):929-931.

[464] McCabe R, Heath C, Burns T and Priebe S (2002) Engagement of patients with psychosis in the consultation:conversation analytic study.*BMJ.*325 (7373):1148-1151.

[465] McConnell D, Butow PN and Tattersall MH (1999) Audiotapes and letters to patients:the practice and views of oncologists, surgeons and general practitioners. Br J Cancer.79(11-12):1782-1788.

[466] McCroskey JC, Larson CE and Knapp ML (1971) *An Introduction to Interpersonal Communication.*Prentice Hallt Englewood Cliffs, NJ.

[467] McGrath JM, Arar NH and Pugh JA (2007) The influence of electronic medical record usage on nonverbal communication in the medical interview. *Health Inform J.*13 (2):105-118.

[468] McKillop J and Petrini C (2011) Communicating with people with dementia. *Ann Ist Super Sanita.* 47(4):333-336.

[469] McKinlay JB (1975) Who is really ignorant:physician or patient? *J Health Soc Behav.* 16(1):3-11.

[470] McKinley RK and Middleton JF (1999) What do patients want from doctors? Content analysis of written patient agendas for the consultation. *Br J Gen Pract.* 49 (447):796-800.

[471] McKinstry B, Hammersley V, Burton C, Pinnock H, Elton Rr Dowell Jt Sawdon N, Heaney D, Elwyn G, Sheikh A (2010) The quality, safety and content of telephone and face-to-face consultations:a comparative study. *Qual Saf Health Care.* 19(4):298-303.

[472] McWhinney I (1989) The need for a transformed clinical method. In:M Stewart and D Roter (eds) *Communicating with Medical Patients.* Sage Publications, Newbury Park, CA.

[473] Mehrabian A (1972) *Nonverbal Communication.* Aldine Athertonr Chicago, IL.

[474] Mehrabian A and Ksionsky S (1974) *A Theory of Affiliation.* Lexington Books, DC Health, Lexington, MA.

[475] Meichenbaum D and Turk DC (1987) *Facilitating Treatment Adherence :a practitioner's guidebook.* Plenum Press, New York, NY.

[476] Meitar D, Karnieli-Miller O and Eidelmanr S (2009) The impact of senior medical students' personal difficulties on their communication patterns in breaking bad news. *Acad Med.*84(11):1582-1594.

[477] Meredith C, Symonds P, Webster L, Lamont D, Pyper E, Gillis CR and Fallowfield L (1996) Information needs of cancer patients in west Scotland:cross sectional survey of patients' *views. BMJ.* 313(7059):724-726.

[478] Middleton JF (1995) Asking patients to write lists:feasibility study. *BMJ.* 311(6996):34.

[479] Miller SM and Mangan CE (1983) Interacting effects of information and coping style in adapting to gynecologic stress:should the doctor tell all? *J Pers Soc Psychol*. 45 (1):223-236.

[480] Miller W (1983) Motivational interviewing with problem drinkers. *Behav Psychother*. 11:147-152.

[481] Miller W and Rollnick S (1991) *Motivational Interviewing:preparing people to change addictive behaviour*. Guildford Press, New York, NY.

[482] Miller WR and Rollnick S (2002) *Motivational Interviewing:preparing people for change* (2nd ed). Guilford Press, New York, NY.

[483] Minhas R (2007) Does copying clinical or sharing correspondence to patients result in bet-ter care? *Int J Clin Pract*. 61(8):1390-1395.

[484] Mishler EG (1984) *The Discourse of Medicine:dialectics of medical interviews*. Ablex, Nor-wood, NJ.

[485] Mitchell E and Sullivan F (2001) A descriptive feast but an evaluative famine:systematic review of published articles in primary care computing during 1980-1997. *BMJ*. 322 (7281):279-282.

[486] Mitchison D, Butow P, Sze M, Aldridge L, Hui R,Vardy J, Eisenbruch M, Iedema R and Gold-stein D (2012) Prognostic communication preferences of migrant patients and their relatives.*Psy-chooncology*. 21 (5):496-504.

[487] Mjaaland TA, Finset A, Jensen BF and Gulbrandsen P (2011a) Patients' negative emotional cues and concerns in hospital consultations:a video-based observational study. *Patient Educ Couns*. 85 (3):356-362.

[488] Mjaaland TA, Finset A, Jensen BF and Gulbrandsen P (2011b) Physicians' responses to patients' expressions of negative emotions in hospital consultations:a video-based observational study. *Pa-tient Educ Couns*. 84(3):332-337.

[489] Monzoni CM, Duncan R, Grunewald R and Reuber M (2011) How do neurologists discuss func-tional symptoms with their patients:a conversation analytic study. *J Psychosom Res*.71(6):377-383.

[490] Moore M (2009) What do Nepalese medical students and doctoMorse DS, Edwardsen EA and Gor-don HS (2008) Missed opportunities for interval empathy in lung cancer communication. *Arch In-tern Med*. 168(17):1853-1858.

[491] Morse DS, Edwardsen EA and Gordon HS (2008) Missed opportunities for interval empathy in lung cancer communication. *Arch Intern Med*. 168(17):1853-1858.

[492] Muller-Engelmann M, Keller H, Donner-Banzhoff N and Krones T (2011) Shared decision making in medicine:the influence of situational treatment factors. *Patient Educ Couns*. 82 (2):240-246.

[493] Mulley AG, Trimble C and Elwyn G (2012) Stop the silent misdiagnosis:patients' prefer-ences matter. *BMJ*. 345:e6572.

[494] Mumford E, Schlesinger HJ and Glass GV (1982) The effect of psychological intervention on re-covery from surgery and heart attacks:an analysis of the literature. *Am J Public Health*.72(2):141-151.

[495] Munro JF and Campbell Ian W (2000) *Macleod's Clinical Examination* (10th ed). JF Munro, IW Campbell (eds). Churchill Livingstone, Edinburgh.

[496] Murphy SM, Donnelly M, Fitzgerald T, Tanner WA, Keane FBV and Tierney S (2004) Patients' recall of clinical information following laparoscopy for acute abdominal pain.*Br J Surg*. 91(4):485-488.

[497] Myers RE, Daskalakis C, Kunkel EJt Cocroft JR, Riggio JM, Capkin M and Braddock CH 3rd (2011) Mediated decision support in prostate cancer screening:a randomized controlled trial of deci-sion counseling. *Patient Educ Couns*. 83 (2):240-246.

[498] Myerscough PR (1992) *Talking with Patients:a basic clinical skill*. Oxford University Press, Ox-ford.

[499] National Council for Hospice and Specialist Palliative Care Services HS UK. (2003) *Breaking Bad News... Regional Guidelines Developed from Partnerships in Caring (2000) DHSSPS February 2003*. Department of Health, Social Services 8 Public Safety, Belfast. February 2003 Ref:261/02

[500] Neighbour R (1987) *The Inner Consultation:how to develop an effective and intutive consulting*

style. MTP Press, Lancaster, England.

［501］ Nelson WL, Han PK, Fagerlin A, Stefanek M and Ubel PA (2007) Rethinking the objectives of decision aids:a call for conceptual clarity. *Med Decis Making*. 27(5):609-618.

［502］ Neumann M, Bensing J, Mercer S, Ernstmann N, Ommen O and Pfaff H (2009) Analyzing the 'nature' and 'specific effectiveness' of clinical empathy:a theoretical overview and contribution towards a theory-based research agenda. *Patient Educ Couns*. 74(3):339-346.

［503］ Newton BW, Barber L, Clardy J, Cleveland E and O'Sullivan P (2008) Is there hardening of the heart during medical school? *Acad Med*. 83 (3):244-249.

［504］ Nezu AM, Nezu CM and Lombardo ER (2001) Cognitive-behavior therapy for medically unexplained symptoms:a critical review of the treatment literature. *Behav Ther*. 32(3):537-583.

［505］ Ngo-Metzger Q, Massagli MP, Clarridge BR, Manocchia M, Davis RB, Iezzoni LI and Phillips RS (2003) Linguistic and cultural barriers to care. *J Gen Intern Med*. 18(1):44-52.

［506］ Noordman J, Verhaak P, van Beljouw I and van Dulmen S (2010) Consulting room computers and their effect on general practitioner-patient communication. *Fam Pract*. 27(6):644-651.

［507］ Norfolk T, Birdi K and Walsh D (2007) The role of empathy in establishing rapport in the consultation:a new model. *Med Educ*. 41(7):690-697.

［508］ Novack DH, Dube C and Goldstein MG (1992) Teaching medicalinterviewing:a basic course on interviewing and the physician-patient relationship. *Arch Intern Med*.152 (9):1814-1820.

［509］ Novelli WD, Halvorson GC and Santa J (2012) Recognizing an opinion:Findings from the IOM Evidence Communication Innovation Collaborative. *JAMA*.308(15):1531-1532.

［510］ O'Brien MA, Whelan TJ, Villasis-Keever M, Gafni A, Charles C, Roberts R, Schiff S and Cai W (2009) Are cancer-related decision aids effective? A systematic review and meta-analysis. *J Clin Oncol*. 27(6):974-985.

［511］ O'Connor AM and Edwards A (2001) The role of decsion aids in promoting evidence based patient choice. In: A Edwards and G Elwyn (eds) *Evidence-Based Patient Choice*. Oxford University Press, Oxford.

［512］ O'Connor AM, Legare F and Stacey D (2003) Risk communication in practice:the contri-bution of decision aids. *BMJ*. 327(7417):736-740.

［513］ O'Connor AM, Rostom Ar Fiset V, Tetroe J, Entwistle V, Llewellyn-Thomas H, Holmes-Rovner M, Barry M and Jones J (1999) Decision aids for patients facing health treatment or screening decisions:systematic review. *BMJ*. 319(7212):731-734.

［514］ O'Connor AM, Stacey D, Rovner D, Holmes-Rovner M, Tetroe J, Llewellyn-Thomas H, Entwistle V, Rostom A, Fiset Vt Barry M and Jones J (2001) Decision aids for people fac-ing health treatment or screening decisions. *Cochrane Database Syst Rev*. (3):CD001431.

［515］ O'Keefe M, Roberton D, Sawyer M and Baghurst P (2003) Medical student interviewing:a randomized trial of patient-centredness and clinical competence. *Fam Pract*. 20(2):213-219.

［516］ Olde Hartman TC, Hassink-Franke LJ, Lucassen PL, van Spaendonck KP and van Weel C (2009) Explanation and relations:how do general practitioners deal with patients with persistent medically unexplained symptoms: a focus group study. *BMC Fam Pract*. 10:68.

［517］ Orlander JD, Fincke BG, Hermanns D and Johnson GA (2002) Medical residents' first clearly remembered experiences of giving bad news. *J Gen Intern Med*. 17(11):825-831.

［518］ Orth JE, Stiles WB, Scherwitz L, Hennrikus D and Vallbona C (1987) Patient exposition and provider explanation in routine interviews and hypertensive patients' blood pressure control. *Health Pychol*. 6(1):29-42.

［519］ Ott JE, Bellaire J, Machotka P and Moon JB (1974) Patient management by telephone by child health associates and pediatric house officers. *J Med Educ*. 49(6):596-600.

［520］ Pantell RH, Stewart TJ, Dias JK, Wells P and Ross AW (1982) Physician communication with children and parents. *Pediatrics*. 70(3):396-402.

［521］ Parkes CM (1972) *Bereavement:studies of grief in adult life*. International Universities Press, New York, NY.

［522］ Parsons T (1951) *The Social System*. The Free Press, New York, NY.

[523] Participants in the Bayer-Fetzer Conference on Physician-Patient Communication in Medical Educa-tion (2001) Essential elements of communication in medical encounters: the Kalamazoo consensus statement. *Acad Med*. 76(4):390-393.

[524] Pearce C, Trumble S, Arnold M, Dwan K and Phillips C (2008) Computers in the new consulta-tion: within the first minute. *Fam Pract*. 25(3):202-208.

[525] Peltenburg M, Fischer JE, Bahrs O, van Dulmen S and van den Brink-Muinen A (2004) The unex-pected in primary care: a multicenter study on the emergence of unvoiced patient agenda. *Ann Fam Med*. 2(6):534-540.

[526] Pendleton D, Schofield T, Tate P and Havelock P (1984) *The Consultation: an approach to learn-ing and teaching*. Oxford University Press, Oxford.

[527] Pendleton D, Schofield T, Tate P and Havelock P (2003) *The New Consultation*. Oxford Universi-ty Press, Oxford.

[528] Peppiatt R (1992) Eliciting patients' views of the cause of their problem: a practical strategy for GPs. *Fam Pract*. 9(3):295-298.

[529] Peräkylä A (2002) Agency and authority: extended responses to diagnostic statements in primary care encounters. *Res Lang Soc Interact*. 35(2):219-247.

[530] Perrin EC and Gerrity PS (1981) There's a demon in your belly: children's understanding of ill-ness. *Pediatrics*. 67:841-849.

[531] Peterson MC, Holbrook J, VonHales D, Smith NL and Staker LV (1992) Contributions of the his-tory, physical examination and laboratory investigation in making medical diagnoses. *West J Med*. 156(2):163-165.

[532] Pilnick A and Dingwall R (2011) On the remarkable persistence of asymmetry in doctor/patient in-teraction: a critical review. *Soc Sci Med*. 72(8):1374-1382.

[533] Pinder R (1990) *The Management of Chronic Disease: patient and doctor perspectives on Parkin-son's disease*. MacMillan Press, London.

[534] Pinnock H, Bawden R, Proctor S, Wolfe S, Scullion J, PriCe D and Sheikh A (2003) Accessibili-ty, acceptability and effectiveness in primary care of routine telephone review of asthma: pragmatic, randomised controlled trial. *BMJ*. 326(7387):477-479.

[535] Platt FW, Gaspar DL, Coulehan JL, Fox L, Adler AJ, Weston WW, Smith RC and Stewart M (2001) 'Tell me about yourself': The patient-centered interview. *Ann Intern Med*.134(11):1079-1085.

[536] Platt FW and Gordon GH (2004) *The Field Guide to the Difficult Patient Interview* (2e) Lippin-cott, Williams and Wilkins, Philadelphia, PA.

[537] Platt FW and Keller VF (1994) Empathic communication: a teachable and learnable skill.*J Gen In-tern Med*. 9(4):222-226.

[538] Platt FW and McMath JC (1979) Clinical hypocompetence: the interview. *Ann Intern Med*.91(6):898-902.

[539] Platt FW and Platt CM (2003) TWo collaborating artists produce a work of art. *Arch Intern Med*. 163 (10):1131-1132.

[540] Politi MC, Clark MA, Ombao H and Legare F (2011b) The impact of physicians' reactions to un-certainty on patients' decision satisfaaion. *J Eval Clin Pract*. 17(4):575-578.

[541] Politi MC, Han PK and Col NF (2007) Communicating the uncertainty of harms and benefits of medical interventions.*Med Decis Making*.27(5):681-695.

[542] Poole AD and Sanson-Fisher RW (1979) Understanding the patient: a neglected aspect of medical e-duction. *Soc Sci Med Med Psychol Med Sociol*. 13A(1):37-43.

[543] Price EL, Bereknyei S, Kuby A, Levinson W and Braddock CH 3rd (2012) New elements for in-formed decision making: a qualitative study of older adults' views. *Patient Educ Couns*.86(3):335-341.

[544] Priest V and Speller V (1991) *The Risk Factor Management Manual*. Radcliffe Medical Press, Ox-ford.

[545] Prochaska JO and DiClemente CC (1986) Towards a comprehensive model of change. In: R Miller

and N Heather (eds) *Treating Addictive Behaviours*. Plenum Press, New York, NY.

[546] Professional Education and Training Committee (PETC) of New South Wales Cancer Council and the Post Graduate Medical Council (PGMC) of New South Wales, The (1992) *Communicating With Your Patients:an interactional skills training manual for junior medical officers*. PETC and PGMC, Sydney.

[547] Ptacek JT and Eberhardt TL (1996) Breaking bad news:a review of the literature. *JAMA*.276:496-502.

[548] Putnam SM, Stiles WB, Jacob MC and James SA (1988) Teaching the medicalinterview:an intervention study. *J Gen Intern Med*. 3 (1):38-47.

[549] Quilligan S and Silverman J (2012) The skill of summary in clinician-patient communication:a case study. *Patient Educ Couns*.86 (3):354-359.

[550] Quill TE (1983) Partnerships in patient care:a contractual approach. *Ann Intern Med*. 98:228-234.

[551] Quill TE and Brody H (1996) Physician recommendations and patient autonomy:finding a balance between physician power and patient choice. *Ann Intern Med*.125 (9):763-769.

[552] Rabinowitz I, Luzzati R, Tamir A and Reis S (2004) Length of patient's monologue, rate of completion and relation to other components of the clinical encounter:observational intervention study in primary care. *BMJ*. 328(7438):501-502. LErratum appears in *BMJ*.2004 May 22; 328(7450): 1236. Lazzatti, Rachel [corrrected to Lazzati, Rachel].

[553] Radford A, Stockley P, Silverman J, Taylor I, Turner R and Gray C (2006) Development, teaching and evaluation of a consultation structure model for use in veterinary education. *J Vet Med Educ*. 33(1):38-44.

[554] Rakel D, Barrett B, Zhang Z, Hoeft T, Chewning B, Marchand L and Scheder J (2011) Perception of empathy in the therapeutic encounter:effects on the common cold. *Patient Educ Couns*. 85(3): 390-397.

[555] Reilly S and Muzarkara B (1978) *Mixed message resolution by disturbed adults and children.Behavioral Sciences Clinical Research Center. Philadelphia State Hospital*. Paper presented at the International Communication Association Annual Conferencer Chicago, Illinois, April 1978.

[556] Rhoades DR, McFarland KF, Finch WH and Johnson AO (2001) Speaking and interruptions during primary care office visits. *Fam Med*. 33(7):528-532.

[557] Rhodes KV, Vieth T, He T,Miller A, Howes DS, Bailey O, Walter J, Frankel R and Levinson W (2004) Resuscitating the physician-patient relationship:emergency department communication in an academic medical center. *Ann Emerg Med*. 44(3):262-7.

[558] Riccardi VM and Kurtz SM (1983) *Communication and Counselling in Health Care*. Charles C Thomas Publisher, Springfielde IL.

[559] Richard C and Lussier MT (2006a) MEDICODE:an instrument to describe and evaluate exchanges on medications that occur during medical encounters. *Patient Educ Couns*.64(1-3):197-206.

[560] Richard C and Lussier MT (2007) Measuring patient and physician participation in exchanges on medications:dialogue ratio, preponderance of initiative and dialogical roles.*Patient Educ Couns*. 65 (3):329-41.

[561] Richard R and Lussier MT (2003) *Dialogic Index :a description of physician and patient participation in discussions of medications*. Paper presented at the National Association of Primary Care Research Group Annual Conference, Banff, Alberta, 21-25 October 2003.

[562] Ring A, Dowrick C, Humphris G and Salmon P (2004) Do patients with unexplained physical symptoms pressurise general practitioners for somatic treatment? A qualitative study.*BMJ*. 328 (7447):1057.

[563] Robins L, Witteborn S, Miner L, Mauksch L, Edwards K and Brock D (2011) Identifying transparency in physician communication. *Patient Educ Couns*. 83 (1):73-79.

[564] Robinson A and Thomson R (2001) Variability in patient preferences for participating in medical decision making:implication for the use of decision support tools. *Qual Health Care*. 10(Suppl. 1): i34-38.

[565] Robinson J (2001) Soliciting patients' presenting concerns. In:J Heritage and D Maynard (eds)

Practicing Medicine: structure and process in primary care encounters. Cambridge University Press, Cambridge.

[566] Robinson JD (1998) Getting down to business: talk, gaze and body organisation during openings of doctor patient consultations. *Health Commun.* 25(1):97-123.

[567] Robinson JD (2001) Closing medical encounters: two physician practices and their implications for the expression of patients' unstated concerns. *Soc Sci Med.* 53 (5):639-656.

[568] Robinson JD and Heritage J (2006) Physicians' opening questions and patients' satisfaction. *Patient Educ Couns.* 60(3):279-285.

[569] Rodriguez HPt Anastario MP, Frankel RM, Odigie EG, Rogers WH, von Glahn T and Safran DG (2008) Can teaching agenda-setting skills to physicians improve clinical interaction quality? A controlled intervention. *BMC Med Educ.* 8:3.

[570] Rogers CR (1980) *A Way of Being.* Houghton-Mifflin, Boston, MA.

[571] Rogers MS and Todd CJ (2000) The 'right kind' of pain: talking about symptoms in outpatient oncology consultations. *Palliat Med.* 14(4):299-307.

[572] Rollnick S, Butler CC, Kinnersley P, Gregory J and Mash B (2010) Motivational interviewing. BMJ. 340:c1900.

[573] Rollnick S, Butler CC and Stott N (1997) Helping smokers make decisions: the enhancement of brief intervention for general medical practice. *Patient Educ Couns.* 31 (3):191-203.

[574] Rollnick S, Mason P and Butler C (1999) *Health Behavior Change: a guide for practitioners.* Churchill Livingstone, Edinburgh.

[575] Rosenberg E, Richard C, Lussier MT and Shuldiner T (2011) The content of talk about health conditions and medications during appointments involving interpreters. *Fam Pract.* 28(3):317-322.

[576] Rost KM, Flavin KS, Cole K and McGill JB (1991) Change in metabolic control and functional status after hospitalisation. *Diabetes Care.* 14:881-889.

[577] Roter D (2000) The enduring and evolving nature of the patient-physician relationship. *Patient Educ Couns.* 39(1):5-15.

[578] Roter D (2002) Three blind men and an elephant: reflections on meeting the challenges of patient diversity in primary care practice. *Fam Med.* 34(5):390-393.

[579] Roter DL (1977) Patient participation in the patient-provider interaction: the effects of patient question asking on the quality of interaction, satisfaction and compliance. *Health Educ Monogr.* 5:281-315.

[580] Roter DL, Frankel RM, Hall JA and Sluyter D (2006) The expression of emotion through nonverbal behavior in medical visits: mechanisms and outcomes. *J Gen Intern Med.* 21(Suppl. 1):S28-34.

[581] Roter DL and Hall JA (1987) Physicians' interviewing styles and medical information obtained from patients. *J Gen Intern Med.* 2 (5):325-329.

[582] Roter DL and Hall JA (1992) *Doctors Talking with Patients/Patients Talking with Doctors.* Auburn House, Westport, CT.

[583] Roter DL, Hall JA, Kern DE, Barker R, Cole KA and Roca RP (1995) Improving physicians' interviewing skills and reducing patients' emotional distress. *Arch Intern Med.* 155(17):1877-1884.

[584] Roter DL, Stewart M, Putnam SM, Lipkin M Jr, Stiles W and Inui TS (1997) Communication patterns of primary care physicians. *JAMA.* 277(4):350-6.

[585] Rowe MB (1986) Wait time: slowing down may be a way of of speeding up. *J Teach Educ.* 37(1):43-50.

[586] Ruiz Moral R, Parras Rejano JM and Perula De Torres LA (2006) Is the expression 'Oh, by the way...' a problem that arises in the early moments of a consultation? *Eur J Gen Pract.* 12 (1):40-41.

[587] Rutter M and Cox A (1981) Psychiatric interviewing techniques I: me, thods and measures. *Br J Psychiatry.* 138:273-282.

[588] Ruusuvuori J (2001) Looking means listening: coordinating displays of engagement in doctor-patient interaction. *Soc Sci Med.* 52 (7):1093-1108.

[589] Salmon P, Dowrick CF, Ring A and Humphris GM (2004) Voiced but unheard agendas: qualitative

analysis of the psychosocial cues that patients with unexplained symptoms present to general practitioners. *Br J Gen Pract*. 54(500):171-176.

[590] Salmon P, Mendick N and Young B (2011) Integrative qualitative communication analysis of consultation and patient and practitioner perspectives: towards a theory of authentic caring in clinical relationships. *Patient Educ Couns*. 82 (3):448-454.

[591] Salmon P, Peters S, Clifford R, Iredale W, Gask L, Rogers A, Dowrick C, Hughes J and Morriss R (2007) Why do general praaitioners decline training to improve management of medically unexplained symptoms? *J Gen Intern Med*. 22 (5):565-571.

[592] Salmon P, Ring A, Humphris GM, Davies JC and Dowrick CF (2009) Primary care consultations about medically unexplained symptoms: how do patients indicate what they want? *J Gen Intern Med*. 24(4):450-456.

[593] Salmon P and Young B (2011) Creativity in clinical communication: from communication skills to skilled communication. *Med Educ*. 45 (3):217-226.

[594] Sandler G (1980) The importance of the history in the medical clinic and the cost of unnecessary tests. *Am Heart J*. 100(6Ptl):928-931.

[595] Sanson-Fisher RW (1981) Personal communication. Faculty of Medicine, University of Newcastle, NSW, Australia.

[596] Sanson-Fisher RW (1992) *How to Break Bad News to Cancer Patients: an interactional skills manual for interns*. The Professional Education and Training Committee of the New South Wales Cancer Council and the Postgraduate Medical Counicl of NSW Australia, Kings Cross, NSW, Australia.

[597] Sanson-Fisher RW, Redman S, Walsh R, Mitchell K, Reid ALA and Perkins JJ (1991) Training medical practitioners in information transfer skills: the new challenge. *Med Educ*. 25(4):322-333.

[598] Santrock JW (1998) *Child Development* (8th ed). McGraw-Hill, Boston, MA.

[599] Schibbye A (1993) The role of 'recognition' in the resolution of a specific interpersonal dilemma. *J Phenomenol Psychol*. 24(2):175-189.

[600] Schildmann J, Cushing A, Doyal L and Vollmann J (2005) Breaking bad news: experiences, views and difficulties of pre-registration house officers. *Palliat Med*. 19(2):93-98.

[601] Schmidt HG, Norman GR and Boshuizen HP (1990) A cognitive perspective on medical expertise: theory and implication. *Acad Med*. 65 (10):611-621.

[602] Schofield T, Elwyn G, Edwards A and Visser A (2003) Shared decision making. *Patient Educ Couns*. 50(3):229-230.

[603] Schulman BA (1979) Active patient orientation and outcomes in hypertensive treatment. *Med Care*. 17:267-281.

[604] Scott JT, Entwistle VA, Sowden AJ and Watt I (2001) Giving tape recordings or written summaries of consultations to people with cancer: a systematic review. *Health Expect*.4(3):162-169.

[605] Seale C, Chaplin R, Lelliott P and Quirk A (2006) Sharing decisions in consultations involving anti-psychotic medication: a qualitative study of psychiatrists' experiences. *Soc Sci Med*. 62 (11): 2861-2873.

[606] Seidel HM (2003) *Mosby's Guide to Physical Examination* (5th ed). Mosby, St. Louis, MO.

[607] Sepucha KR and Mulley AG (2003) Extending decision support: preparation and imple-mentation. Patient *Educ Couns*. 50(3):269-271.

[608] Seymour CA and Siklos P (1994) *Clinical Clerking: a short introduction to clinical skills*. Cambridge University PRess, Cambridge.

[609] Shachak A, Hadas-Dayagi M, Ziv A and Reis S (2009) Primary care physicians' use of an electronic medical record system: a cognitive task analysis. *J Gen Intern Med*. 24(3):341-348.

[610] Shachak A and Reis S (2009) The impact of electronic medical records on patient-doctor communication during consultation: a narrative literature review. *J Eval Clin Pract*.15 (4):641-649.

[611] Shaw A, Ibrahim S, Reid F, Ussher M and Rowlands G (2009) Patients' perspectives of the doctor-patient relationship and information giving across a range of literacy levels. *Patient Educ Couns*. 75(1):114-120.

[612] Shaw J, Dunn S and Heinrich P (2012) Managing the delivery of bad news:an in-depth analysis of doctors' delivery style. *Patient Educ Couns.* 87(2):186-192.

[613] Shepherd HL, Barratt A, Trevena LJ, McGeechan K, Carey K, Epstein RM, Butow PN, Del Mar CB, Entwistle V and Tattersall MHN (2011) Three questions that patients can ask to improve the quality of information physicians give about treatment options: a cross-over trial. *Patient Educ Couns.* 84(3):379-385.

[614] Sibley A, Latter S, Richard C, Lussier MT, Roberge D, Skinner TC, Cradock S and Zinken KM (2011) Medication discussion between nurse prescribers and people with diabetes: an analysis of content and participation using MEDICODE. *J Adv Nurs.* 67(11):2323-2336.

[615] Silverman J (2007) The Calgary-Cambridge Guides:the 'teenage years'. *Clin Teach.* 4(2):87-93.

[616] Silverman J (2009) Teaching clinical communication: a mainstream activity or just a minor-ity sport? *Patient Educ Couns.* 76(3):361-367.

[617] Silverman J, Deveugele M, de Haes H and Rosenbaum M (2011) Unskilled creativity is counter-productive. *Med Educ.* 45 (9):959-60; author reply 961-962.

[618] Silverman J and Kinnersley P (2010) Doctors' non-verbal behaviour in consultations:look at the patient before you look at the computer.*Br J Gen Pract.* 60(571):76-78.

[619] Silverman J, Kurtz S and Draper J (1998) *Skills for Communicating with Patients* (1e). Radcliffe Medical Press, Oxford.

[620] Simpson M, Buckman R, Stewart M, Maguire P, Lipkin M, Novack D and Till J (1991) Doctor-patient communication:the Toronto consensus statement. *BMJ.* 303(6814):1385-1387.

[621] Skelton J (2011) Clinical communication as a creative art:an alternative way forward. *Med Educ.* 45(3):212-213.

[622] Skelton JR (2005) Everything you were afraid to ask about communication skills. *Br J Gen Pract.* 55(510):40-46.

[623] Slack WV (1977) The patient's right to decide. *Lancet.* 2(8031):240.

[624] Slade D, Scheeres H, Manidis M, Iedema R,Dunston R,Stein-Parbury J, Matthiessen C, Herke M and McGregor J (2008) Emergency communication:the discursive challenges facing emergency clinicians and patients in hospital emergency departments. *Discourse Commun.* 2(3):271-298.

[625] Smith A, Juraskova I, Butow P, Miguel C, Lopez AL, Chang S, Brown R and Bernhard J (2011) Sharing vs. caring:the relative impact of sharing decisions versus managing emotions on patient outcomes. *Patient Educ Couns.*82 (2):233-239.

[626] Smith RC and Hoppe RB (1991) The patient's story:integrating the patient and physiciancentred approaches to interviewing. *Ann Intern Med.*115 (6):471-477.

[627] Sommer R (1971) Social parameters in naturalistic health research. In:A Esser (ed) *Behaviour and Environment :the use of space by animals and men.* Plenum Press, New York, NY.

[628] Sonntag U, Wiesner J, Fahrenkrog S, Renneberg B, Braun V and Heintze C (2012) Motivationa linterviewing and shared decision making in primary care. *Patient Educ Couns.*87(1):62-66.

[629] Sowden AJ, Forbes C, Entwistle V and Watt I (2001) Informing, communicating and shar-ing decisions with people who have cancer. *Qualllealth Care.* 10(3):193-196.

[630] Spiegel D, Bloom JR, Kraemer HC and Gottheil E (1989) Effect of psychosocial treatment on survival of patients with metastatic breast cancer. *Lancet.* 2 (8668):888-891.

[631] Spiro H (1992) What is empathy and can it be taught? *Ann Intern Med.* 116(10):843-846.

[632] Spitzer J (2003) *Caring for Jewish Patients.* Radcliffe Medical Press, Oxford.

[633] Starfield B, Wray C, Hess K, Gross R, Birk PS and D'Lugoff BC (1981) The influence of patient-practitioner agreement on outcome of care. *Am J Public Health.* 71(2):127-131.

[634] Steele DJ (2002) Overcoming cultural and language barriers.In:S Cole and J Bird (eds) *The Medical Interview:the three function approach* (2nd ed). Mosby, Philadelphia, PA.

[635] Steele DJ and Hulsman RL (2008) Empathy, authenticity, assessment and simulation:a conundrum in search of a solution. *Patient Educ Couns.* 71(2):143-144.

[636] Steihaug S, Gulbrandsen P and Werner A (2012) Recognition can le4ve room for disagreement in the doctor-patient consultation. *Patient Educ Couns.* 86(3):316-321.

[637] Stepien KA and Baernstein A (2006) Educating for empathy:a review. *J Gen Intern Med*.21(5): 524-530.

[638] Steptoe A，Sutcliffe I，Allen B and Coombes C (1991) Satisfacton with communication，medical knowledge and coping style in patients with metastatic cancer. *Soc Sci Med*. 32 (6):627-632.

[639] Stevenson FA，Barry CA，Britten N，Barber N and Bradley CP (2000) Doctor-patient communication about drugs:the evidence for shared decision making. *Soc SciMed*. 50(6):829-840.

[640] Stevenson F and Scambler G (2005) The relationship between medicine and the public:the challenge of concordance. *Health (London)*. 9(1):5-21.

[641] Stewart M (2001) Towards a global definition of patient centred care. *BMJ*. 322(7284):444-445.

[642] Stewart M，Belle Brown J，Donner A，McWhinney IR，Oates J and Weston W (1997) The impact of patient-centred care on patient outcomes in family practice. Thames Valley Family Practice Research Unitr London，ON.

[643] Stewart M，Brown JB，Boon H，Galajda J，Meredith L and Sangster M (1999) Evidence on patient-doctor communication.*Cancer Prev Control*.3 (1):25-30.

[644] Stewart M，Brown JB，Donner A，McWhinney IR，Oates J，Weston WW and Jordan J (2000a) The impact of patient-centered care on outcomes. *J Fam Pract*. 49(9):796-804.

[645] Stewart M，Meredith L，Belle Brown J and Galajda J (2000b) The influence of older patientphysician communication on health and health-related outcomes. *Clin Geriatr Med*.16 (1):25-36.

[646] Stewart M and Roter D (eds) (1989) *Communicating with Medical Patients*. Sage Publications， Newbury Park，CA.

[647] Stewart MA (1984) What is a successful doctor-patient interview? A study of interactions and outcomes. *Soc Sci Med*.19(2):167-175.

[648] Stewart MA (1985) *Comparison of two methods of analysisng doctor patient commurtication*. Paper presented at the North American Primary Care Research Group Conference，Seattle，14-17 April 1985.

[649] Stewart MA (1995) Effective physician-patient communication and health outcomes: a review. *CMAJ*. 152(9):1423-1433.

[650] Stewart MA，Belle Brown J，Wayne Weston W，McWhinney I，McWilliam C and Freeman T (1995) *Patient-Centred Medicine :transforming the clinical method*. Sage，Thousand Oaks，CA.

[651] Stewart MA，Brown JB，Weston WW，McWhinney IR，McWilliam CL and Freeman TR (2003) *Patient-Centered Medicine :transforming the clinical method* (2nd ed). Radcliffe Medical Press， Oxford.

[652] Stewart MA，McWhinney IR and Buck CW (1979) The doctor/patient relationship and its effect upon outcome. *J R Coll Gen Pract*. 29(199):77-82.

[653] Stiles WB，Putnam SM，James SA and Wolf MH (1979) Dimensions of patient and physician roles in medical screening interviews. *Soc Sci Med*.13A(3):335-341.

[654] Stillman PL，Sabers DL and Redfield DL (1976) Use of paraprofessionals to teach interview-ing skills. *Pediatrics*. 57(5):769-774.

[655] Stimson GV and Webb B (1975) *Going to See the Doctor*. Routledge and Kegan Paul，London. Stivers T (2012) Physician-child interaction:when children answer physicians' questions in routine medical encounters. *Patient Educ Couns*. 87(1):3-9.

[656] Storstein A (2011) Communication and neurology:bad news and how to break them. *Acta Neurol Scand Suppl*. (191):5-11.

[657] Street RL Jr，Makoul G，Arora NK and Epstein RM (2009) How does communication heal? Pathways linking clinician-patient communication to health outcomes. *Patient Educ Couns*.74(3):295-301.

[658] Strull WM，Lo B and Charles G (1984) Do patients want to be participate in medical decision making? *JAMA*. 252:2990-2994.

[659] Suchman A，Deci E，McDaniel S and Beckman H (2002) Relationship centered administration. In: R Frankel，T Quill and S McDaniel (eds) *Biopsychosocial Care*. University of Rochester Press， Rochester，NY.

[660] Suchman A, Sluyter DM and Williamson PR (2011) *Leading Change in Healthcare:transforming organizations using complexity, positive psychology and relationship-centered care*. Radcliffe Publishing, Oxford.

[661] Suchman AL (2001) The influence of health care organizations on well-being.*West J Med*.174(1): 43-47.

[662] Suchman AL (2003j Research on patient-clinician relationships:celebrating success and identifying the next scope of work. *J Gen Intern Med*. 18(8):677-678.

[663] Suchman AL, Markakis K, Beckman HB and Frankel R (1997) A model of empathic communication in the medical interview. *JAMA*. 277(8):678-682.

[664] Sudore RL and Schillinger D (2009) Interventions to improve care for patients with limited health literacy. *J Clin Outcomes Manag*. 16(1):20-29.

[665] Sultan ASS (2007) Medicine in the 21st century:the situation in a rural Iraqi community.*Patient Educ Couns*. 68(1):66-69.

[666] Sutherland HJ, Llewellyn-Thomas HA, Lockwood GA, Tritchler DL and Till JE (1989) Cancer patients:their desire for information and participation in treatment decisions. *J R Soc Med*.82(5): 260-263.

[667] Svarstad BL (1974) *The Doctor-Patient Encounter:an observational study of communication and outcome*. Doctoral dissertation, University of Wisconsin, Madison.

[668] Swayden KJ, Anderson KK, Connelly LM, Moran JS, McMahon JK and Arnold PM (2012) Effect of sitting vs. standing on perception of provider time at bedside:a pilot study. *Patient Educ Couns*. 86(2):166-171.

[669] Tai-Seale M, Bramson R and Bao X (2007) Decision or no decision:how do patient-physician interactions end and what matters? *J Gen Intern Med*. 22(3):297-302.

[670] Tait I (1979) *The history and function of clinical records*. Unpublished MD dissertation thesis, University of Cambridge.

[671] Takemura Y, Atsumi R and Tsuda T (2007) Identifying medical interview behaviors that best elicit information from patients in clinical practice.*Tohoku J Exp Med*. 213 (2):121-127.

[672] Tamblyn R, Abrahamowicz M, Dauphinee D, Wenghofer E, Jacques A, Klass D, Smee S, Blackmore D, Winslade N, Girard N, Du Berger R, Bartman I, Buckeridge DL and Hanley JA (2007) Physician scores on a national clinical skills examination as predictors of complaints to medical regulatory authorities. *JAMA*. 298(9):993-1001.

[673] Tarn DM, Heritage J, Paterniti DA, Hays RD, Kravitz RL and Wenger NS (2006) Physician communication when prescribing new medications.*Arch Intern Med*. 166(17):1855-1862.

[674] Tate P (2010)*The Doctor's Communication Handbook*(6th ed). Radcliffe Publishing, Oxford.

[675] Tates K and Meeuwesen L (2000) 'Let mum have her say':turntaking in doctor-parent-child communication.*Patient Educ Couns*. 40(2):151-162.

[676] Tates K and Meeuwesen L (2001) Doctor-parent-child communication:a (re)view of the literature. *Soc Sci Med*. 52 (6):839-851.

[677] Tattersall MH, Butow PN and Ellis PM (1997) Meeting patients' information needs beyond the year 2000. *Support Care Cancer*. 5(2):85-89.

[678] Tattersall MH, Butow PN, Griffin AM and Dunn SM (1994) The take-home message:patients prefer consultation audiotapes to summary letters. *J Clin Oncol*. 12(6):1305-1311.

[679] Teal CR and Street RL (2009) Critical elements of culturally competent communication in the medical encounter:a review and model. *Soc Sci Med*. 68(3):533-543.

[680] Teherani A, Hauer KE and O'Sullivan P (2008) Can simulations measure empathy? Considerations on how to assess behavioral empathy via simulations. *Patient Educ Couns*.71(2):148-152.

[681] Thorne SE, Hislop TG, Stajduhar K and Oglov V (2009) Time-related communication skills from the cancer patient perspective. *Psychooncology*.18(5):500-507.

[682] Thornton H (2009) Statistical illiteracy is damaging our health:doctors and patients need to understand numbers if meaningful dialogues are to occur. *Int J Surg*. 7(4):279-284.

[683] Thornton H, Edwards A and Baum M (2003) Women need better information about routine mam-

mography. *BMJ*. 327(7406):101-103.

[684] Toon PD (2002) Using telephones in primary care. *BMJ*. 324(7348):1230-1231.

[685] Towle A and Godolphin W (1999) Framework for teaching and learning informed shared decision making. *BMJ*. 319(7212):766-771.

[686] Tresolini CP and the Pew-Fetzer Task Force (1994) Health professions education and relationship-centred care. Pew-Fetzer Task Force on Advancing Psychosocial Health Education, Pew Health Professions Commission and the Fetzer Institute, San Francisco, CA.

[687] Trevena L and Barratt A (2003) Integrated decision making:definitions for a new discipline.*Patient Educ Couns*. 50(3):265-268.

[688] Truax CB and Carkhuff RR (1967) *Towards Effective Counselling and Psychotherapy*. Aldine, Chicago, IL.

[689] Tse CY, Chong A and Fok SY (2003) Breaking bad news:a Chinese perspective. *Palliat Med*.17 (4):339-343.

[690] Tuckett D, Boulton M, Olson C and Williams A (1985) *Meetings between Experts:an approach to sharing ideas in medical consultations*. Tavistock, London.

[691] UK Royal College of Psychiatrists (2013) *Cognitive Behavioural Therapy*. Available at:www.rc-psych.ac.uk/expertadvice/treatments/cbt.aspx (Accessed 11 June 2013).

[692] Vail L, Sandhu H, Fisher J, Cooke H, Dale J and Barnett M (2011) Hospital consultants breaking bad news w:ith simulated patients:an analysis of communication using the Roter Interaction Analysis System. *Patient Educ Couns*. 83 (2):185-194.

[693] Van Bilsen HP and Van Emst AJ (1989) Motivating heroin users for change. In:GA Bennett (ed) *Treating Drug Abusers*. Routledge, London.

[694] Van den Brink-Muinen A, Spreeuwenberg P and Rijken M (2011) Preferences and experiences of chronically ill and disabled patients regarding shared decision-making:does the type of care to be decided upon matter? *Patient Educ Couns*. 84(1):111-117.

[695] Van der Meulen N, Jansen J, van Dulmen S, Bensing J and van Weert J (2008) Interventions to improve recall of medical information in cancer patients:a systematic review of the literature. Psychooncology. 17(9):857-868.

[696] Van Thiel J, Kraan HF and Van der Vleuten CPM (1991) Reliability and feasibility of measuring medical interviewing skills: the revised Maastricht History-Taking and Advice Checklist. *Med Educ*. 25 (3):224-229.

[697] Van Thiel J and van Dalen J (1995) *MAAS-Globaal criterialijst. versie voor de vaardigheidstoets Medisch Basiscurriculum*. Maastricht University, Netherlands.

[698] Ventres W, Kooienga S and Marlin R (2006) EHRs in the exam room:tips on patientcentered care. *Fam Pract Manag*. 13(3):45-47.

[699] Verderber RF and Verderber KS (1980) *Inter-Act:Using Interpersonal Communication Skills*. Wadsworth, Belmont, CA.

[700] Vetto JT, Elder NC, Toffler WL and Fields SA (1999) Teaching medical students to give bad news:does formal instruction help? *J Cancer Educ*.14(1):13-17.

[701] Von Fragstein M, Silverman J, Cushing A, Quilligan S, Salisbury H and Wiskin C (2008) UK consensus statement on the content of communication curricula in undergraduate medical education. *Med Educ*. 42 (11):1100-1107.

[702] Waitzkin H (1984) Doctor-patient communication:clinical implications of social scientific research. *JAMA*. 252(17):2441-2446.

[703] Waitzkin H (1985) Information giving in medical care. *J Health Soc Behav*. 26(2):81-101.

[704] Wasserman RC, Inui TSr Barriatua RD, Carter WB and Lippincott P (1984) Pediatric clinicians' support for parents makes a difference:an outcome based analysis of clinician-parent interaction. Pediatrics. 74(6):1047-1053.

[705] Watzlawick P, Beavin J and Jackson D (1967) *Pragmatics of Human Communication*.WW Nortonr New York.

[706] Wear D and Varley JD (2008) Rituals of verification:the role of simulation in developing and evalu-

ating empathic communication. *Patient Educ Couns*. 71(2):153-156.

[707] Weiner JS and Roth J (2006) Avoiding iatrogenic harm to patient and family while discuss-ing goals of care near the end of life. *J Palliat Med*. 9(2):451-463.

[708] Weinberger M, Greene JY and Mamlin JJ (1981) The impact of clinical encounter events on patient and physician satisfaction. *Soc Sci Med*.15E (3):239-244.

[709] White J, Levinson W and Roter D (1994)'Ohr by the Way':the closing moments of the medical in-terview. *J Gen Int Med*. 9:24-28.

[710] White JC, Rosson C, Christensen J, Hart R and Levinson W (1997) Wrapping things up:a qualita-tive analysis of the closing moments of the medical visit. *Patient Educ Couns*. 30(2):155-165.

[711] White SJr Stubbe MH, Macdonald LMr Dowell AC, Dew KP and Gardner R (2013) Framing the consultation:the role of the referralin surgeon-patient consultations. *Health Commun*.Epub Feb 12.

[712] Whitfield G and Williams C (2003) The evidence base for cognitive-behavioural therapy in depres-sion:delivery in busy clinical settings. *Adv Psychiatr Treat*. 9(1):21-30.

[713] Williamson PR (2011) Appendix 1:a 4-step model of relationship-centered communication. In:A Suchman, DM Sluyter and PR Williamson (eds) *Leading Change in Healthcare:transforming or-ganizations using complexity positive psychology and relationship-centered care*.Radcliffe Publish-ing, Oxford.

[714] Windish DM, Price EGr Clever SL, Magaziner JL and Thomas PA (2005) Teaching medical students the important connection between communication and clinical reasoning. *J Gen Intern Med*. 20(12):1108-1113.

[715] Wissow LS, Roter DL and Wilson MEH (1994) Pediatrician interview style and mothers' disclo-sure of psychosocial issues. *Pediatrics*. 93 (2):289-295.

[716] Wolff JL and Roter DL (2012) Older adults' mental health function and patient-centered care:does the presence of a family companion help or hinder communication? *J Gen Intern Med*. 27(6):661-668.

[717] Wolfolk R and Allen L (2006) *Treating Somatization:a cognitive-behavioral approach*. Guilford. Press, New York, NY.

[718] Woolley H, Stein A, Forrest GC and Baum JD (1989) Imparting the diagnosis of lifethreatening ill-ness in children. *BMJ*. 41:1623-1626.

[719] World Health Organization (1985) *Targets for Health for All*. WHO Regional Office for Europe, Copenhagen.

[720] Wright LM, Watson WL and Bell JM (1996) *Beliefs:the heart of healing in families and illness*. Basic Books, New York, NY.

[721] Young HN, Bell RA, Epstein RM, Feldman MD and Kravitz RL (2008) Physicians' shared deci-sion-making behaviors in depression care. *Arch Intern Med*. 168(13):1404-1408.

[722] Young B, Dixon-Woods M, Windridge KC and Heney D (2003) Managing communication with young people who have a potentially life threatening chronic illness:qualitative study of patients and parents. *BMJ*. 326(7384):305.

[723] Zaleta AK and Carpenter BD (2010) Patient-centered communication during the disclosure of a de-mentia diagnosis. *Am J Alzheimers Dis Other Demen*. 25(6):513-520.

[724] Zandbelt LC, Smets EM, Oort FJ, Godfried MH and de Haes HC (2007) Patient participation in the medical specialist encounter:does physicians' patient-centred communication matter? *Patient Educ Couns*. 65 (3):396-406.

[725] Ziebland S, Evans J and McPherson A (2006) The choice is yours? How women with ovarian canc-er make sense of treatment choices. *Patient Educ Couns*. 62(3):361-367.

[726] Zimmermann C, Del Piccolo L, Bensing J, Bergvik S, De Haes H, Eide H, Fletcher I, Goss C, Heaven C, Humphris G, Kim YM, Langewitz W, Meeuwesen L, Nuebling M, Rimondini M, Salmon P, van Dulmen S, Wissow L, Zandbelt L and Finset A (2011) Coding patient emotional cues and concerns in medical consultations:the Verona coding definitions of emotional sequences (VR-CoDES). *Patient Educ Couns*. 82 (2):141-148.

[727] Zimmermann C, Del Piccolo L and Finset A (2007) Cues and concerns by patients in medical consultations:a literature review. *Psychol Bull*. 133(3):438-463.

[728] Zolnierek KBH and Dimatteo MR (2009) Physician communication and patient adherence to treatment:a meta-analysis. *Med Care*. 47(8):826-834.

后记·译者的话

与本书的结缘起于 2008 年,在翻译《医患沟通技巧》第 2 版时,为了方便把原著"解体"发给了译者,收稿时原书已"面目全非",心中一直觉得有些缺憾,直到 2010 年有机会到英国剑桥大学,没有跟随大家去参观古老的学院而直奔图书馆,买到了英文版原著,但遗憾没有找到那本配套的教师用书。曾经请出版社帮忙询问,没有音信,也终未能见教师用书的英文版,惦念至今。

2016 年 9 月回母校牛津 St Hilda 学院参加暑期医学论坛,到时天色已晚,放下行李直奔 Blackwell 书店,本是为买一本消化专业的书,在排队结账时随意问了工作人员一句有无《医患沟通技巧》这本书,认真的英国小伙在电脑中查询后遗憾地摇摇头"Sorry",就在结账前一刻,他又找到我,说有一本书是关于沟通的,但不知是不是我想找的,因为英文名字和我请他查询的不一样。我本未抱希望,只是出于对小伙子认真敬业的礼貌跟随他过去,结果在靠近角落的下层书架发现了这两本书:不同于原来的黄色封面,是新版的绿色,其中"学生用书"是第 3 版,教师用书是第 2 版。抱着两本书我如获至宝,喜出望外,竟然不敢相信此刻的真实,若不是小伙子提醒我收银台即将关闭,我险些错过了结账的时间!回到学校的住处,一晚上都在翻看这两本书,先生笑我看来是真淘到宝贝了!感谢牛津,我的福地!

回京后我急不可待地与出版社联系希望能够翻译这套新版的医患沟通教材,也是机缘巧合,得知北医 83 级校友辛兵现在中国科学技术出版社,立刻打电话向她求助,老同学二话没说就答应全力支持,于是就有了接下来出版社的高效工作,与外方出版社全力争取到翻译版权,唯一的遗憾是那本教师用书的翻译版权已被另一家出版社捷足先登,而此时我们的翻译团队已将这本教师用书的翻译完成了大半,只能留作自学参考资料了,我们全力专注于学生用书的第 3 版翻译。

关于这本书的内容及价值在各位的序言中从不同角度已有叙述,无须我多言了。让我感动的是由北大国际医院的同事组成的翻译团队,他们来自不同的教育背景,有医生、护士,也有社工和英语专业人员,年轻、充满活力、高效而敬业。让我感动的不仅是快速的交稿,更欣慰的是在几次沟通中大家对本书内容的理解,以及结合医院实际工作的感同身受,我坚信这种对医患沟通的思考、思想的碰撞与交流的意义已经远远超出了将其译成中文出版的本身。

感谢北京大学第三医院王通医生为本书第 2 版序言部分所做的翻译工作,正是得益于这些前期工作,才使得第 3 版的翻译更加高效、顺畅。

感谢陈喆为这本书的翻译做了大量默默无闻、细致入微的协调、组织和整理工作，让这本书最终得以交付出版。

感谢中国科学技术出版社的焦健姿主任、单亭副总编，正是因为他们的努力和坚持，我们才争取到本书的翻译版权。

翻译也是遗憾的艺术，尽管是在第2版基础上的更新，回头看原来的译文，到处能见不准确甚至颠覆的错误，很多地方即使翻来覆去地斟酌，也始终觉得未能找到合适的词句来表达原文的本意，也只能留给这本书的读者去批判、指正了！

杨雪松

内容提要

本书及其配套用书《医学沟通技巧教与学》是三位作者合作 20 年来所有理念和方法交汇碰撞共同孕育的结晶，旨在改进医学沟通，同时针对医学教育的所有三个层次（本科生、住院医师和继续医学教育）提供全面综合的沟通教学方法。自 1998 年第 1 版出版以来，本书及其配套书已成为全世界医学沟通技巧教学的标准教材，是"第一本完全以证据为基础的医学访谈教科书"。本书适用于所有致力于医学领域的师生，适用于各个教育层次，无论是专科医生还是家庭医生，都可以准确指导读者精准、高效地面对医疗过程中遇到的问题和挑战，为广大读者提供了一套完美的应对方案。